Dr. med. Viola Andresen | Dr. med. Jörn Klasen
Dr. med. Matthias Riedl | Dr. med. Silja Schäfer

Die Ernährungs Docs

Gesund abnehmen mit der Anti-Entzündungs-Formel

Mit Texten von Franziska Pfeiffer und
Rezepten von Martina Kittler

Inhaltsverzeichnis

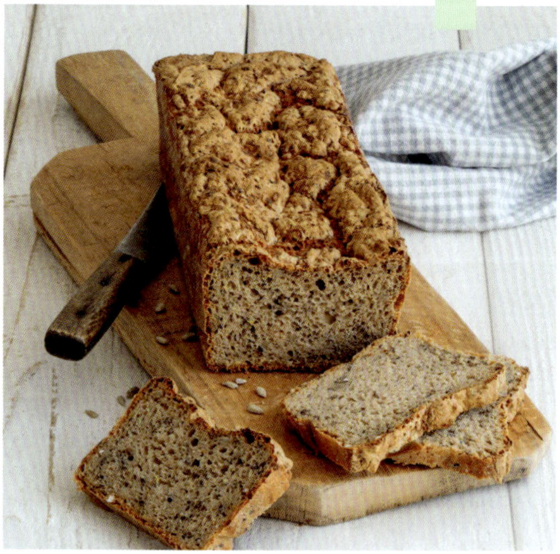

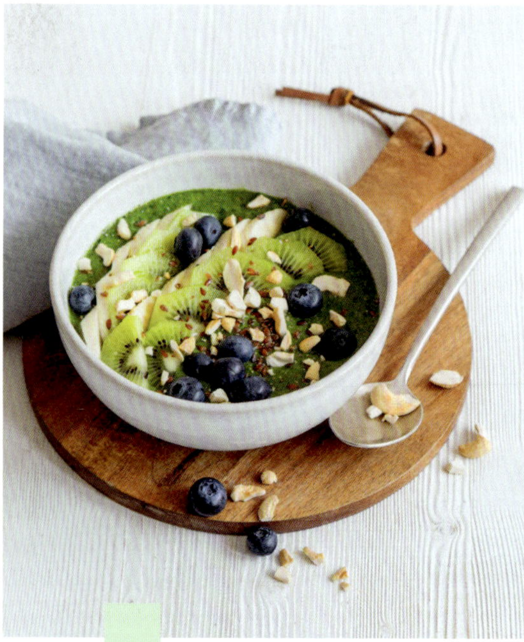

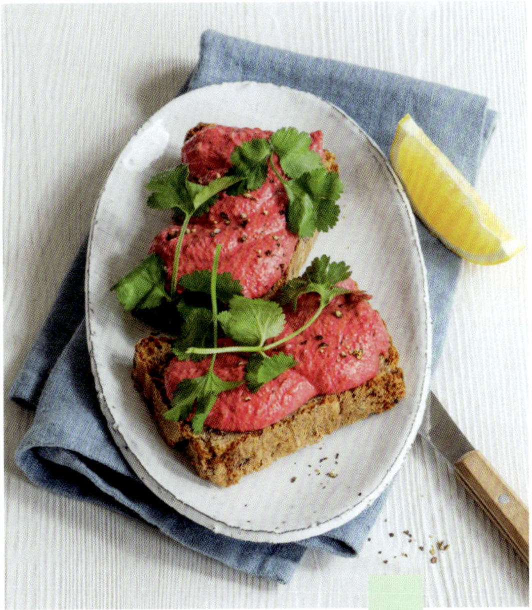

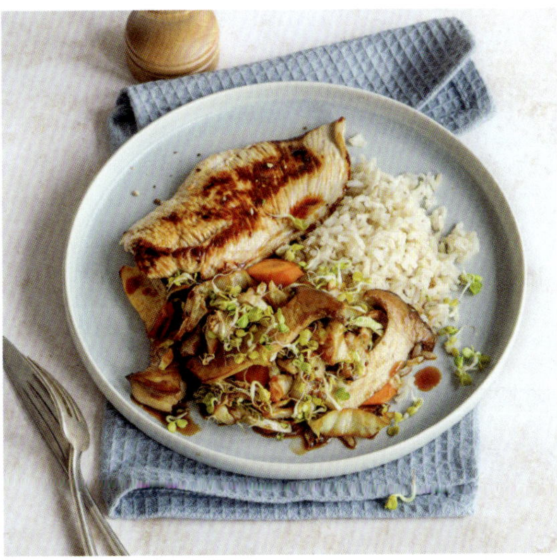

DIE SYMBOLE BEI DEN REZEPTEN

- Vegetarisch
- Proteinreich
- Vegan
- Low Carb
- Fettgesund

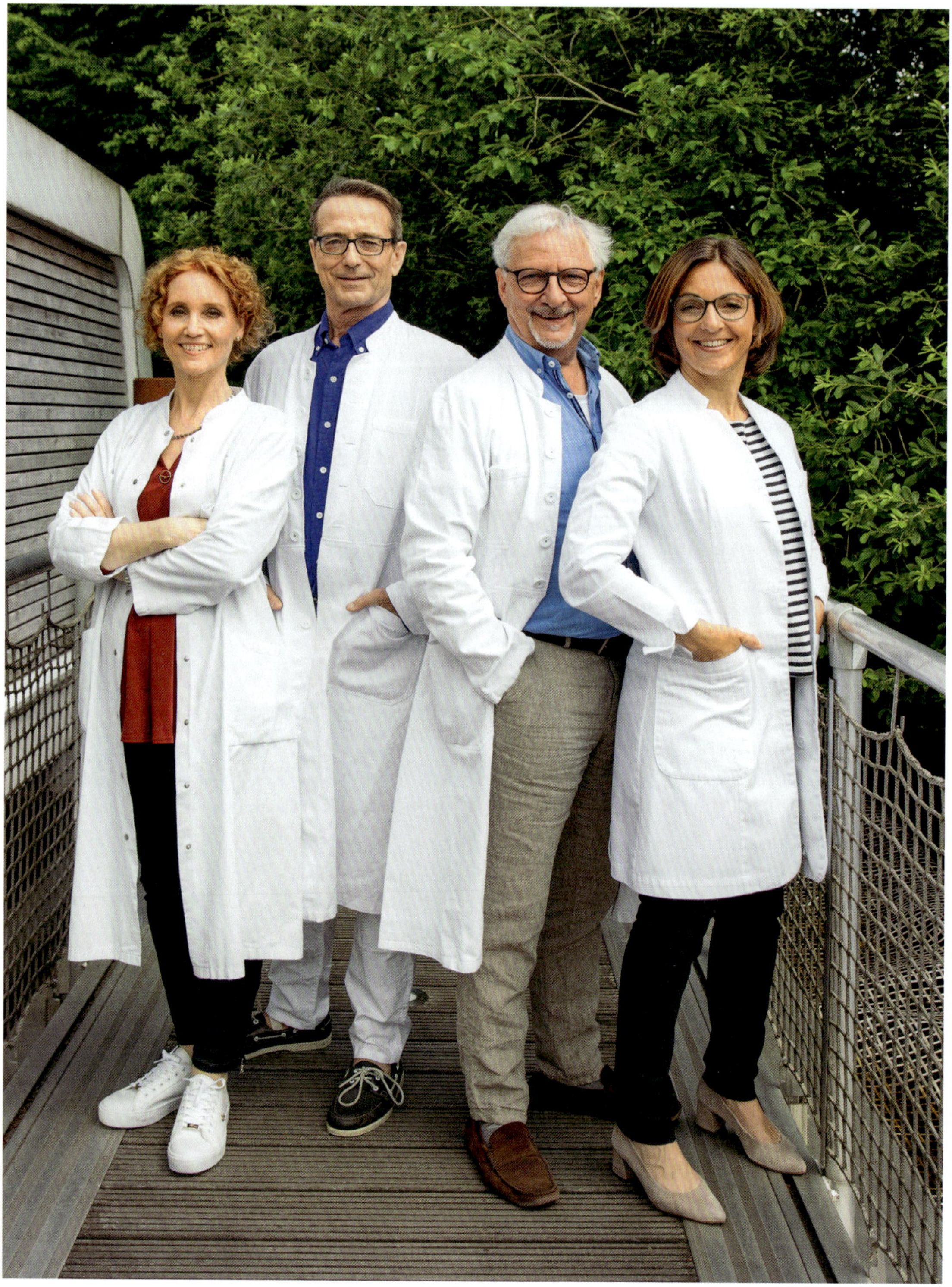

Abnehmen und gesund werden

Entzündliche Prozesse im Körper fördern Übergewicht und Übergewicht befeuert Entzündungen. Wenn es Ihnen gelingt, aus diesem Teufelskreis auszubrechen, dürfen Sie sich gleich doppelt freuen: über Ihr Wohlfühlgewicht und weniger Gesundheitsrisiken.

Wenn Sie überflüssige Pfunde mit sich herumtragen, werden Sie solche Sprüche kennen: „Ein bisschen schadet nicht" oder „Lass dich doch nicht von übertriebenen Schönheitsidealen irritieren, sondern stehe zu deinen Rundungen". Das ist vermutlich nett gemeint, aber leider nicht richtig. Denn Übergewicht ist keineswegs nur eine Frage der Ästhetik, es geht dabei auch um Ihre Gesundheit. In den letzten Jahren wurde immer besser erforscht, dass chronische Entzündungen im Körper in engem Zusammenhang mit dem eigenen Gewicht stehen.

Starkes Übergewicht kann sowohl die Folge als auch die Ursache von Entzündungen sein. Wer zu viel auf die Waage bringt, hat ein erhöhtes Risiko für alle Zivilisationskrankheiten, etwa für Diabetes Typ 2, bestimmte Krebsarten, Darmerkrankungen und Infekte. Und umgekehrt gilt leider auch: Hat man erst einmal Diabetes, ein geschädigtes Mikrobiom oder ein angeschlagenes Immunsystem, wird das Abnehmen noch schwerer, als es ohnehin schon ist. Wir haben trotzdem eine gute Nachricht: Gelingt es, entzündliche Prozesse aufzuhalten oder einzudämmen, löst sich so manches „gewichtige" Problem von ganz allein. An diesem Punkt setzen wir mit unserer Anti-Entzündungs-Formel an. Wir möchten Ihnen damit nicht nur beim Abnehmen, sondern vor allem beim Gesundwerden helfen und Sie dabei unterstützen, den Teufelskreis aus Übergewicht und Entzündungen zu durchbrechen. Das A und O ist dabei eine antientzündliche Ernährung in Kombination mit Bewegung und Maßnahmen gegen chronischen Stress.

Was erwartet Sie in diesem Buch? Zunächst einmal erklären wir die Zusammenhänge. Wenn Sie bisher gedacht haben, dass Ihnen nur die Disziplin zum Abnehmen fehlt, werden Sie überrascht sein. Denn es geht auch mit Genuss statt mit Verzicht. Finden Sie mit unserem Test heraus, in welchen Bereichen Sie sich verbessern können, und stecken Sie Ihre Energie in eine Ernährungsumstellung ohne Hungern. Gehen Sie dabei in kleinen Schritten vor, um sich nicht zu überfordern. Wir stellen Ihnen außerdem die Top-Lebensmittel der antientzündlichen Küche vor und geben Ihnen klare Ernährungsregeln an die Hand. Damit Sie diese möglichst oft genussvoll umsetzen, präsentieren wir Ihnen über 70 leckere Schlank-Rezepte, mit denen Sie gut gesättigt durch den Tag kommen. Idealerweise verbessern Sie Ihren Lebensstil auch in anderen Bereichen, zum Beispiel mit mehr Bewegung, mehr Entspannung, besserem Schlaf und anderen kleinen Maßnahmen, die das Leben schöner und leichter machen. So werden Sie Tag für Tag fitter und gesünder.

Wir wünschen viel Erfolg und einen guten Appetit!

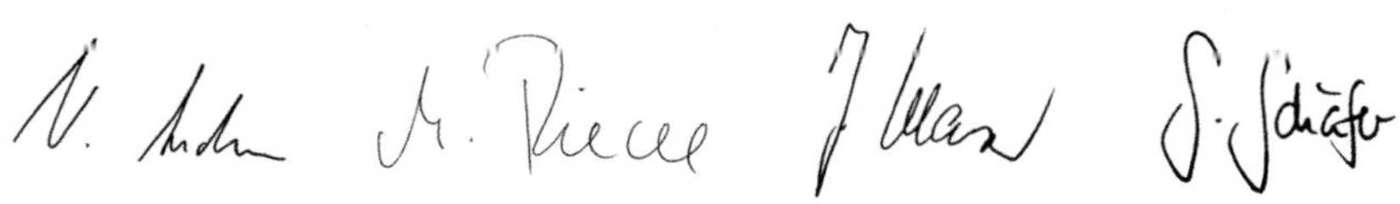

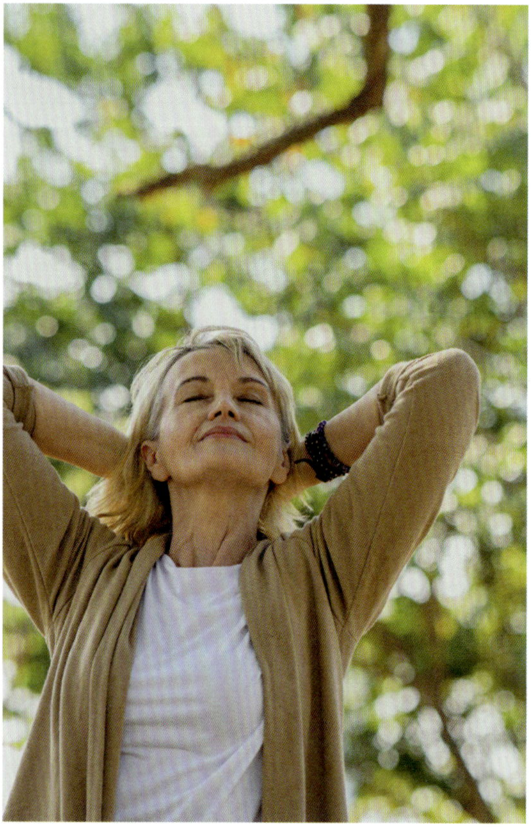

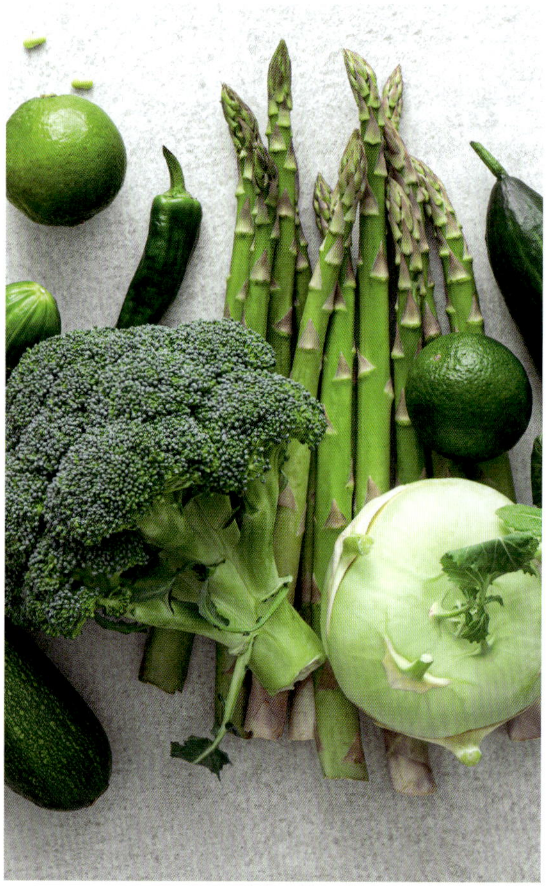

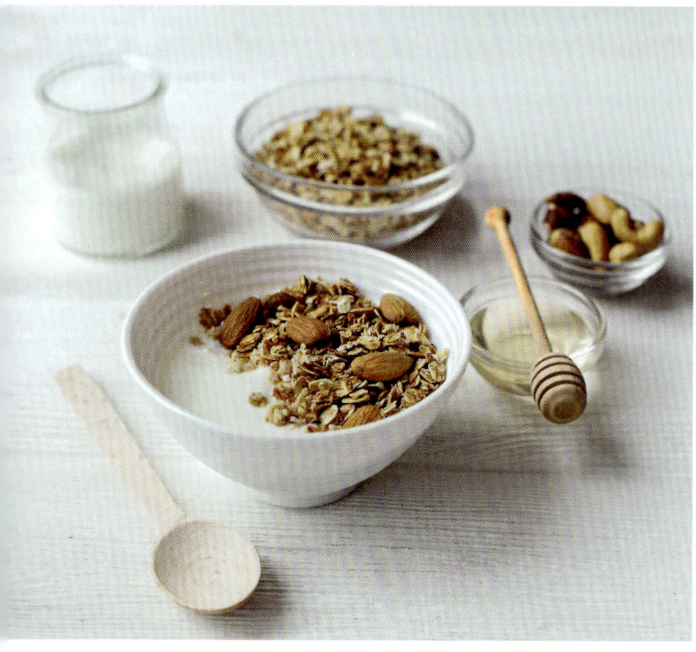

SCHLANK UND RUNDUM FIT

Wussten Sie, dass unbemerkte Entzündungen im Körper nicht nur Ihre Gesundheit gefährden, sondern auch das Risiko für Übergewicht enorm erhöhen? Auf den nächsten Seiten geht es um den erstaunlichen Zusammenhang zwischen Gesundheit und Gewicht, bei dem inflammatorische Prozesse eine entscheidende Rolle spielen. Erfahren Sie, warum eine antientzündliche Ernährung die beste Diät ist und wie Sie damit ohne Mangelerscheinungen und ohne Hunger auf gesunde Weise dauerhaft abnehmen. Dazu gibt's viele Tipps und Tricks für ein vitales, schlankes Leben.

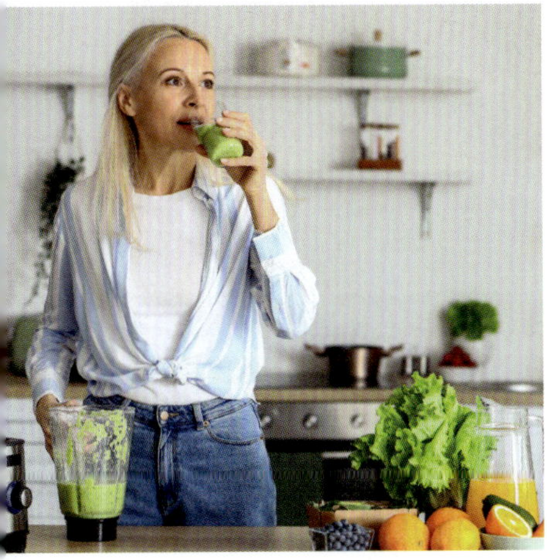

„Machen Sie bitte keine Diät mehr!"

Dauerhaft kann man Übergewicht weder mit strenger Kalorienreduktion noch mit einseitigen Diäten loswerden. Hier sagen die Ernährungs-Docs, worauf es stattdessen ankommt und warum nichts an ausgewogenem Essen und einem gesunden Lebensstil vorbeiführt.

Warum sollte man keine Crash-Kuren machen?

► Matthias Riedl

Weil es nichts bringt, wenn man eine Zeit lang zu wenig isst und anschließend wieder zu den alten Gewohnheiten zurückkehrt. Dann schlägt der Jo-Jo-Effekt zu. Das heißt: Der Körper spart Energie. Der Stoffwechsel fährt herunter und baut eingelagertes Fett langsamer ab – und macht so auch weiter, wenn man wieder normal isst. Schließlich ist er genetisch darauf angelegt, für die nächste Hungersnot vorzusorgen. Das Abnehmen wird schwieriger und frustrierender. Man isst schnell wieder so wie früher und nimmt durch den veränderten Stoffwechsel mehr zu, als man vorher verloren hat.

Was spricht gegen Kalorienzählen?

► Silja Schäfer

Wer nur auf den Energiegehalt blickt, streicht schnell gesunde und entzündungshemmende Lebensmittel wie Nüsse oder pflanzliche Fette vom Speiseplan, weil sie, wenn man nur auf die Kalorien schaut, als Dickmacher gelten. Stattdessen greifen viele dann zu Kalorien-Leichtgewichten wie einer Scheibe Toastbrot, die aber nicht satt machen, sondern umgekehrt Heißhunger und das Verlangen nach mehr fördern. Statt peniblem Kalorienzählen helfen ausgewogene antientzündliche Mahlzeiten, wie man sie in diesem Buch findet. Damit kann man sich kaum überessen und tut gleichzeitig viel für die Gesundheit.

Wie sieht die optimale Ernährung aus?

► Viola Andresen

Zuerst einmal sollte viel frisches, buntes Gemüse auf den Tisch. Das liefert reichlich Nährstoffe, hat aber wenig Fett und Kalorien. Dazu sollten zuckerarmes Obst, Vollkornprodukte und hochwertiges Fett kommen. Dafür sind pflanzliche Öle (Oliven-, Lein- und Rapsöl), Nüsse, Kerne oder fette Meeresfische die besten Lieferanten. Eiweiß macht gut satt, dabei steuern „grüne" Proteine aus pflanzlichen Quellen noch wertvolle Ballast- und sekundäre Pflanzenstoffe bei. Tierisches Eiweiß sollte nur ein Viertel bis maximal ein Drittel ausmachen. Der richtige Mix macht's.

Und wenn Heißhunger alles zunichtemacht?

► Jörn Klasen

Das passiert leicht, lässt sich aber mit vorbeugenden Maßnahmen vermeiden – zum Beispiel, indem man keine Hauptmahlzeit ausfallen lässt und Süßigkeiten außer Reichweite lagert oder gar nicht erst einkauft. Typische Stress-Esser, die ihre Probleme kennen, können sich ablenken oder Entspannungsübungen machen, wenn der Jieper kommt. Was ebenfalls hilfreich ist: Haben Sie immer gesunde Alternativen in Reichweite – zum Beispiel Gemüsesticks, ungesalzene Nüsse oder einen Becher Magerquark. Lebensmittel, die reichlich Bitterstoffe enthalten wie Radicchio, Rucola, Chicorée oder Grapefruit, können ebenfalls Heißhungerattacken ausbremsen.

Warum empfehlen Sie Esspausen und Intervallfasten?

► Matthias Riedl

Beides sind relativ einfache und alltagstaugliche Tricks und Strategien gegen Übergewicht, Bauchfett und entzündliche Erkrankungen. Man kann sich gut in kleinen Schritten daran gewöhnen, indem man zuerst das Snacken einstellt und so unnötige Insulinausschüttungen verhindert. Danach werden die Esspausen immer weiter verlängert – bis zu fünf oder sechs Stunden. Wenn das gelingt, ist der Weg zum Intervallfasten geebnet. Man isst dann nur noch tagsüber innerhalb von acht Stunden zwei oder drei ausgewogene Mahlzeiten und fastet 16 Stunden über Nacht.

Welche Rolle spielt Bewegung?

► Silja Schäfer

Bewegung ist unerlässlich für einen gesunden Lebensstil, unterstützt das Abnehmen und wirkt gegen Entzündungen. Ideal ist dafür eine Mischung aus Ausdauer- und Krafttraining. Meist ist der Einstieg schwierig, vor allem, wenn man jahre- oder jahrzehntelang nichts gemacht hat. Wir raten deshalb dazu, mit wenig anzufangen – zum Beispiel erst einmal mit Spaziergängen, aus denen dann schnell mehr werden kann. Das Ziel sind 150 bis 300 Minuten Sport pro Woche. Ganz wichtig: Jeder sollte sich eine Bewegungsform suchen, die ihm Spaß macht.

Warum macht Stress dick?

► Viola Andresen

Zu Recht gilt Dauerstress als Abnehmblockade. Zum einen führt ständige Überforderung zu einem erhöhten Cortisolspiegel, der wiederum den Muskelaufbau stoppt und den Blutzuckerspiegel ansteigen lässt.

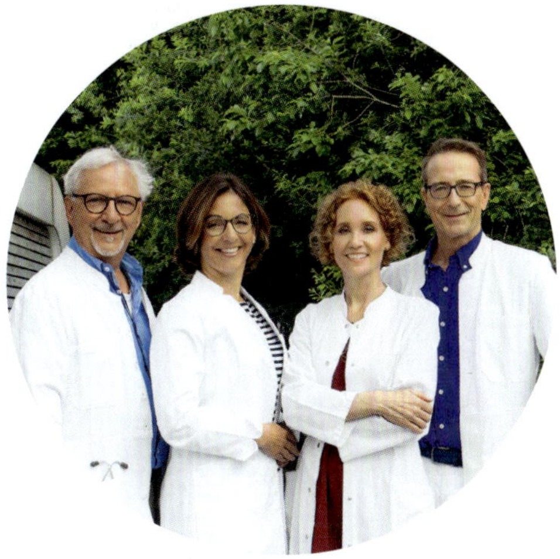

Zum anderen bremst Cortisol das Sättigungshormon Leptin aus und begünstigt die Ausschüttung des Hungerhormons Ghrelin. Der Körper giert regelrecht nach Kohlenhydraten in Form von Kuchen, Schokolade oder Pommes. Die wirken allerdings nur kurzfristig tröstlich und lösen statt Sättigung Heißhunger aus. Ein hoher Cortisolspiegel fördert außerdem das Bauchfett um die inneren Organe, das nachweislich Entzündungen befeuert.

Weshalb ist Schlaf auch beim Abnehmen ein Thema?

► Jörn Klasen

Die Schlafqualität spielt eine überraschende Schlüsselrolle beim Thema Gewicht. Erholsame Nächte machen schlank und gesund – unter anderem weil dabei Stress und Fett abgebaut werden. Das gelingt aber nur, wenn man gut schläft, was viele, vor allem ältere Menschen, leider nicht mehr gut können. Zum Glück gibt es eine ganze Reihe von Dingen, die man dafür tun kann. Es lohnt sich, die Regeln der Schlafhygiene kennenzulernen, seinen Essensplan auf die Schlafenszeit abzustimmen, viel nach draußen zu gehen und sich keinen unnötigen Druck zu machen.

Der Körper unter Feuer: Warum Entzündungen Übergewicht fördern

Wer zu viel auf die Waage bringt, leidet häufig auch unbemerkt unter Entzündungen. Inflammationen im Körper blockieren Abnehmerfolge und beschleunigen das Zunehmen. Deshalb gilt: Um Gewicht zu verlieren, müssen entzündliche Prozesse gebremst werden – auch um schwere Erkrankungen zu verhindern.

Ein gesunder Körper setzt sich zur Wehr, wenn er angegriffen wird. Davon merken wir oft nichts, solange das Immunsystem alles erfolgreich bekämpft, was uns schadet. Das ändert sich erst, wenn der Organismus so heftig attackiert wird, dass er Entzündungen als Abwehrmittel einsetzen muss. Brennen, Jucken, Schwellungen, Schnupfen und Schmerzen sind fühlbare Zeichen dafür, dass die körpereigene Abwehr auf Hochtouren arbeitet. Infekte oder Erkältungen, die dabei entstehen, sind dann in der Regel nach ein paar Tagen vorbei, die Entzündungen klingen ab. Bei chronischen – also dauerhaften – Entzündungen ist das anders. Sie entwickeln sich schleichend, bleiben häufig unentdeckt und können ebenso zu Übergewicht wie zu chronisch entzündlichen Krankheiten führen. Wie wir die verkraften, hängt unter anderem vom Lebensstil ab. Also davon, ob wir ein gesundes Gewicht halten können, wie viel wir uns bewegen, wie wir mit Stress umgehen, ob wir rauchen oder nicht – und vor allem davon, was wir essen. Denn es gibt Lebensmittel, die die Probleme regelrecht befeuern, und andere, die sie eindämmen.

ENTZÜNDUNGEN ERKENNEN

Chronisch entzündliche Prozesse sind nicht ohne Weiteres zu erkennen. Mögliche Hinweise darauf sind Konzentrationsprobleme, Schlafstörungen, Allergien, Kopfschmerzen, Stoffwechselerkrankungen, häufige Infekte oder Gewichtsprobleme. Da diese Symptome eher allgemein sind, führen sie nicht gezielt zu einer Diagnose. Bei Verdacht kann man in der Hausarztpraxis das Blut testen lassen. Zwar schlagen sich chronische Entzündungen nicht immer im Blutbild nieder, sie können aber eine Tendenz aufzeigen. Dabei kommen drei Messwerte infrage: Ist die Konzentration des sogenannten C-reaktiven Proteins (CRP) oder der weißen Blutkörperchen (Leukozyten) besonders hoch, kann das ein Hinweis sein. Auch eine erhöhte Körpertemperatur ist möglicherweise ein Zeichen für Inflammationen. Mit bildgebenden Verfahren wie Ultraschall oder Röntgen können Ärztinnen und Ärzte den Zustand von Organen und Gelenken beurteilen, aber nicht unbedingt unterschwellige Entzündungen erkennen. Die Werte liegen in manchen Fällen auch außerhalb der Norm, wenn jemand stark gestresst ist oder raucht. Nicht selten sind gleich mehrere Laborwerte verändert, wobei jeder Mensch individuell verschieden reagiert und häufig auch Mehrfachbelastungen vorliegen.

VERSCHIEDENE FOLGEERKRANKUNGEN

Chronische Inflammationen können viele verschiedene Krankheiten auslösen oder – wenn sie bereits ausgebrochen sind – verschlimmern. Dazu gehören Gelenkerkrankungen, Diabetes Typ 2, Depressionen, Neurodermitis, rheumatoide Arthritis, Lungen- und entzündliche Darmerkrankungen. Oftmals überschneiden sich Ursachen und Wirkungen mit denen von starkem Übergewicht. Letztlich stehen mehr als 60 Erkrankungen in Zusammenhang mit überschüssigem Fett – neben den bereits als Folge von Entzündungen erwähnten gehören dazu auch Herz-Kreislauf- und Autoimmun-Erkrankungen, nächtliche Atemaussetzer, chronische Rückenschmerzen und verschiedene Krebserkrankungen, vor allem Brust-, Darm- und Bauchspeicheldrüsenkrebs.

WIR WERDEN IMMER DICKER

Die Zahl der übergewichtigen und adipösen Menschen steigt seit Jahren an. Nach Angaben der Weltgesundheitsorganisation (WHO) leiden in Europa beinahe jedes dritte Kind und mehr als 60 Prozent der Erwachsenen daran; in Deutschland gilt das für jeden vierten, wobei Männer im Durchschnitt häufiger zu viel auf die Waage bringen als Frauen. Die gesundheitlichen Folgen sind dramatisch. Seit der Corona-Pandemie sind die adipositasbedingten Einweisungen ins Krankenhaus um etwa 60 Prozent gestiegen. Erstmals in der Geschichte sind mehr Menschen über- als unterernährt – nicht nur in den reichen Industrieländern, sondern auch zunehmend in Schwellen- und Entwicklungsländern. Das geht einher mit anderen Prozessen: Die Ernährung verändert sich weltweit. Der Konsum von hochverarbeiteten Lebensmitteln steigt stetig. Die Menschen nehmen mehr tierische Fette und schnell verdauliche Kohlenhydrate wie Weißmehl und Zucker zu sich. Bei den meisten daraus resultierenden Erkrankungen besteht ein Zusammenhang zwischen entzündlichen Prozessen und Übergewicht.

UNTERSCHIEDLICHE URSACHEN

Die Ursachen für Adipositas und chronische Entzündungen sind vielfältig. Meist steckt ein ungünstiger Lebensstil dahinter, doch es gibt auch noch andere Gründe. Dazu gehören beispielsweise Stoffwechselstörungen, Hormonstörungen, Medikamente (insbesondere Psychopharmaka) und psychische Faktoren. Stress, Schlaf- und Nährstoffmangel setzen dem Körper ebenso zu wie zu wenig Bewegung. Auch schädliche Umwelteinflüsse können das Wechselspiel zwischen Inflammationen und starkem Übergewicht in Gang setzen. So zeigen Studien, dass Menschen mit entsprechender genetischer Veranlagung auch durch die Aufnahme von Mikroplastik und anderen Chemikalien über das Trinkwasser und die Nahrung zunehmen können.

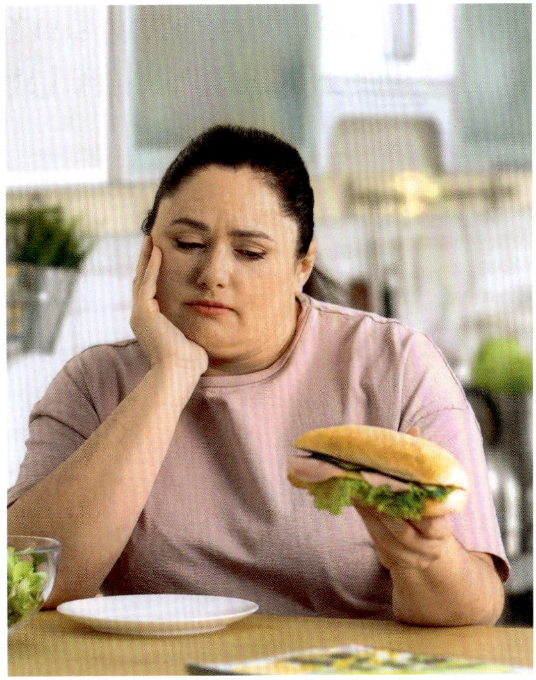

MANGEL AN NÄHR- UND BALLASTSTOFFEN

An erster Stelle steht die Ernährung. Wer schlecht und zu viel isst, ist doppelt gefährdet, denn damit steigt das Risiko für Übergewicht und Entzündungen gleichermaßen. Große Mengen an Zucker, reichlich schnell verfügbare Kohlenhydrate, ungesundes Fett, gesüßte Getränke, Fast Food im Übermaß und der regelmäßige Verzehr von hochverarbeiteten Lebensmitteln haben erhebliche negative Folgen für den

Körper. Denn ihm fehlen wertvolle Nährstoffe wie Vitamine und Mineralstoffe, sekundäre Pflanzen- und Ballaststoffe, die frisches Gemüse und Obst liefern, sowie sättigendes Eiweiß, vor allem auch aus pflanzlichen Quellen. Weil eine zucker- und kohlenhydratreiche Ernährung mit viel Fertigprodukten das Gehirn dazu bringt, nach immer mehr zu verlangen, gerät man schnell in einen Teufelskreis: Das normale Gefühl für Sättigung geht verloren. Man spürt häufig Heißhunger und nimmt als Folge weiter zu. Kein Wunder, dass viele Betroffene sich in dieser Situation dann schnelle Hilfe wünschen und auf einseitige oder stark kalorienreduzierte Diäten setzen. Diese können das Problem aber so gut wie nie langfristig lösen. Im Gegenteil: Wegen des Jo-Jo-Effekts (siehe Kasten links) kann das Gewicht nach vielen vergeblichen Abnehmversuchen sogar steigen.

DER JO-JO-EFFEKT

Es klingt absurd: Da möchte jemand abnehmen, reduziert die Kalorien drastisch, hat zunächst Erfolg, kehrt dann aber wie von Geisterhand gesteuert zum alten Gewicht zurück. Dahinter steckt der Jo-Jo-Effekt, bei dem sich das Gewicht wie ein Jo-Jo auf- und abwärts bewegt. Durch das Kaloriendefizit geraten die Abnehmwilligen in einen Ausnahmezustand. Der Körper greift auf Energiereserven zurück und baut nicht nur Kohlenhydrate, sondern auch Protein ab; er geht also an die Muskeln. Um mit den wenigen Kalorien auszukommen, drosselt der Organismus den gesamten Stoffwechsel. Man verliert kurzfristig viel Gewicht, fällt aber leider oft sofort in die alten Ernährungsgewohnheiten zurück, wenn die Diät überstanden ist. Aus Angst vor einer neuen „Hungersnot" speichert der Körper jetzt Energie in Form von Fettdepots. Die Folge: Man nimmt wieder zu, manchmal ist das Gewicht dann sogar höher als vorher.

DIE ROLLE DES HORMONS INSULIN

Eine besonders verhängnisvolle Rolle spielt dabei das Hormon Insulin. Es wird in der Bauchspeicheldrüse gebildet und reguliert den Blutzuckerspiegel, indem es Glukose in die Zellen befördert. Zuckerhaltige Lebensmittel sorgen dafür, dass der Blutzucker schnell nach oben steigt und rapide wieder absinkt. Dadurch entsteht Heißhunger. Isst jemand über einen längeren Zeitraum zu viel Zucker und schnell verdauliche Kohlenhydrate, ist das System überfordert. Die Insulinwirkung lässt langsam nach, die Zellen nehmen weniger Zucker auf. Er bleibt im Blut, wo der Zuckerspiegel dauerhaft erhöht ist. Das signalisiert dem Körper, dass zu viel Energie da ist und in Form von Fett gespeichert werden muss. Ein hoher Zuckerkonsum und Insulinresistenz machen dick und fördern inflammatorische Prozesse.

PROTEINE VERÄNDERN IMMUNZELLEN

Forschende des Instituts für Klinische Mikrobiologie, Immunologie und Hygiene des Uni-Klinikums Erlangen und des Trinity College Dublin fanden heraus, dass bestimmte Kontroll- oder sogenannte Checkpoint-Proteine Immunzellen im Fettgewebe so verändern, dass sie Entzündungen auslösen und die Neigung zu Übergewicht verstärken. Das bestätigten Tierversuche mit Mäusen. Fehlte ihnen im Rahmen der Untersuchungen eines dieser Proteine, nahmen sie bei einer fettreichen Diät rascher zu und bekamen schneller Gewebeentzündungen. Die Forschenden staunten, dass selbst solche relativ kleinen Veränderungen an einer von vielen Zellpopulationen im Fettgewebe das Gewicht so ansteigen lassen. Es wird überlegt, wie sich die Erkenntnisse in Therapiekonzepte bei Adipositas umsetzen lassen.

Ein gesundes Gewicht

Normalgewicht, BMI oder Bauchumfang? Es ist gar nicht so einfach, ein gesundes Gewicht zu ermitteln. Denn es gibt keine Methode, die alle Faktoren ausreichend berücksichtigt. Bei der Orientierung helfen verschiedene Mess- und Wiegemodelle trotzdem.

NORMALGEWICHT

Wenn es um das angestrebte Normalgewicht geht, nutzen viele zur ersten groben Orientierung nach wie vor eine veraltete Faustformel: den sogenannten Broca-Index. Dafür nimmt man die Körpergröße in Zentimetern und zieht davon pauschal 100 ab. Das Ergebnis ist das Normalgewicht in Kilogramm. Allerdings werden dabei weder Alter und Geschlecht noch Muskelanteil und Bauchumfang berücksichtigt. Das Normalgewicht ist nicht zu verwechseln mit dem Idealgewicht, für das Frauen vom Normalgewicht noch einmal 15 und Männer 10 Prozent abziehen müssen. Dabei geht es weniger um die Gesundheit als um ästhetische Ideale. Da die Broca-Formel für besonders große bzw. kleine Menschen zu falschen Ergebnissen führt, wird sie heute kaum noch verwendet. Stattdessen kommt der Body-Mass-Index (BMI) zum Einsatz, der aber auch Schwächen hat.

BODY-MASS-INDEX

Trotzdem gilt der Body-Mass-Index als das Maß der Dinge, um ein gesundes Gewicht zu definieren. Für die Berechnung wird das Gewicht ins Verhältnis zur Größe gesetzt. Dafür nutzen Sie am besten Onlinevorlagen im Internet oder einen Taschenrechner. Teilen Sie Ihr Körpergewicht in Kilogramm durch Ihre Körpergröße in Metern zum Quadrat. Die Weltgesundheitsorganisation (WHO) teilt das Ergebnis in verschiedene Klassen ein. Bei einem Wert unter 18,5 haben Sie Untergewicht, zwischen 18,6 und 24,9 liegt das Normalgewicht. Darüber beginnt die erste Stufe von Übergewicht, ab 30 spricht man von Adipositas, ab 35 von Adipositas Grad II und ab 40 von Grad III. Unberücksichtigt bleiben dabei jedoch Knochendichte, Muskelmasse und Fettverteilung. So können Sportler mit einer ausgeprägten Muskulatur im Bereich des Übergewichtes landen und untrainierte Menschen mit viel Bauchfett im grünen Bereich, weil Muskeln mehr wiegen als Fett.

BAUCHUMFANG UND TAILLE-HÜFT-VERHÄLTNIS

Um den Anteil an Bauchfett zu beurteilen, wird deshalb bei einer weiteren Messmethode ein Maßband herangezogen. Unabhängig von Gewicht und Alter dient die Messung des Bauchumfangs dazu, eine ungünstige Entwicklung des schädlichen Bauchfetts (siehe Seite 15) besser aufzuzeigen, als der BMI es kann. Für die Messung ertasten Sie die obere Kante des Beckens und den untersten Rippenbogen (etwa in Höhe des Nabels). In der Mitte dazwischen legen Sie ein Zentimetermaß an und messen den Umfang. Zur Orientierung: Bei Frauen ist alles unter 80 Zentimetern und bei Männern unter 94 optimal. Im medizinischen Sinne bedenklich wird es bei Frauen ab 88 und bei Männern ab 102 Zentimetern. Das bedeutet Alarmstufe rot – denn je größer der Bauchumfang, desto größer ist das Risiko für Folgeerkrankungen. Einen Hinweis auf die Fettverteilung liefert das Taille-Hüft-Verhältnis (Waist-to-Hip-Ratio). Dafür messen Sie zusätzlich zum Bauch- auch den Hüftumfang und teilen den Bauchumfang durch den der Hüfte. Die Regel hier: Ab einem Wert von 0,85 bei Frauen und 1,0 bei Männern sitzt zu viel Fett am Bauch.

ZU VIELE KILOS SIND SCHÄDLICH

Übergewicht ist und bleibt ein Gesundheitsrisiko, wobei wir hier nicht von ein paar Kilos reden. Wenn der BMI (von der berechtigten Kritik daran einmal abgesehen, siehe Seite 13) und der Bauchumfang das normale Maß sprengen und deutlich im Bereich von Adipositas liegen, hat das nichts mehr mit überzogenen Schönheitsidealen zu tun. Zu viel Fett am Bauch kann chronische Entzündungen begünstigen, auslösen und verstärken. Das betrifft schlanke und übergewichtige Menschen gleichermaßen. Allerdings kommt es auch immer auf die Umstände und den Lebensstil an. Der BMI gibt keinen Aufschluss darüber, ob sich jemand gesund oder ungesund ernährt. Wer einen hohen BMI hat, aber ansonsten keine metabolischen Risiken aufweist, kann trotzdem gut in Form sein. Und ein niedriger BMI allein ist noch kein Garant dafür, dass jemand keine stoffwechselbedingten Risiken in sich trägt. Orientieren Sie sich grob an der Faustregel: Je größer der Bauchumfang, desto stärker werden chronische Entzündungen und all ihre Folgeerkrankungen begünstigt. Und davon gibt es leider einige:

✚ Arthrose

Bei dem schmerzhaften Gelenkverschleiß belasten zu viele Pfunde die Gelenke und Entzündungen verursachen Schmerzen. Ob durch Überlastung, zu wenig Bewegung, Verletzungen, Unfälle, Übergewicht, Fehlstellungen, familiäre Veranlagungen oder einfach durchs Älterwerden – die Gelenkknorpel zwischen den einzelnen Knochen nutzen sich über die Jahre ab. So wird die schützende, stoßdämpfende Schicht immer dünner, bis Knochen auf Knochen reibt und die Arthrose in Knie, Hüfte, Schultern, Fingern oder Füßen starke Schmerzen verursacht. Das ist leider nicht heilbar, aber der schleichende Prozess lässt sich aufhalten oder zumindest verlangsamen. Bevor man ein geschädigtes Gelenk künstlich ersetzt, gibt es noch andere wirksame Maßnahmen. Dazu gehören der Abbau von Übergewicht, gelenkschonender Sport und eine antientzündliche Ernährung.

✚ Herz-Kreislauf-Erkrankungen

Entzündliche Prozesse führen dazu, dass sich in den Blutgefäßen vermehrt Ablagerungen aus Fett, Kalk, Bindegewebe und kleinen Blutgerinnseln bilden und die Gefäße dadurch verstopfen (Arteriosklerose). Dazu kommt: Der Körper bildet „unter Feuer" vermehrt Botenstoffe, sogenannte Zytokine. Die locken Zellen an und lassen sie wachsen, die wiederum Ablagerungen in den Gefäßwänden fördern. Das Risiko für Bluthochdruck, die koronare Herzkrankheit, Herzinfarkt, Schlaganfall und Herzschwäche steigt. Eine Ernährungsumstellung, Abnehmen bei Übergewicht, mehr Bewegung und ein insgesamt gesunder Lebensstil wirken vorbeugend und akut. Hier gilt: Was gegen Entzündungen hilft, ist auch gut für die Gefäße, das Herz und die schlanke Linie.

✚ Bestimmte Krebsarten

Chronische Entzündungen gehen leider auch mit einem erhöhten Risiko für einige Krebsarten einher. Das liegt unter anderem daran, dass sie Schäden am genetischen Material im Körper anrichten, die das Wachstum und die Teilung unerwünschter Zellen begünstigen. So kann sich das Erbgut dauerhaft verändern – die normalen Prozesse funktionieren dann nicht mehr richtig. Tumore haben in einer durch chronische Entzündungen veränderten Umgebung relativ leichtes Spiel. Das deutsche Krebsforschungszentrum (DKFZ) zählt starkes Übergewicht neben Tabak- und Alkoholkonsum zu den wichtigsten vermeidbaren Risikofaktoren für Krebs. Seinen Angaben zufolge gehen hierzulande ungefähr 30 000 Neuerkrankungen pro Jahr auf das Konto von Übergewicht und Fettleibigkeit (siehe auch Seite 18).

✚ Diabetes

Adipositas löst chronische Entzündungen im Fettgewebe aus, die wiederum den Stoffwechsel stören und möglicherweise zur Entstehung eines Diabetes Typ 2 beitragen. Bei der Zuckerkrankheit ist der Blutzuckerspiegel erhöht. Das Risiko für diese Erkrankung steigt, wenn es ständig zu Entzündungen im Körper kommt. Denn diese Prozesse senken die Empfindlichkeit der Zellen gegenüber dem Hormon Insulin, das den Blutzuckerspiegel bei Gesunden in der Balance hält. Diabetes Typ 2 gilt mittlerweile als vermeidbar, wenn man mit einer ausgewogenen Ernährung, ausreichend Bewegung und einem gesunden Lebensstil rechtzeitig vorbeugt und kein starkes Übergewicht hat.

✚ Autoimmunerkrankungen

Studien zeigen es immer wieder: Wer stark übergewichtig ist und daraus resultierende Entzündungen im Körper hat, trägt ein erhöhtes Risiko für Autoimmunerkrankungen wie rheumatoide Arthritis oder entzündliche Darmerkrankungen. Diese können zwar auch Menschen mit einem gesunden Gewicht treffen, verlaufen aber bei denjenigen, die viele überschüssige Pfunde mit sich rumschleppen, oftmals schwerer. Das liegt daran, dass der Körper dauerhaft Zytokine wie die Botenstoffe TNF-alpha und IL-6 freisetzt, die dafür sorgen, dass die Entzündungen sich weiter ausbreiten und die Autoimmunkrankheiten befeuern. Zusätzlich gibt es eine Verbindung zwischen diesen Erkrankungen und Übergewicht. Viele Betroffene haben einen erhöhten Leptinspiegel, der das Immunsystem dazu anregt, weitere Entzündungen zu entflammen. Auch am Darm geht das nicht spurlos vorbei. Er wird durch Entzündungen durchlässiger und das Gleichgewicht zwischen schädlichen und nützlichen Bakterien gerät aus der Balance. Diese Kombination hat eine verhängnisvolle Folge: Sie fördert Autoimmunprozesse.

RISIKO BAUCHFETT

Ein paar erkennbare Kurven am Körper sind normalerweise noch kein gesundheitliches Risiko. Anders ist das, wenn sich die Rundungen genau in der Körpermitte befinden. Hinter dem sprichwörtlich dicken Bauch steckt das sogenannte viszerale Fett, das sich um die inneren Organe herum ansiedelt. Anders als Fett an Hüfte, Armen und Beinen ist es nicht nur ein „Speicher“, sondern stoffwechselaktiv und in der Lage, schädliche Botenstoffe in den ganzen Körper zu schicken, die tief in den Stoffwechsel eingreifen. Das trifft vor allem „Apfeltypen“, meist Männer mit vergleichsweise dünnen Beinen bei einer runden Körpermitte, wohingegen Frauen eher zu den „Birnentypen“ gehören, die ihre Polster an Gesäß, Hüfte, Beinen und Armen anlagern, wo sie vergleichsweise harmlos sind. Auch sehr schlanke Menschen können gesundheitsschädliches Bauchfett und damit entzündungsfördernde Zytokine entwickeln, die mit vielen Zivilisationskrankheiten wie etwa Diabetes Typ 2 in Verbindung stehen.

✚ Depressionen

Das „Feuer“ im Körper richtet nicht nur in Blutbahnen, Zellen und Organen Schäden an. Es hat auch negativen Einfluss auf das Gehirn und damit auf die Psyche. Möglicherweise besteht ein Zusammenhang zwischen chronisch entzündlichen Prozessen und Erkrankungen wie Alzheimer oder Parkinson. Auch das Risiko für Depressionen ist erhöht. In Studien hat sich bestätigt, dass chronische Inflammationen den Spiegel an sogenannten Neurotransmittern (Serotonin, Dopamin, Noradrenalin) so verändern können, dass es leichter zu Depressionen kommt. Zusätzlich bilden sich weniger neue Nervenzellen

Kalorienkiller braunes Fett

Nicht jedes Fett macht dick. Das wenig bekannte sogenannte braune Fett ist – anders als das meist unerwünschte weiße – ein echter Unterstützer beim Abnehmen. Angekurbelt wird seine Bildung durch Kälte, Bewegung und gesunde Ernährung.

Neugeborene haben es noch im Übermaß und brauchen es auch, um warm zu bleiben. Denn sie können noch nicht zittern und sich dabei durch Muskelkontraktionen aufwärmen. Später geht dieses segensreiche Fett leider von allein verloren – es wird langsam, aber sicher weniger. Braunes Fett kann Fett verbrennen, um Wärme zu erzeugen. Es verhält sich damit anders als weißes Fett, das aus überschüssiger Energie unerwünschte Fettpolster bildet. Das braune Fett ist besonders reich an Mitochondrien, also an kleinen Kraftwerken in den Zellen. Seinen Namen verdankt das BAT (aus dem Englischen abgekürzt für: Brown Adipose Tissue) der Tatsache, dass es sehr eisenreich ist – das Spurenelement Eisen färbt nämlich dunkel. Es hilft nicht nur beim Abnehmen, sondern auch dabei, den Blutfett- und Blutzuckerspiegel niedrig zu halten.

BIO-HACKING: KÄLTE ZUM ANKURBELN

Nutzen Sie daher gezielt Kälte als Bio-Hacking für die schlanke Linie. Denn entsprechende Reize sorgen dafür, dass sich das erwünschte braune Fettgewebe neu bildet. Dafür können Sie selbst aktiv werden, hier einige Beispiele:

+ Kalt duschen. Starten Sie mit 30 Sekunden bei 10 bis 15 °C. Steigern Sie die Kälte und die Dauer der Dusche langsam.

+ Wer hartgesotten ist, kann sich auch an kalte Bäder (ebenfalls wenige Minuten bei 10 bis 15 °C) heranwagen.

+ Im Winter kurz ins Meer oder in den nächsten Badesee tauchen? Sogenannte Eis- oder Winterbäder sind (bitte nur nach einem ärztlichen Check und mit einem gesunden Herz-Kreislauf-System) ebenfalls empfehlenswert.

+ Etwas angenehmer lässt sich das braune Fett zu Hause „züchten“. Heizen Sie nicht, bis es gemütlich warm ist, sondern belassen Sie es bei 17 bis 19 °C Raumtemperatur – wenn möglich auch mal eine Zeit lang ohne dicken Pulli.

+ Spaziergänge mit leichter Kleidung bei kühlem Wetter aktivieren braunes Fettgewebe. Faustregel: Man darf ruhig leicht frösteln, aber nicht zittern.

+ Die sogenannte Kryotherapie (mehrere Minuten in einer Kältekammer bei extrem niedrigen Temperaturen) kann möglicherweise ebenfalls den braunen Fettzellen auf die Sprünge helfen. Der Aufenthalt bei bis zu minus 140 °C wirkt zudem schmerzlindernd und entzündungshemmend.

+ Mit allen Maßnahmen sollten Sie langsam anfangen, sich dann schrittweise steigern und anschließend dranbleiben. Denn sobald man aufhört, verschwindet das braune Fett wieder.

+ Ganz ohne Frieren geht es mit Sport. Zum einen verbrennt Bewegung Fett, zum anderen aktiviert Sport braune Zellen. Auch hier gilt: Der Effekt besteht nur, solange man regelmäßig trainiert.

und es entstehen vermehrt Ablagerungen im Gehirn. Übergewicht und Depressionen treten ebenfalls häufig zusammen auf. Die psychische Erkrankung kann ebenso eine Folge wie auch die Ursache von Adipositas sein. Häufig haben Menschen mit beiden Krankheiten einen ungesunden Lebensstil mit wenig Bewegung und schlechter Ernährung. Außerdem besteht der Verdacht, dass bestimmte Psychopharmaka Übergewicht fördern könnten.

DIE MACHT DER HORMONE

Beim Thema Gewicht spielt die Zusammenarbeit verschiedener Hormone eine entscheidende Rolle. Geraten die einzelnen Botenstoffe aus der Balance, kann das zu einer regelrechten Abnehmblockade führen. Ein typisches Beispiel dafür sind die Hormone Leptin und Ghrelin, die als Schlüsselhormone für eine schlanke Linie gelten. Sobald das Sättigungshormon Leptin von den Fettzellen produziert und im Körper freigesetzt wird, gelangt es übers Blut ins Gehirn und signalisiert dort: „Du bist satt." Daraufhin werden vermehrt appetitzügelnde Hormone ausgeschüttet. Wir können zufrieden mit dem Essen aufhören. Das Hormon Ghrelin (abgekürzt von: Growth Hormone Release Inducing) ist der Gegenspieler zu Leptin. Es wird im Magen produziert, macht Appetit und sorgt dafür, dass wir essen, wenn wir neue Energie brauchen. Nach einer Mahlzeit sinkt der Ghrelinspiegel dann normalerweise wieder. Bei Übergewichtigen ist das aber häufig nicht der Fall. Das Wechselspiel zwischen Hunger- und Sättigungshormonen funktioniert nicht mehr richtig. Ihnen fehlt es zwar nicht an Leptin, doch das wirkt vermutlich nicht mehr richtig, weil sich eine Resistenz gebildet hat. Die Folge: Die Betroffenen fühlen sich hungrig und essen weiter, auch wenn sie eigentlich genug zu sich genommen haben. Langfristig kehren sie durch die Stoffwechselstörungen nach jeder kurzfristigen Diät zu ihrem Höchstgewicht zurück. Dabei gilt zum Glück: Mit einer gesunden Ernährung und Bewegung kann es gelingen, das hormonelle Gleichgewicht wiederherzustellen und langfristig dann auch abzunehmen.

HILFE AUS DER APOTHEKE

Seit einigen Jahren können Menschen mit starkem Übergewicht, denen das Abnehmen mit einer Ernährungsumstellung nicht gelingt, neue Hoffnungen in die sogenannten Abnehmspritzen setzen. Dabei handelt es sich um Medikamente aus der Diabetestherapie, die es zuvor nur zur Behandlung der Zuckerkrankheit gab. Seit sie auch gegen Übergewicht zugelassen worden sind, haben sie in den sozialen Medien einen regelrechten Hype ausgelöst, der bis hin zu Lieferschwierigkeiten führte. Die neuen Medikamente verstärken das Sättigungsgefühl, indem sie die Magenentleerung verzögern und direkt im Gehirn die Appetitregulation beeinflussen.

HUNGER UND SÄTTIGUNG

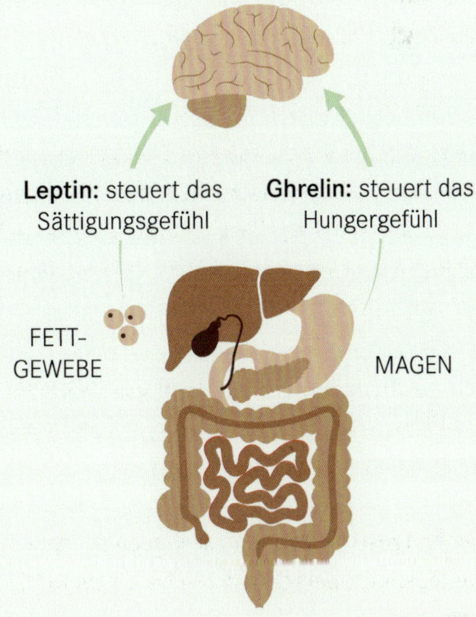

So fällt es Übergewichtigen leichter, „normale“ Mengen zu essen. Statistiken zufolge können Adipositas-Betroffene damit bis zu 20 Prozent abnehmen und schaffen auf diese Weise, was sonst nur mit einer Magenverkleinerung möglich ist. Das hört sich nach einer leichten Lösung an, ist es aber nicht. Denn die Abnehmspritze ist kein Freibrief, um an alten, schlechten Gewohnheiten festzuhalten und trotzdem überschüssige Pfunde loszuwerden. Die Anwendung sollte immer ärztlich begleitet werden und mit einer Ernährungs- und Lebensstiländerung einhergehen. Denn sobald man diese Mittel nicht mehr nimmt, geht das Gewicht wieder nach oben. In Deutschland müssen Patientinnen und Patienten diese Form des Abnehmens noch selbst bezahlen.

SCHRITT FÜR SCHRITT GEWOHNHEITEN VERÄNDERN

Mit den Empfehlungen, die wir Ihnen in diesem Buch geben, können Sie Ihr Gewicht Schritt für Schritt langsam reduzieren, ohne sich auf Crash-Diäten einzulassen. Verändern Sie kleine Gewohnheiten – und zwar zuerst die, die Ihnen leichtfallen. Um abzunehmen, müssen Sie nicht Kalorien zählen. Wenn Sie es schaffen, sich dauerhaft ausgewogen, frisch und natürlich mit genügend Nährstoffen, ausreichend Eiweiß, gesunden Kohlenhydraten und hochwertigen Fettsäuren zu ernähren, ergibt sich ein Gewichtsverlust meist von allein. Mit unserem Wochenplan auf Seite 158 können Sie gut starten. Das Beste: Dabei helfen Sie auch Ihrem Organismus im Kampf gegen (stille) Entzündungen und sammeln so reichlich Pluspunkte auf Ihrem Gesundkonto. Unterstützen sollten Sie Ihre neuen Gewohnheiten mit Bewegung, Stressabbau, besserem Schlaf – und Geduld. Das Abnehmen geht mit einer Ernährungsumstellung vielleicht nicht so schnell wie mit einer vermeintlichen Blitzdiät, ist dafür aber nachhaltig – und hält Sie bestenfalls ein Leben lang schlank und gesund.

ABNEHMEN KANN DAS RISIKO FÜR KREBSERKRANKUNGEN SENKEN

Schon vor einigen Jahren fanden US-Forschende heraus, dass Übergewicht vor allem die Entzündungen im Fettgewebe fördert, die als krebsfördernd gelten. Im Rahmen einer Studie wiesen sie nach, dass die Entzündungswerte bei übergewichtigen Frauen sanken, sobald die Betroffenen abnahmen. Dafür unterteilte man die Probandinnen in drei Gruppen: Die einen machten nur eine Diät, die anderen eine Diät und Sport und die dritte Gruppe setzte nur auf Sport. Bei allen wurden die Blutwerte regelmäßig auf Entzündungsmarker kontrolliert. Am Ende zeigte sich: Mit Diät allein und mit einer Kombination aus gesunder Ernährung und Sport verloren die Teilnehmerinnen im Durchschnitt zehn Prozent an Gewicht und reduzierten inflammatorische Prozesse im Körper. Je mehr jemand abnahm, desto geringer wurde unter anderem der Spiegel des C-reaktiven Proteins (CRP), dessen Werte auf Entzündungen hinweisen. In der Gruppe, die sich lediglich mehr bewegte, aber die Ernährung nicht änderte, gelang das nur den Teilnehmerinnen, die Gewicht verloren hatten. Schätzungen zufolge geht weltweit etwa ein Viertel aller Krebserkrankungen auf Übergewicht und Bewegungsmangel zurück. Als gesichert gilt der Zusammenhang bei Brust-, Darm- und Gebärmutterkrebs sowie bei Krebs der Speiseröhre. Darüber hinaus ist nach Angaben des Krebsinformationsdienstes inzwischen belegt, dass ausgeprägtes Übergewicht die Gefahr für mindestens 13 Krebsarten erhöht. Wie stark das jeweilige Risiko durch Adipositas steigt, hängt neben dem Gewicht auch von Geschlecht und Alter ab.

Fettleber: Wenn die Leber leise leidet

Nicht nur Alkohol schädigt die Leber. Auch eine ungünstige Ernährung und Übergewicht erhöhen das Risiko für eine Fettleber. Knapp ein Viertel aller Erwachsenen ist davon betroffen, häufig ohne es zu wissen. Es drohen Entzündungen, Vernarbungen und Funktionsverlust.

Kranke Leber? Da denken die meisten zunächst an zu viel Alkohol. Doch es gibt auch die ernährungsbedingte nicht alkoholische Fettleber, die inzwischen als häufigste Lebererkrankung gilt. Die Krankheit verläuft oft über viele Jahre unbemerkt. Manche Betroffene haben leichte Bauchbeschwerden oder fühlen sich schlapp, tun dies aber als allgemeine Probleme ab, da sie sonst keine Symptome haben. Das „stille Organ“ schwillt allmählich an und entzündet sich, weil immer mehr Fett in ihm eingelagert wird. Im ersten Stadium ist die Leber nur verfettet und zu gut drei Vierteln leistungsfähig. In dieser Phase lässt sich noch alles zurückdrehen. Im zweiten Schritt kommt es dann bei etwa der Hälfte der Betroffenen zu entzündlichen Reaktionen (Leberhepatitis), der Stoffwechsel ist gestört, die Balance von Blutzucker und Blutfetten gerät außer Kontrolle. Danach besteht die Gefahr einer Leberzirrhose, die dazu führen kann, dass das Gewebe so gut wie nicht mehr funktioniert. Im schlimmsten Fall hilft nur noch eine Lebertransplantation. Die Diagnose einer Fettleber ist oft ein Zufallsbefund, wenn nicht gezielt danach gesucht wird. Im Ultraschall erkennen Ärztinnen und Ärzte eine Fettleber an Vergrößerungen und an der Verdichtung des Gewebes. Einen Hinweis gibt auch der sogenannte FIB4-Score, ein Bluttest, der verschiedene Laborparameter berücksichtigt. Die beste Diagnostik ist eine Elastographie der Leber (Fibroscan), die in den meisten Fällen eine Biopsie überflüssig macht. Behandelt wird eine Fettleber mit einer Ernährungsumstellung, Intervallfasten, viel Bewegung und einem gesunden Lebensstil.

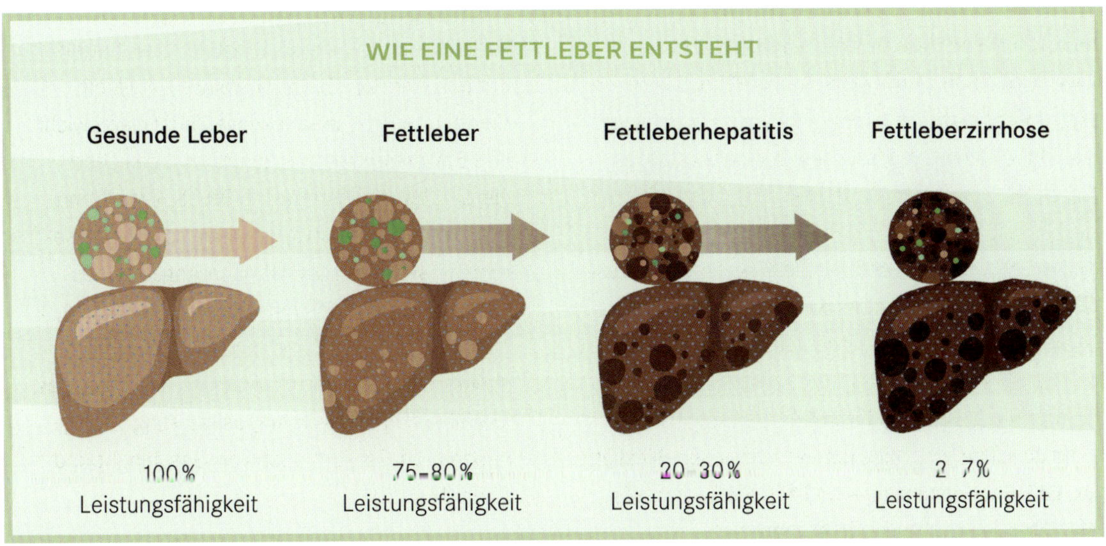

Ernähren Sie sich antientzündlich?

Wie steht es um Ihre Ernährung? Tun Sie genug, um Entzündungen im Körper zu bekämpfen und Ihr Gewicht im gesunden Bereich zu halten? Mit diesem Check finden Sie es heraus. Falls Sie dabei nicht so gut abschneiden, wissen Sie gleich, wo Sie ansetzen können.

Essen Sie jeden Tag Gemüse?

Ja, ich koche es fast immer selbst	2
Selten, mir reichen Tomaten auf der TK-Pizza	1
Nein, das mag ich einfach nicht	0

Achten Sie auf antientzündliche Fettsäuren?

Ja, dafür esse ich regelmäßig pflanzliche Öle, Nüsse oder Fisch	2
Manchmal, wenn es sich zufällig ergibt	1
Nein, was ist das?	0

Verzehren Sie regelmäßig unverarbeitete Nüsse?

Ja, so gut wie jeden Tag	2
Nur manchmal	1
Nie	0

Wie oft kommen bei Ihnen Gewürze und frische Kräuter zum Einsatz?

Fast jeden Tag	2
Hin und wieder	1
Ich habe keine im Haus	0

Wie oft essen Sie verarbeitetes Fleisch und Wurst?

So gut wie nie	2
Ein- bis zweimal in der Woche	1
Fast jeden Tag	0

Trinken Sie gezuckerte Getränke?

Nein	2
Gelegentlich	1
Täglich	0

Wie oft essen Sie Süßigkeiten?

Höchstens ein- bis zweimal pro Woche	2
Einmal am Tag	1
Mehrmals am Tag	0

Achten Sie auf Vollkornprodukte?

Ja, ich nehme möglichst immer die Vollkornvariante	2
Manchmal achte ich darauf	1
Ich esse lieber Weißmehlprodukte	0

Wie häufig kommen bei Ihnen Fertiggerichte auf den Tisch?

So gut wie nie	2
Hin und wieder	1
Fast immer	0

Trösten Sie sich mit Essen?

Nein, das kommt bei mir nicht vor — 2

Manchmal passiert mir das — 1

Das tue ich sehr oft — 0

Hören Sie auf zu essen, wenn Sie sich satt fühlen?

Meistens — 2

Das fällt mir schwer — 1

Selten, ich esse einfach zu gerne — 0

Wie oft essen Sie?

Zwei bis drei Mahlzeiten täglich — 2

Lieber fünf- als dreimal — 1

Ich snacke ständig — 0

Essen Sie ausreichend Eiweiß, vor allem aus pflanzlichen Quellen?

Ja, darauf achte ich — 2

Manchmal — 1

Nein, das schaffe ich fast nie — 0

AUSWERTUNG

0 BIS 7 PUNKTE

Bei Ihnen ist noch viel Luft nach oben. Sie dürften eine ganze Reihe von ungesunden Gewohnheiten haben, die entzündliche Prozesse fördern und Ihnen eventuell auch Gewichtsprobleme bereiten. In diesem Test können Sie bei den Fragen, bei denen Sie keinen oder nur einen Punkt haben, sofort sehen, was Sie besser machen sollten. Nutzen Sie dafür auch die Anregungen in diesem Buch. Wenn Sie eine Ernährungsumstellung nicht alleine schaffen, lassen Sie sich von Ihrer Ärztin, Ihrem Arzt oder in einer ernährungsmedizinischen Praxis beraten.

8 BIS 20 PUNKTE

Nicht schlecht, aber es geht noch besser. Sie achten offenbar auf Ihre Ernährung. Und das ist gut so. Gehen Sie die Fragen noch einmal durch. Wo haben Sie nur einen oder keinen Punkt? Dort können Sie ansetzen. Sie müssen nichts überstürzen, sondern sollten in aller Ruhe einzelne Punkte nacheinander umsetzen. Vielleicht helfen Ihnen die Rezepte in diesem Buch oder Sie finden bei unseren Tipps noch Anregungen, die Sie bisher nicht beachtet haben.

21 BIS 26 PUNKTE

Glückwunsch! Bei Ihnen dürfte ziemlich alles im grünen Bereich liegen. Wenn Sie weitermachen wie bisher und immer schön dranbleiben, kann nicht viel schiefgehen. Falls Sie mit Ihrem Gewicht nicht zufrieden sind oder bei wenigen Fragen nicht die volle Punktzahl erreicht haben, nutzen Sie diese Anhaltspunkte, um sich noch zu verbessern. Aber machen Sie sich nicht verrückt. Zu viel Perfektionismus kann dazu führen, dass Sie zu streng mit sich sind und die Freude am Essen verlieren.

So gelingt die Ernährungsumstellung

Wirksam gegen Entzündungen, sättigend und trotzdem leicht: So sollte eine gesunde und schlank machende Ernährung aussehen. Hier finden Sie alle wichtigen Infos und dazu noch viele nützliche Tricks, mit denen Sie neue Routinen im Alltag etablieren.

GANZ VIEL GEMÜSE

Essen Sie regelmäßig frisches Gemüse! Diese Aufforderung dürfte die wichtigste Ernährungsregel überhaupt sein. Wer sie umsetzt, hat schon einen Riesenanteil seiner Ernährungsumstellung geschafft. Zugegeben, das ist leichter gesagt als getan. Denn trotz des großen Angebots essen die Deutschen immer noch zu wenig Tomaten, Möhren, Zucchini, Kohl und Co. Laut der Nationalen Verzehrsstudie II, die das Max-Rubner-Institut für das Bundesministerium für Ernährung und Landwirtschaft erstellte, kommen 85 Prozent der Befragten auf weniger als 400 Gramm Gemüse täglich. Wir raten sogar zu etwas mehr, nämlich 500 Gramm am Tag. Dazu gehört gekochtes Gemüse ebenso wie Rohkost, die ungefähr ein Drittel ausmachen sollte.

Die meisten Gemüsesorten haben kein Fett und kaum Kalorien – liefern aber reichlich Ballaststoffe, Mikronährstoffe wie Vitamine und Mineralstoffe sowie sekundäre Pflanzenstoffe. Gerade unter diesen finden sich viele wertvolle Helfer, die im Stoffwechsel freie Radikale bekämpfen und über diesen Effekt entzündungshemmend wirken. Daneben senkt Gemüse auch das Risiko für Bluthochdruck, Herz-Kreislauf-Erkrankungen und hohe Cholesterinwerte, es stärkt das Immunsystem, verlangsamt Alterungsprozesse und lindert Schmerzen. Dabei sind es meist nicht die einzelnen Inhaltsstoffe, die Gemüse zum Superstar machen, sondern die Vielfalt. Um in Sachen Gesundheit zu profitieren und möglichst viele Nährstoffe abzudecken, gilt es, nicht nur das Lieblingsgemüse immer wieder zu essen, sondern eine möglichst bunte Mischung zusammenzustellen. So entwickelt sich ein effektives Zusammenspiel verschiedener Stoffe, das erwünschte Wechselwirkungen möglich macht. Das schaffen Sie, indem Sie jede Woche idealerweise 30 verschiedene natürliche pflanzliche Lebensmittel auf den Teller bringen. Dazu zählen neben Gemüse und Obst auch Hülsenfrüchte, Nüsse, Samen, Saaten, Kerne, Pilze, Vollkornprodukte sowie Kräuter und Gewürze. Orientieren Sie sich grob an den Farben des Regenbogens und stellen Sie Ihren Speiseplan möglichst nach dem Motto „Eat the rainbow“ zusammen.

► Das können Sie tun

Sie fremdeln noch ein wenig mit Gemüse und fragen sich, wie Sie es schaffen sollen, die pflanzlichen Super-Lebensmittel öfter auf den Tisch zu bringen? Das ist verständlich, aber lösbar. Sie können zum Beispiel Ihre Einstellung zu Gemüse verändern und es nicht länger als kleine Beilage betrachten, sondern zum Hauptdarsteller auf dem Teller machen. Sammeln Sie Ideen für Gemüsepfannen, Eintöpfe, Suppen oder Ofengemüse. Vergessen Sie die kalte Küche nicht, ein bunter Salat gehört auch in die Kategorie Gemüse. Sie sind Pasta-Fan? Das dürfen Sie auch bleiben, wenn Sie Ihre Nudeln (in der Vollkornvariante) etwa mit Zucchini, Paprika oder Linsen aufpeppen oder einen Teil der Pasta gleich durch Gemüsenudeln ersetzen. Rohkoststicks sind eine prima Alternative zu Salzstangen und ein Stück Kohlrabi verhindert vielleicht den Griff in die Chips-Tüte.

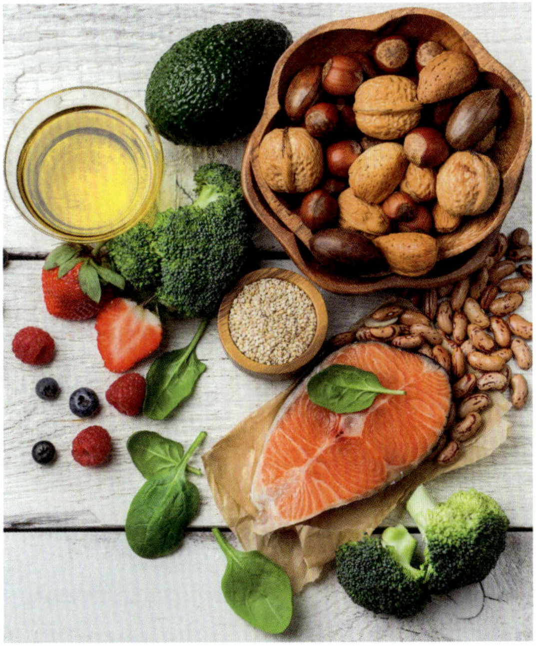

Wer sich nicht so recht mit dem Zubereiten von Kohl und Spinat anfreunden kann, macht einen frischen Smoothie daraus. Auch das Frühstücksbrötchen (möglichst Vollkorn) schmeckt nicht nur mit Butter, Schokocreme oder Salami. Aufstriche aus Gemüse, Nüssen und Hülsenfrüchten sind eine gesunde Alternative und sorgen schon am Morgen für den ersten Gemüsekick. Im Rezeptteil des Buches finden Sie für all diese Tipps viele alltagstaugliche Anregungen. Und: Bevor gar nichts Frisches auf dem Teller landet, können Sie ein Fertiggericht zumindest mit Kräutern aufpeppen.

DAS BESTE FETT

Auch wenn Sie abnehmen möchten, können Sie beim Thema Fett gelassen bleiben. Es gibt kein Fettverbot, obwohl der Nährstoff viele Kalorien enthält. Wichtiger als die Frage „Fett oder nicht?" ist die nach der besten Qualität. Es kommt nämlich darauf an, welche Fette man zu sich nimmt. Im Übermaß fördern die falschen Fette tatsächlich Übergewicht und zahlreiche Erkrankungen. Die richtigen Fette wirken dagegen positiv auf den Blutzucker- und Cholesterinspiegel und stärken Nerven und Gehirn. Außerdem sättigen sie gut, können beim Abnehmen helfen und haben vor allem eine entzündungshemmende Wirkung. Solche gesunden Fette zeichnet aus, dass sie einen hohen Anteil an mehrfach ungesättigten Fettsäuren wie Omega-3-Fettsäuren haben. Es gibt auch Omega-6-Fettsäuren (z. B. in Sonnenblumenöl und fettem Fleisch), die unter anderem wichtig für die Blutgerinnung sind. Sie haben aber einen entzündungsfördernden Effekt, weshalb man nicht zu viel von ihnen aufnehmen sollte. Das ideale Verhältnis von Omega 3 zu Omega 6 ist maximal 5 : 1.

► Das können Sie tun

Sehr gute Lieferanten für Omega-3-Fettsäuren sind Nüsse, Samen, Kerne und vor allem pflanzliche Öle. Der absolute Spitzenreiter in Sachen Omega 3 ist Leinöl, das allerdings nicht erhitzt werden darf. Nutzen Sie es daher möglichst oft zum Verfeinern von Salaten, Smoothies oder Porridge. Für die warme Küche eignen sich Raps- und Olivenöl. Top-Omega-3-Quellen sind auch fettreiche Seefische wie Makrele, Hering oder Lachs. Empfehlenswert sind ein bis zwei Portionen fetter Fisch (à ca. 100 g) pro Woche. Gesättigte Fettsäuren, wie sie in hochverarbeiteten Lebensmitteln, aber auch in Fleisch, Eiern, Sahne und Co. stecken, erfüllen ebenfalls wichtige Funktionen im Körper, sind aber nur in kleinen Mengen gesund. Sie können nachweislich den Cholesterinspiegel erhöhen und damit das Risiko für Herz-Kreislauf-Krankheiten steigern. Extrem gesundheitsschädlich sind Transfette, die entstehen, wenn eigentlich gesunde pflanzliche Fette bei der industriellen Verarbeitung gehärtet werden. Die lassen sich umgehen, indem Sie von Fertigprodukten, industriell gefertigten Backwaren wie Croissants, Chips, Pommes frites und anderem Fast Food die Finger lassen.

LANGSAM GENIESSEN

Meist ist es nicht mehr als eine schlechte Angewohnheit, die sich mit ein bisschen Übung abtrainieren lässt. Wenn Sie zur Kategorie der Schlinger oder Schnellesser gehören, machen Sie sich bewusst, dass das Übergewicht fördern kann. Genießen Sie Ihr Essen achtsam. Versuchen Sie jeden Bissen möglichst lange zu kauen. Wer länger kaut, ist schneller - also mit weniger Kalorien - satt. Legen Sie zwischendurch Messer und Gabel kurz zur Seite. Oder probieren Sie auch mal, ab und zu mit der falschen Hand oder mit kleinerem Besteck zu essen.

AUSREICHEND EIWEISS

Neben Fetten und Kohlenhydraten ist auch Eiweiß ein Hauptnährstoff und Energielieferant, ohne den im Körper nichts läuft: Eiweiß transportiert wichtige Substanzen wie Fett und Sauerstoff, es kann Eisen aufnehmen, die Fettverbrennung ankurbeln, Krankheitserreger abwehren, geschädigte Zellen reparieren, den Muskelaufbau fördern und die Knochen stärken. Auch auf unsere psychische Gesundheit haben Proteine Einfluss, weil sie die Produktion von „Glückshormonen" anregen. Nicht zuletzt ist Eiweiß der Abnehmhelfer Nummer eins: Es sorgt für Sättigung, hält den Blutzucker stabil, beugt Heißhunger vor und hilft, den gefürchteten Jo-Jo-Effekt (siehe Seite 12) zu vermeiden.

Bei Eiweiß denken viele an Eier, Fleisch, Fisch und Milchprodukte. Doch nicht nur die liefern, was der Organismus braucht. Zusätzlich gibt es das weniger bekannte, sogenannte grüne Eiweiß aus pflanzlichen Lebensmitteln, das auch eine antientzündliche Komponente hat. „Grüne" Produkte liefern nämlich auch wertvolle Ballaststoffe und sekundäre Pflanzenstoffe, die Entzündungen im Körper bekämpfen: ein klarer Vorteil gegenüber tierischem Eiweiß. Das hingegen punktet mit einer besseren Bioverfügbarkeit. Der menschliche Organismus kann es leichter verwerten, weil es der körpereigenen Eiweißstruktur ähnlicher ist. Trotzdem ist bei großen Mengen Vorsicht geboten. Tierisches Protein enthält oftmals ungesättigte Fettsäuren (wie Arachidonsäure), die im Übermaß wiederum Entzündungen befeuern.

► Das können Sie tun

Um die individuell richtige Menge zu berechnen, gilt als Faustregel: 0,8 bis 1,2 Gramm Eiweiß pro Kilogramm Körpergewicht. Wer also 70 Kilo wiegt, benötigt etwa 70 Gramm Protein am Tag. Wer viel Sport treibt oder schon etwas älter ist, der braucht etwas mehr. Sind Sie übergewichtig, legen Sie Ihr Normalgewicht (siehe Seite 13) bei der Berechnung zugrunde. Mit einer gesunden ausgewogenen Ernährung ist es in der Regel nicht schwierig, den Bedarf zu decken, spezielle Protein-Shakes oder Nahrungsergänzungsmittel sind dafür nicht nötig. Wichtiger ist die richtige Mischung aus pflanzlichem und tierischem Eiweiß: Idealerweise decken Sie Ihren Bedarf nur zu einem Viertel aus tierischen und drei Vierteln aus pflanzlichen Quellen. Nutzen Sie dabei am besten möglichst viele verschiedene „grüne" Proteinlieferanten wie Nüsse, Kerne, Samen, Hülsenfrüchte (auch Soja und Sojaprodukte), Pilze oder Getreide.

OBST – ABER NICHT ZU SÜSS

Viele Ballaststoffe, wertvolle Vitamine, Mineralstoffe und schützende sekundäre Pflanzenstoffe: Mit Obst ist man auf der sicheren Seite, oder? Leider nicht immer. Denn anders als Gemüse haben Früchte im Übermaß tatsächlich unerwünschte Nebenwirkungen. Einige Obstsorten enthalten sehr viel Fruchtzucker (Fruktose), der ähnlich schädlich ist wie Haushaltszucker. Fruktose hemmt das Sättigungshormon Leptin, sodass man schnell wieder Hunger und Lust auf auf mehr hat. Wegen seiner Vitamine und Ballaststoffe sollte frisches Obst trotzdem täglich auf den Teller - allerdings nur in Maßen und in den zuckerarmen Varianten.

► Das können Sie tun

Zur Orientierung gilt: Etwa 200 Gramm Obst am Tag sind okay. Gut geeignet sind zuckerarme Sorten wie Beeren (Erdbeeren, Himbeeren, Heidelbeeren, Brombeeren), Zitrusfrüchte, Sauerkirschen, Wassermelonen und Äpfel mit säuerlichem Geschmack. Relativ viel Fruchtzucker enthalten reife Bananen, Weintrauben, Ananas, Birnen, Mangos, Feigen und Trockenfrüchte. Sie müssen auf diese aber nicht immer verzichten, auch wenn Sie abnehmen möchten. Denn unabhängig von der Sorte hat Obst wenig Kalorien. Es ist eher unwahrscheinlich, dass überschüssige Pfunde vor allem durch zu viele Früchte entstehen.

ZUCKERSTOPP

Inzwischen weiß wohl jeder, dass Zucker nicht gesund ist. Wer zu viel davon zu sich nimmt, erhöht auf Dauer das Risiko für Übergewicht, Entzündungen, Diabetes Typ 2, Herz-Kreislauf-Erkrankungen, Karies und sogar für Demenz. Trotz dieses Wissens fällt es uns oft nicht leicht, auf den Süßkram zu verzichten. Ob Gummibärchen, Pralinen, Kuchen oder Kekse - alles, was Zucker enthält, schmeckt den meisten Menschen. Kein Wunder, dass die empfohlene Menge von 25 Gramm freiem Zucker täglich sehr oft überschritten wird. Das liegt auch daran, dass der Verzicht auf Süßigkeiten allein nicht hilft. Denn Zucker „versteckt“ sich auch da, wo wir ihn nicht unbedingt vermuten: in Fruchtjoghurt, fertigen Saucen und Dressings, Ketchup, Softdrinks, abgepacktem Krautsalat, Rotkohl im Glas und vielen anderen Fertiggerichten.

Für alle, die Süßes gewohnt sind und sich nicht davon trennen können, gibt es leider keinen Ausweg über künstliche Süßungsmittel. Wer auf Süßstoffe zurückgreift, um schädlichen Zucker zu vermeiden, riskiert andere Nebenwirkungen. Denn der Zuckerersatz hat zwar so gut wie keine Kalorien, schädigt aber möglicherweise das Mikrobiom, macht Heißhunger auf Süßes und erhöht vermutlich auch den Insulinspiegel. Zur Beruhigung: Ein komplettes Zuckerverbot muss nicht unbedingt sein. Es geht vielmehr darum, ein Bewusstsein für die mehr oder weniger kleinen Sünden zu entwickeln, nicht in die typischen Zuckerfallen zu tappen und sich das Verlangen nach Süßem langsam abzugewöhnen.

► Das können Sie tun

Machen Sie beim Einkaufen nicht nur einen Bogen um das Süßigkeitenregal, sondern werfen Sie auch bei fertigen Produkten unbedingt einen Blick auf die Zutatenliste. Kaufen Sie nur Lebensmittel ohne oder mit geringem Zuckergehalt. Am besten meiden Sie Softdrinks und Fertiggerichte auch aus anderen Gründen möglichst ganz (siehe Seite 23). Da ein komplet-

EINKAUFEN MIT PLAN

Gesund beginnt im Supermarkt: Denken Sie schon beim Einkaufen an Ihre guten Vorsätze und tragen Sie nur (bis auf wenige Ausnahmen) das nach Hause, was in Ihren schlanken und antientzündlichen Speiseplan passt. Erstellen Sie sich vorher eine Liste, an die Sie sich dann auch halten. Ein paar wenige Naschis und Knabbereien dürfen draufstehen; damit sollten Sie aber keine Vorräte anlegen. Wichtig: Gehen Sie nicht hungrig los, denn dann landen schnell ungesunde Produkte im Einkaufswagen.

ter Verzicht am Anfang zu Heißhunger führen kann, ist es sinnvoll, sich das Süßbedürfnis schrittweise abzugewöhnen. Sie können etwa die Zuckermengen im Kaffee und im selbst gebackenen Kuchen immer weiter reduzieren oder süße Snacks durch gesunde (Nüsse, Rohkost, ein Stück Käse, Magerquark oder zuckerarmes Obst) ersetzen. Auch zu empfehlen: Bittere Lebensmittel wie Chicorée, Radicchio oder Rucola in den Salat einbauen oder einen Kräutertee mit Bitterstoffen (etwa Wermut) trinken.

DIE RICHTIGE REIHENFOLGE

Beim Essen spielt es nicht nur eine Rolle, was Sie verzehren, sondern auch, in welcher Reihenfolge Sie es zu sich nehmen. Das ist für die meisten zunächst einmal ungewöhnlich, denn in der Regel kommt im Rahmen einer Mahlzeit ein bunter Mix aus allen Nährstoffen auf den Teller - einfach weil es schmeckt, abwechslungsreich im Mund ist und weil wir es so gewohnt sind. Es lohnt sich aber umzudenken. Denn mit Rücksicht auf die Insulinausschüttung hat sich ein anderes Modell bewährt. Das lautet: erst Gemüse, dann Eiweiß und Fett und am Schluss die Kohlenhydrate - also zum Beispiel einen Salat oder Gemüse vorweg, anschließend etwas Fisch oder Fleisch und erst danach die Nudeln. Damit lässt sich der Blutzuckerspiegel positiv beeinflussen. Denn er steigt nachweislich nicht so stark an, wenn die Kohlenhydrate später oder „eingekleidet" in andere Nährstoffe daherkommen. Es kommt seltener zu Heißhungerattacken, das Risiko für Diabetes Typ 2 und seine Vorstufen sinkt.

So zeigte beispielsweise eine Auswertung verschiedener Studien, dass Probanden, die ihre Kohlenhydrate am Ende einer Mahlzeit zu sich nahmen, danach einen niedrigeren Blutzuckerspiegel hatten als diejenigen, die zwar das Gleiche gegessen hatten, dabei aber an der herkömmlichen Reihenfolge festhielten. Ebenfalls eindrucksvoll konnten New Yorker Forschende die unterschiedlichen Wirkungen einer Scheibe Weißbrot belegen: Menschen mit Prädiabetes aßen dafür ihr carbreiches Ciabatta einmal vorweg, einmal mittendrin und einmal am Schluss einer Mahlzeit. Das Ergebnis: Wer das italienische „Pantoffelbrot" erst am Schluss zu sich nahm, hatte nach dem Essen Blutzuckerspitzen, die im Durchschnitt um 46 Prozent niedriger waren. Das kommt bereits an die Wirkung mancher Diabetesmedikamente heran.

► Das können Sie tun

Neben der veränderten Reihenfolge gibt es auch noch andere Tricks, um den Blutzuckerspiegel niedrig zu halten, ohne komplett auf Kohlenhydrate zu verzichten. So können Sie zum Beispiel Ihren Lieblingskuchen nicht als Zwischenmahlzeit am Nachmittag, sondern als Dessert direkt nach dem Mittagessen genießen. Ebenfalls wirksam: Machen Sie abends einen Bogen um die Carbs. So entstehen über Nacht

SELBST KOCHEN

„Zum Kochen habe ich keine Zeit." „Ich kenne mich in der Küche nicht aus." Haben Sie solche Sätze schon mal als Ausrede genutzt? Dann ändern Sie Ihr Mindset. Mit etwas gutem Willen kann jeder kochen lernen. Sie müssen ja nicht gleich ein Sterne-Restaurant eröffnen. Selbst zu kochen, ist die einzige Möglichkeit, um ungesunde Fertiggerichte langfristig vom Speiseplan zu verbannen. Die Rezepte in diesem Buch sind so konzipiert, dass sie auch Einsteigern gelingen. Sie werden staunen, dass Kochen gar nicht so schwierig ist. Vielleicht entdecken Sie sogar eine neue Leidenschaft.

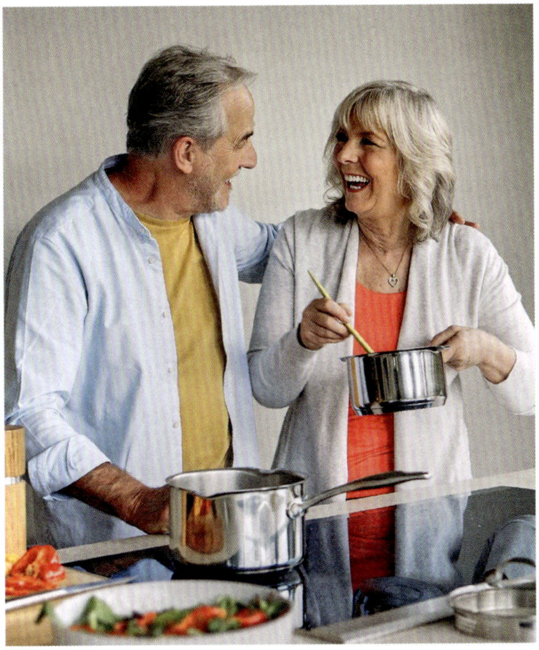

keine hohen Blutzuckerwerte und die Bauchspeicheldrüse kann mal Pause machen. Ein Glas Wasser mit einem Esslöffel Essig oder Zitronensaft vorweg kann die Wirkung von Süßgkeiten, Brot und Kuchen ein wenig kompensieren. Auch ein paar Nüsse (vor allem Mandeln) vor dem Frühstück wirken blutzuckersenkend. Kombinieren Sie Nudeln, Reis und Kartoffeln mit Gemüse, Eiweiß und gesunden Fetten, um die Kohlenhydrate zu neutralisieren. Und nicht zu vergessen: Eine Bewegungseinheit nach einer carbreichen Mahlzeit trägt ebenfalls dazu bei, den erhöhten Blutzuckerspiegel schneller zu senken.

WENIG FLEISCH, KEINE WURST

Vor allem viele Männer sind überzeugt davon, dass sie Fleisch brauchen, schließlich liefert es unter anderem Eisen, gut verwertbares Eiweiß und wertvolles Vitamin B_{12}. Damit ist der Griff zu Currywurst, Speck, Schnitzel und Schinken schnell gerechtfertigt – und weil's so gut schmeckt, gerne auch im Übermaß. Das ist jedoch ein Missverständnis. Es stimmt zwar, dass wir zum Beispiel Vitamin B_{12} aus Fleisch gut aufnehmen können. Doch es wird dabei übersehen, dass der gesundheitliche Preis dafür hoch ist. Vor allem rotes und verarbeitetes Fleisch hat eine ganze Reihe von unerwünschten Nebenwirkungen. Dazu zählt, dass Wurstwaren und Co. nach Einschätzung der Weltgesundheitsorganisation (WHO) das Krebsrisiko erhöhen. Verarbeitetes Fleisch wurde dabei in die gleiche Kategorie wie Rauchen eingeordnet. Große Mengen können zu Bluthochdruck und erhöhten Cholesterinwerten führen. Insbesondere fettes Schweinefleisch enthält nennenswerte Mengen an Arachidonsäure, die leicht in gesundheitsschädliche Botenstoffe umgewandelt werden und Entzündungen auslösen kann. Ebenfalls bedenklich: Je nach Herkunft ist es möglich, dass Fleisch Antibiotika enthält, die den Tieren verabreicht wurden.

► Das können Sie tun

Wir sind heute längst nicht mehr auf üppige Fleischmahlzeiten angewiesen. Eine ausgewogene vegetarische Ernährung, zu der auch Milchprodukte und Eier gehören, reicht aus, um den Nährstoffbedarf zu decken – auch mit Vitamin B_{12}. Wer mit Rücksicht auf das Tierwohl und aus ökologischen Gründen auf Fleisch verzichtet, erleidet keinen Nährstoffmangel. Rein aus ernährungsphysiologischer Sicht spricht aber nichts gegen kleine Mengen an fettarmem Bio-Fleisch. Mehr als 300 Gramm pro Woche sollten es nicht sein, ein guter Richtwert sind 1 bis 2 kleine Portionen (à ca. 150 Gramm).

MILCHPRODUKTE IN KLEINEN MENGEN

Sie sind beliebt und gehören für die meisten selbstverständlich in die Küche. Ob Joghurt, Quark, Milch, Kefir, Skyr oder Käse – die Regale im Supermarkt sind voller Milchprodukte mit Angeboten von mager bis vollfett. Grundsätzlich sind diese Produkte in Maßen nicht ungesund, doch ob sie Entzündungs-

SÄTTIGUNGSGRENZE ERKENNEN

Sind Sie es gewohnt, immer aufzuessen oder sich noch einen Nachschlag zu genehmigen, obwohl Sie eigentlich genug haben? Oft steckt hinter überflüssigen Pfunden nicht nur schlechtes Essen, sondern auch zu große Mengen. Dem können Sie entgegenwirken, indem Sie rechtzeitig Ihre Sättigungsgrenze erkennen. Meist ist die nach etwa 20 Minuten erreicht. Das heißt also, nicht nur langsam essen, sondern auch in sich hineinspüren. Hat der Hunger nachgelassen? Macht sich ein angenehmes Gefühl der Zufriedenheit breit? Sagen Sie bewusst Stopp, wenn es so weit ist. Damit der Moment nicht untergeht, ist es wichtig, sich beim Essen nicht abzulenken. Also in Ruhe und möglichst nur im Sitzen essen, nicht nebenbei aufs Handy oder auf den Fernseher starren.

treiber oder -hemmer sind, ist umstritten. Studien kommen oft zu unterschiedlichen Ergebnissen. Fest steht: Milchprodukte liefern viel Eiweiß (pro 100 Gramm zwischen 4 und 12 Gramm), das unter anderem für den Muskelaufbau wichtig ist, sowie Kalzium für starke Knochen. Fermentierte Produkte wie Kefir stärken außerdem das Immunsystem und fördern ein gesundes Darmmikrobiom.

► Das können Sie tun

Wer auf sein Gewicht achtet, sollte magere Milchprodukte bevorzugen – Normalgewichtige können zu den Halbfettvarianten greifen. Ein Sahnequark hingegen enthält viele ungesunde Fettsäuren und ist für niemanden zu empfehlen. Wichtig zu wissen: Auch bei Milchprodukten muss man die Menge im Blick haben. Mehr als 300 Milliliter (das ist etwa so viel wie eine große Tasse) pro Tag sollten es nicht sein. Zur Orientierung: Geeignet sind Eier (maximal 4 bis 5 pro Woche, wobei auch Eier aus Fertigprodukten mitzählen), Milch mit 1,5 % Fett, Speisequark bis 20 % Fett, Naturjoghurt mit 1,5 % Fett, Kochsahne mit 15 % Fett sowie saure Sahne mit 10 % Fett. Käse kommt bis 40 % Fett i. Tr. infrage; besonders mager sind Harzer Käse und körniger Frischkäse (Hüttenkäse). Nicht oder möglichst selten sollten Sahne, Mayonnaise, Schmand, Crème fraîche, gesüßte Fertigprodukte wie Pudding, Milchreis, Fruchtjoghurt und -quark, Eiscreme und Kakaozubereitungen auf dem Speiseplan stehen.

DEN DARM RICHTIG FÜTTERN

Es ist noch nicht allzu lange her, da galt alles als unappetitlich, was sich im Verdauungstrakt tat. Heute ist das ganz anders. Neueste Forschungen zeigen: Der Darm und sein Mikrobiom (also die Vielfalt aller Bakterien, Viren und Pilze) sind an vielen Vorgängen im Körper beteiligt, an guten wie an schlechten. Der Darm „redet“ ein wichtiges Wörtchen mit, wenn es darum geht, ob wir gesund bleiben oder krank werden, ob wir schlank oder übergewichtig sind und ob wir gut oder schlecht gelaunt durchs Leben gehen. Auch bei entzündlichen Prozessen spielt das Mikrobiom eine entscheidende Rolle. Das oberste Ziel für einen gesund und schlank machenden Darm besteht darin, die Artenvielfalt der Bakterien zu erhalten, zu erhöhen oder wiederherzustellen. Das gelingt am besten mit erstklassigem Futter, etwa in Form von Ballaststoffen und sogenannten Prä- und Probiotika.

► Das können Sie tun

Regel Nummer eins lautet: Essen Sie ballaststoffreiche Lebensmittel mit vielen sekundären Pflanzenstoffen – zum Beispiel Gemüse wie Möhren, Brokkoli, Kohl, Paprikaschoten, Hülsenfrüchte sowie zuckerarmes Obst wie Beeren. Ballaststoffe sind erstklassige Abnehmhelfer, denn sie sorgen unter anderem für Sättigung und eine gute Verdauung. Wenn Sie Nudeln, Kartoffeln oder Reis erst kochen und dann kalt werden lassen, entsteht ein ganz besonderer Ballaststoff: die resistente Stärke. Essen Sie gerne Brot, Brötchen, Müsli oder Nudeln? Dann können Sie die ebenfalls als Quelle für die kalorienfreien Faserstoffe nehmen, indem Sie jeweils die Vollkornvariante wählen. Und noch ein Pflegetipp für den Darm: Das Organ mag sogenannte Prä- und Probiotika. Probiotika finden sich in fermentierten Lebensmitteln (z. B. in Joghurt, Kefir, frischem Sauerkraut und Kimchi). Präbiotika sind unverdauliche Bestandteile aus Gemüsesorten wie Chicorée, Zwiebeln oder Pastinaken, die den guten Darmbakterien als Futter dienen. Faustformel: Essen Sie mindestens 30 Gramm Ballaststoffe täglich.

INTERVALLFASTEN

Eine Zeit lang einfach mal nichts zu essen, kann Wunder bewirken. Das gilt nicht nur für Fastenkuren in einer Klinik, sondern auch für verschiedene Maßnahmen, an die sich jeder selbst zu Hause gewöhnen kann. Fasten kann Entzündungen im Körper eindämmen und – je nachdem, in welchem Umfang man es betreibt – auch beim Abnehmen unterstützen. Als besonders alltagstauglich hat sich das sogenannte 16:8-Intervallfasten bewährt, bei dem man nur innerhalb von 8 Stunden gesund isst und dann 16 Stunden (in der Regel über Nacht) fastet. Am Anfang fällt das manchen schwer, der Körper kann sich aber sehr gut daran gewöhnen. Wichtig zu wissen: Frauen fasten anders als Männer, bei manchen gerät der Hormonhaushalt dabei durcheinander. Dann ist es sinnvoll, kürzere Esspausen zu machen.

► Das können Sie tun

Bevor Sie Intervallfasten als Ziel ins Auge fassen, sollten Sie sich schrittweise an längere Esspausen gewöhnen. „Ran an den Speck“ macht sich unser Körper erst, wenn wir vier oder fünf Stunden nichts „futtern“. Hören Sie daher zuerst mit dem Snacken auf und verlängern Sie die Pausen zwischen den Hauptmahlzeiten, bis Sie fünf oder sechs Stunden Fasten aushalten. Lassen Sie zunächst keine Mahlzeit ausfallen; später kommen Sie vielleicht mit zwei statt mit drei regelmäßigen Mahlzeiten aus. Wann Sie die einnehmen, machen Sie von Ihrem Tagesablauf abhängig. Die Mahlzeiten sollten natürlich ausgewogen und vor allem auch eiweißreich sein, damit Sie die Esspausen durchhalten. Die Rezepte, die nach der Anti-Entzündungs-Formel kreiert wurden (ab Seite 42), erfüllen genau diese Kriterien.

WASSER TRINKEN

Was soll ich trinken, um meinen Flüssigkeitsbedarf auf gesunde und schlank machende Weise zu decken? Über diese Frage müssen Sie nicht lange nachdenken, denn es gibt letztendlich nur eine gute Lösung: Trinken Sie Wasser! Ob aus der Leitung oder der Flasche – das ist nur eine Geschmacksfrage. Gesund ist beides, nachhaltiger ist Leitungswasser. Als kalorienfreier Durstlöscher gehört Wasser regelmäßig auf den Plan. Wer es pur nicht mag, kann es mit Kräuterblättern, ein paar Beeren, einem Spritzer Zitronensaft oder Ingwerscheiben aufpeppen. Ebenfalls gesund sind ungezuckerte Kräutertees. Der Flüssigkeitsbedarf lässt sich leicht berechnen: Pro Kilogramm Körpergewicht benötigen Sie täglich 20 bis 40 Milliliter Flüssigkeit, im Durchschnitt also zwei bis drei Liter. Wenn es draußen heiß ist oder Sie Sport treiben, darf es auch mehr sein. Um Säfte und Softdrinks sollten Sie einen Bogen machen und auch auf Alkohol am besten ganz verzichten.

Unsere antientzündlichen Top-Lebensmittel zum Abnehmen

Sie haben wenig Kalorien, stecken aber voller heilsamer Nährstoffe. Hier stellen wir Ihnen die Stars unter den schlank machenden Lebensmitteln mit entzündungshemmender Wirkung vor. Ob zum Sattwerden, zum Genießen oder zum Verfeinern – es ist von jedem etwas dabei.

BROKKOLI

Das Gemüse mit den grünen Röschen ist ein echter Geheimtipp gegen Bauchfett und für die schlanke Linie, denn es kann „schlechtes" weißes in „gutes" braunes Fett umwandeln (siehe Seite 16). Dafür ist der sekundäre Pflanzenstoff Sulforaphan verantwortlich, der entzündungshemmend wirkt und das Darmmikrobiom verbessert. Das regionale Superfood ist kalorienarm, aber reich an Nährstoffen wie Vitamin C und K sowie Folsäure. Brokkoli kann Heißhungerattacken verhindern und das Immunsystem stärken.

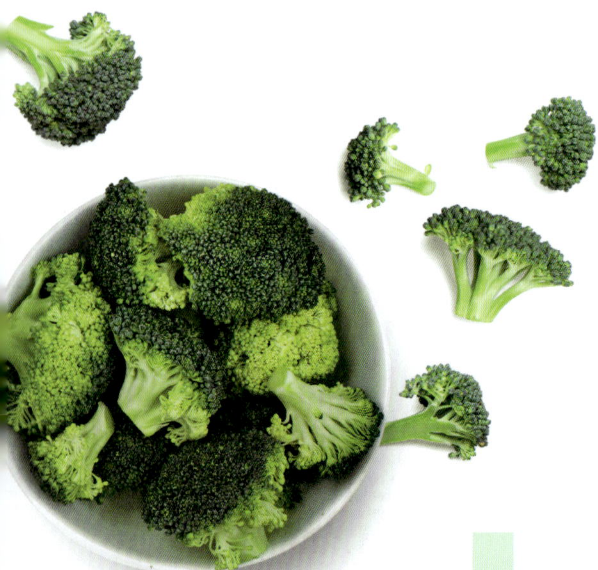

RADICCHIO

Mit seiner leuchtend roten Farbe und den weißen Rippen gilt Radicchio als „Schönling" unter den Salaten. Supergesund ist er vor allem wegen der enthaltenen Bitterstoffe, die dem Darm guttun und auch die Leberfunktion positiv beeinflussen. Dank seiner sekundären Pflanzenstoffe (vor allem Anthocyane) bekämpft Radicchio freie Radikale im Körper und wirkt gegen Entzündungen. Der „rote Chicorée" hemmt außerdem den Heißhunger auf Süßes. Übrigens: Radicchio schmeckt nicht nur als Salat, sondern auch gedünstet. Dann verliert er auch etwas von seinem bitteren Geschmack.

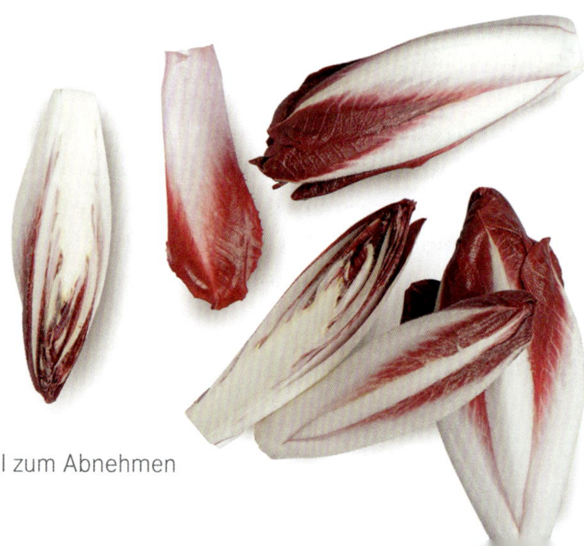

ZITRUSFRÜCHTE

Orangen, Zitronen, Grapefruits und Co. haben nur sehr wenig Kalorien, machen aber dank ihres hohen Wasser- und Ballaststoffgehalts prima satt. Dafür sorgt unter anderem der Ballaststoff Pektin. Zitronenwasser wirkt wie ein natürlicher Appetitzügler und kann Heißhungerattacken verhindern. Dass die Südfrüchte auch als Entzündungshemmer glänzen, liegt vor allem daran, dass sie reichlich Vitamin C sowie Terpene und Flavonoide liefern. Das sind sekundäre Pflanzenstoffe, die entzündliche Prozesse im Körper bekämpfen.

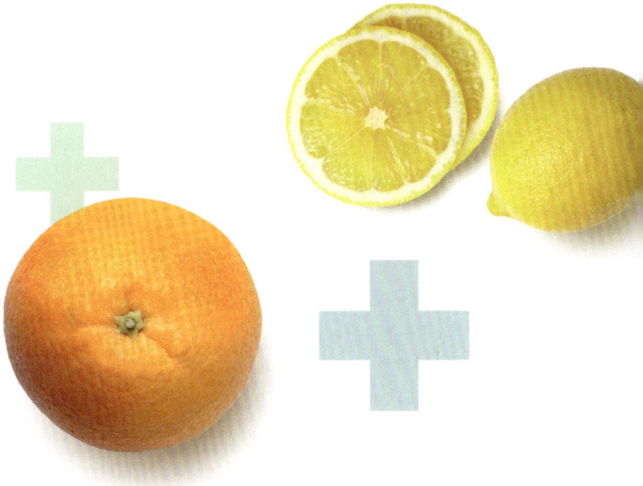

KIRSCHEN

Naschen, ohne allzu viele Kalorien aufzunehmen, das geht mit Kirschen hervorragend. Dank der enthaltenen Ballaststoffe verlängern die erfrischenden Sommerfrüchte das Sättigungsgefühl. Vor allem Sauerkirschen liefern wertvolle dunkle Pflanzenfarbstoffe (sogenannte Anthocyane), die gegen Schmerzen und Entzündungen sogar wirksamer sein sollen als Tabletten. Zusätzlich machen Vitamine (beispielsweise Vitamin C) und Mineralstoffe wie Kalium Kirschen zu echten Gesundheitsboostern.

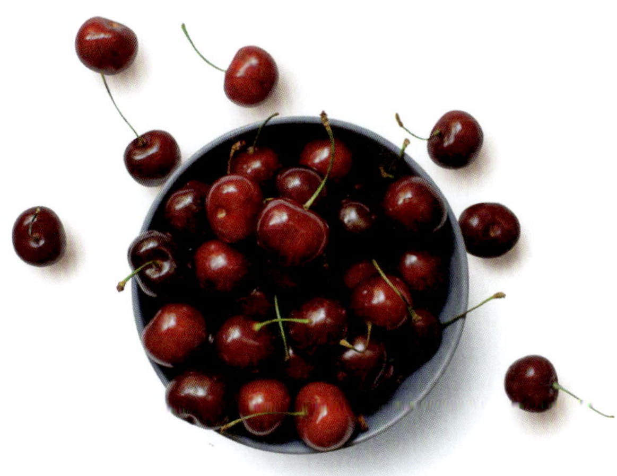

KICHERERBSEN

Es gibt viele gute Gründe, zum Fan der kleinen Hülsenfrüchte zu werden. Zum einen sind sie hervorragende Magenfüller: Mit 120 bis 140 Kalorien pro 100 Gramm machen sie dank ihres hohen Proteingehalts so satt, wie es sonst nur kalorienreichere Lebensmittel schaffen. Gut für die schlanke Linie sind sie auch, weil sie mit ihren Ballaststoffen die Verdauung ankurbeln und den Blutzuckerspiegel nur langsam ansteigen lassen. Das verhindert Heißhungerattacken und Fetteinlagerungen. Wichtig (nicht nur) für alle, die sich fleischlos oder -arm ernähren: Kichererbsen sind auch Top-Eisenlieferanten.

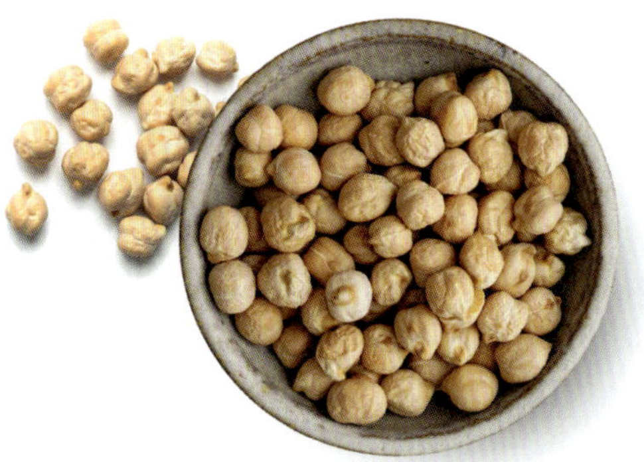

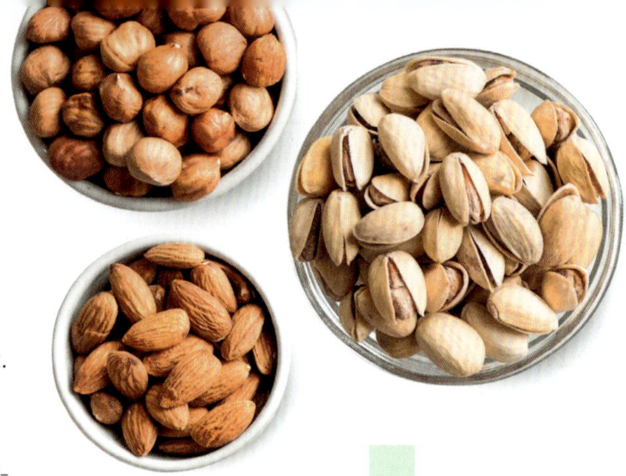

NÜSSE

Nüsse enthalten zwar viele Kalorien, sind aber keineswegs Dickmacher. Dank „grünem“ Eiweiß, Ballaststoffen und gesunden Fetten sättigen sie schnell, sodass man insgesamt weniger davon isst. Das große Plus der kleinen Kraftpakete: Sie halten den Blutzucker stabil. Studien zeigen, dass Nüsse langfristig das Risiko für Übergewicht senken – insbesondere, wenn sie ungesunde Snacks ersetzen. Omega-3-Fettsäuren (vor allem in Walnüssen), Magnesium, Selen und sekundäre Pflanzenstoffe wirken entzündlichen Prozessen entgegen.

FETTE MEERESFISCHE

Fetter Fisch? Das klingt erst einmal nicht unbedingt nach schlanker Küche. Doch Lachs, Makrele, Hering und Co. sind diesbezüglich beste Helfer: Sie enthalten reichlich gesunde Omega-3-Fettsäuren, die den Insulinspiegel niedrig halten und damit Fetteinlagerungen verhindern. Außerdem wirken sie entzündungshemmend und unterstützen die Herz-Kreislauf-Gesundheit. Ein weiterer Pluspunkt: Fette Seefische liefern reichlich Jod, ein Spurenelement, das für die Produktion von Schilddrüsenhormonen und damit für zahlreiche Stoffwechselprozesse im Körper unerlässlich ist.

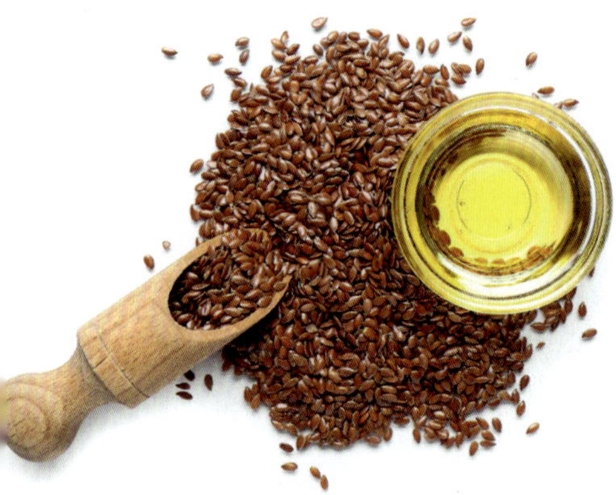

LEINÖL

Trotz seiner Kaloriendichte unterstützt Leinöl das Abnehmen. Es sorgt unter anderem dafür, dass der Körper Eiweiß langsamer verdaut und der Insulinspiegel dabei stabil bleibt. Das verbessert die Sättigung und bremst Heißhungerattacken aus. Leinöl ist die beste pflanzliche Quelle für entzündungshemmende Omega-3-Fettsäuren (vor allem Alpha-Linolensäure), die die Fettverbrennung unterstützen. Es kann zudem hohe Cholesterinwerte senken und den Blutdruck regulieren. Wichtig zu wissen: Leinöl gehört nur in die kalte Küche, es darf nicht erhitzt werden.

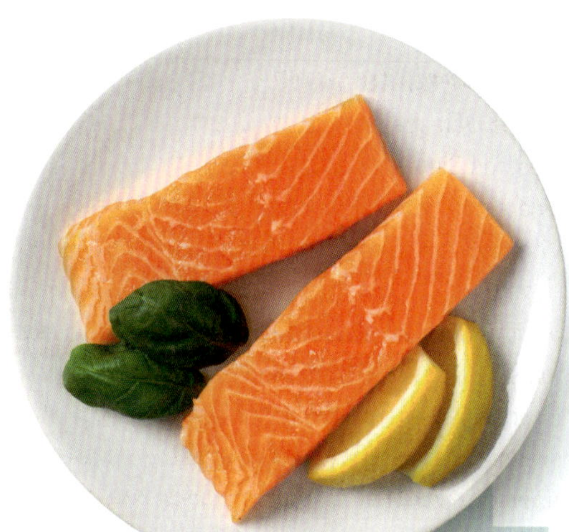

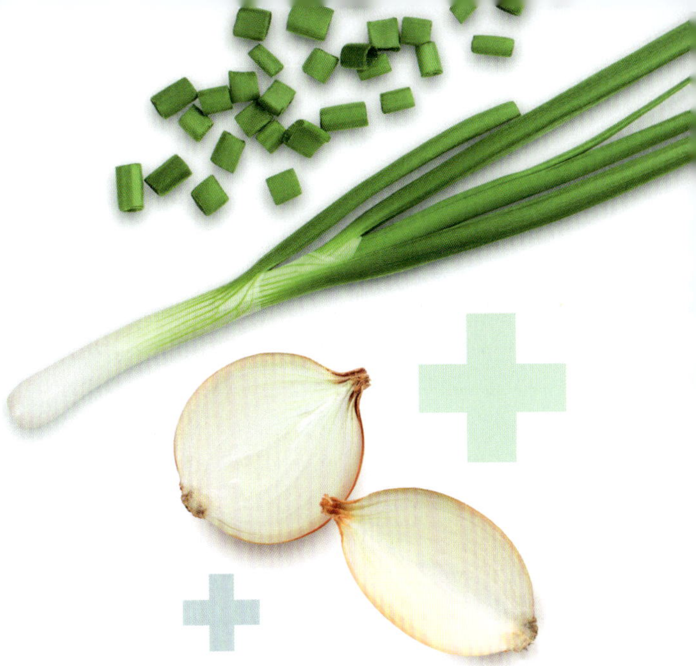

ZWIEBELN

Zwiebeln bestehen zu 90 Prozent aus Wasser und sind mit nur 33 Kalorien pro 100 Gramm hervorragende Abnehmhelfer. Sekundäre Pflanzenstoffe wie die schwefelartige Verbindung Allicin fördern die Fettverbrennung und haben eine entwässernde, schlank machende Wirkung. Wer die Scharfmacher nicht gut verträgt, kann auf Frühlingszwiebeln umsteigen. Sie sind leichter verdaulich und enthalten zudem viel Vitamin C und B-Vitamine. Ihre ätherischen Senföle wirken antientzündlich und bekämpfen wie ein leichtes Antibiotikum Bakterien im Verdauungstrakt.

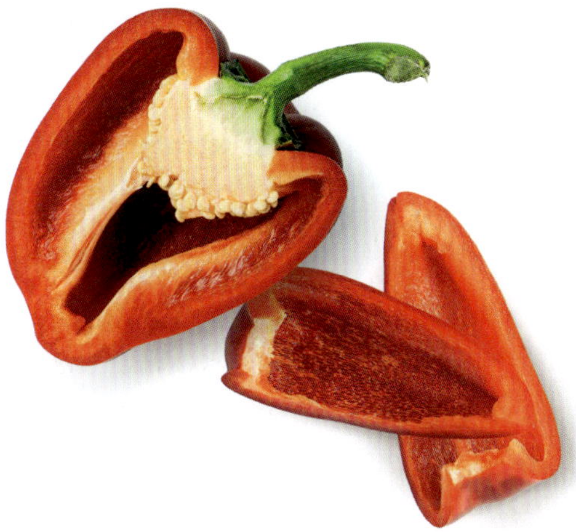

ROTE PAPRIKASCHOTEN

Dieses Gemüse ist für viele Überraschungen gut. Wussten Sie zum Beispiel, dass die rote Schote bis zu dreimal mehr Vitamin C enthält als eine Zitrone? Vitamin C wirkt antioxidativ und damit entzündungshemmend und kann chronische Krankheiten wirksam bekämpfen. Außerdem punkten rote Paprikaschoten mit sekundären Pflanzenstoffen wie Carotinoiden und Flavonoiden, die die Zellen schützen und das Immunsystem pushen. Mit ihrem hohen Ballaststoffgehalt tragen sie zu einer lang anhaltenden Sättigung bei und stabilisieren den Blutzuckerspiegel.

DIE BESTEN GEWÜRZE UND KRÄUTER

Chili: Die Schoten enthalten Capsaicin, das die Sättigung stärkt und gegen Heißhunger vorbeugt. Außerdem unterstützt Capsaicin die Bildung von braunem Fett (siehe Seite 16).

Ingwer: Scharfe Inhaltsstoffe (Gingerole und Shogaole) aus der Knolle kurbeln unter anderem die Verdauung an.

Kurkuma: Die goldene Wurzel regt den Stoffwechsel an und fördert so das Abnehmen.

Kreuzkümmel: Das Gewürz hat sich als besonders effektiv gegen Übergewicht erwiesen, da es dank seiner Terpene die Insulinwerte verbessern kann.

Petersilie: Das Kraut kann mit seinen Inhaltsstoffen nachweislich den Stoffwechsel ankurbeln und die Fettverbrennung stimulieren.

Schritt für Schritt zum Erfolg: Ernährungstipps zum Abhaken

Hier sehen Sie alle wichtigen Maßnahmen auf einen Blick. Wählen Sie sie nach Ihren persönlichen Vorlieben aus und entscheiden Sie dann, was Sie in welcher Reihenfolge umsetzen wollen. Haken Sie ab, was Sie bereits geschafft haben.

☐ **Viel frisches Gemüse**

Vitamine, Mineralstoffe, Ballaststoffe, sekundäre Pflanzenstoffe und wenig Kalorien. Frisches Bio-Gemüse nach Saison und aus der Region ist das Beste, was es gibt. Essen Sie es jeden Tag.

☐ **Regelmäßig Eiweiß**

Täglich Eiweiß muss sein. Der Nährstoff ist für den Körper unentbehrlich und unterstützt Sie beim Abnehmen, weil Protein sättigt und Heißhunger bremst. Setzen Sie vor allem auf pflanzliche Proteine.

☐ **Maximal drei Mahlzeiten**

Essen Sie sich im festen Rhythmus, aber nicht zu oft mit gesunden Lebensmitteln satt. Drei Mahlzeiten sind dafür ideal, dazwischen Esspausen einlegen!

☐ **Zuckerarmes Obst**

Keine Frage, Obst ist gesund. Enthält es aber viel Fruchtzucker, kann es zum Dickmacher werden. Achten Sie deshalb auf zuckerarme Sorten.

☐ **Nicht mehr snacken**

Machen Sie Schluss mit dem Snacken zwischendurch. Das verhindert unnötige Insulinausschüttungen, hält schlank und wirkt gegen Entzündungen.

☐ **Zeitweise fasten**

Nutzen Sie Fastenzeiten zum Abnehmen und als Anti-Entzündungs-Maßnahmen. Besonders alltagstauglich ist das 16:8-Intervallfasten.

☐ **Den Darm pflegen**

Ein gesunder Darm stärkt das Immunsystem und unterstützt Sie beim Abnehmen. Verzehren Sie dafür regelmäßig Probiotika (aus milchsauren Lebensmitteln oder aus Tempeh) und Präbiotika aus vielen Gemüsesorten.

☐ **Ballaststoffe bitte**

Nehmen Sie viele Lebensmittel mit Ballaststoffen zu sich. Die Faserstoffe sind erstklassige Abnehmhelfer, denn sie sorgen unter anderem für Sättigung und eine gute Verdauung.

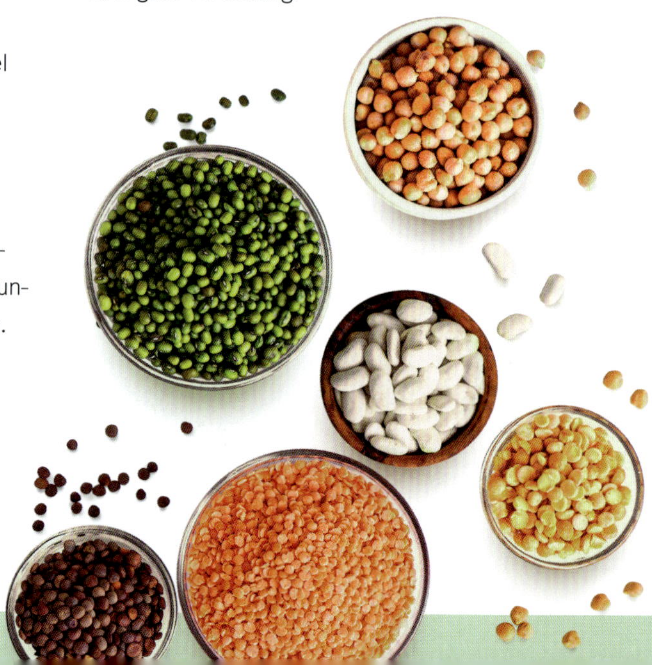

☐ Wasser trinken

Es gibt keinen besseren Durstlöscher als Wasser. Decken Sie Ihren Flüssigkeitsbedarf vor allem damit und verzichten Sie auf gesüßte und alkoholische Getränke.

☐ Fette mit Nutzwert

Nutzen Sie gesunde pflanzliche Fette gegen Entzündungen. Pflanzliche Speiseöle und Nüsse sind Top-Lieferanten dafür.

☐ Vollkorn statt Weißmehl

Sie mögen Nudeln, Reis, Brot und Brötchen? Wenn Sie die als Vollkornprodukte wählen und in Maßen genießen, spricht nichts dagegen.

☐ Keine Verbote

Trauern Sie nicht um Ihre Lieblingsnaschis, sondern genießen Sie sie in Maßen. Verbote machen sie nur noch begehrenswerter.

☐ Selbst kochen

Verbannen Sie Fertiggerichte von Ihrem Speiseplan und greifen Sie stattdessen selbst zum Kochlöffel. Fangen Sie mit leichten Rezepten an.

☐ Tschüss, Zucker!

Verabschieden Sie sich von süßen Gewohnheiten und reduzieren Sie schrittweise Ihren Zuckerkonsum. Nicht vergessen: Auch Getränke und Fertiggerichte enthalten häufig viel Zucker.

☐ Wenig Fleisch, keine Wurst

Runter mit dem Fleischkonsum. 300 Gramm mageres Bio-Fleisch pro Woche sind genug. Verzichten Sie auf Wurst und Wurstwaren.

☐ Aufhören, wenn man satt ist

Bin ich wirklich satt? Esse ich weiter, nur weil es schmeckt? Horchen Sie am Tisch in sich hinein und hören Sie auf, wenn Sie satt sind.

☐ Die beste Reihenfolge

Essen Sie mit Rücksicht auf die Insulinausschüttung: also möglichst zuerst Gemüse oder Salat, danach Eiweiß und Fett und zuletzt die Kohlenhydrate.

☐ Langsam und achtsam genießen

Machen Sie Ihre Mahlzeiten zu einem sinnlichen Erlebnis. Essen Sie langsam und achtsam und genießen Sie jeden Bissen. So sind Sie schneller satt und kommen mit weniger aus.

☐ Milchprodukte mit wenig Fett

Niemand muss auf Milchprodukte wie Naturjoghurt, Quark, Kefir und Co. verzichten. Dabei sollten Sie aber auf einen niedrigen Fettanteil achten.

☐ Einkaufen mit Plan

Gehen Sie nicht planlos und vor allem nicht hungrig einkaufen. Erstellen Sie eine Liste und halten Sie sich im Supermarkt auch daran.

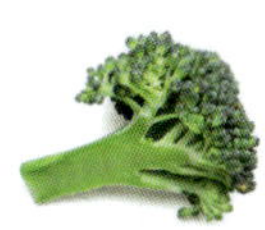

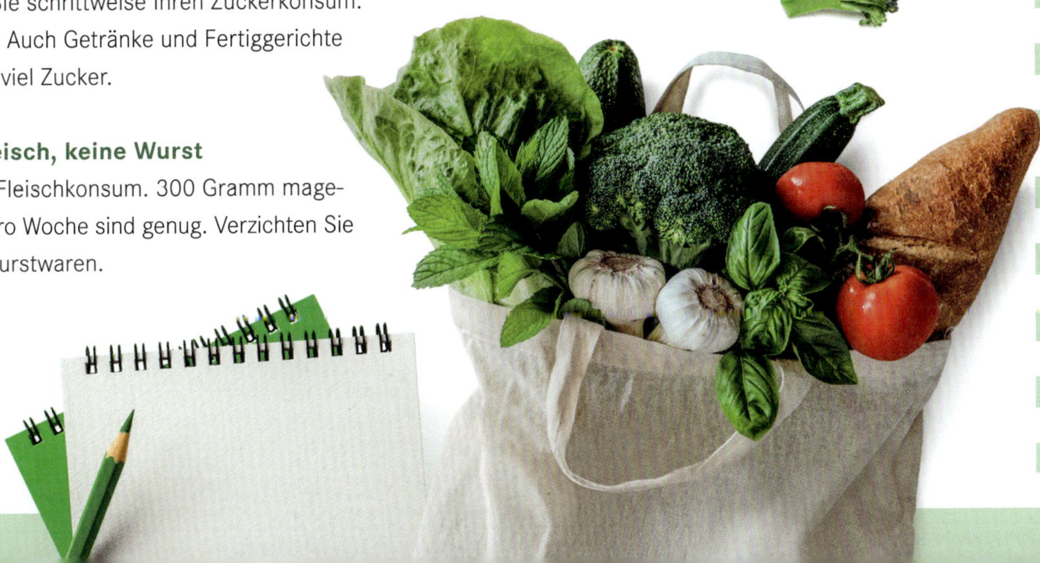

So kommen Sie leichter ans Ziel

Wann soll es losgehen? Wie fange ich am besten an? Was hilft gegen Überforderung? Und wie komme ich emotionalem Essen auf die Spur? Es gibt eine ganze Reihe von Tipps und Tricks, mit denen Sie Ihren Abnehmerfolg beschleunigen können.

ICH FANGE JETZT AN

„Irgendwann fange ich an!" Wenn Sie diesen Satz schon allzu oft gesagt haben, sollten Sie ab sofort danach innehalten. Ein „Irgendwann" verwandelt sich meist in ein „Nie". Bestimmen Sie stattdessen ein fixes Datum. Wann genau soll es losgehen? Wenn Sie die Hürden nicht zu hoch legen, können Sie gleich morgen oder am nächsten Wochenende mit einem von vielen kleinen Schritten starten. Suchen Sie sich aus unseren To-dos auf Seite 34 als Erstes einen Punkt aus, der Ihnen relativ leicht erscheint. Falls Sie dafür etwas vorbereiten, einkaufen oder planen müssen, nehmen Sie sich die Zeit dafür. Ausreden wie „Ich habe kein Gemüse im Haus" gelten dann nicht mehr. Machen Sie sich klar: Sie müssen nicht sofort alles andere verbannen, aber das auf Lager haben, was Sie für eine gesunde Mahlzeit brauchen.

ICH BELOHNE MICH

Viele Menschen, die mit Gewichtsproblemen zu kämpfen haben, sind sehr streng mit sich selbst und neigen dazu, sich lieber für ihre „Fehler" zu bestrafen, als sich für das zu belohnen, was gut gelungen ist. Wenn Sie das auch von sich kennen, denken Sie um: Klopfen Sie sich selbst auf die Schulter. Überlegen Sie sich, worüber Sie sich (bestenfalls nicht essensbezogen) freuen, und belohnen Sie sich damit für jedes erreichte Etappenziel. Das kann von einem schönen Buch über Blumen bis zum Wellnesstag oder einem Konzert reichen. Eine Tasse Kaffee in Ihrem Lieblingscafé ist auch ohne Butterkuchen ein Genuss.

ICH MACHE NUR KLEINE SCHRITTE

Mal die fette Wurst weglassen, mal den Besuch bei der Imbissbude streichen oder mal auf Snacks zwischendurch verzichten – erstellen Sie sich eine Prioritätenliste, nach der Sie vorgehen wollen. Sie können zum Beispiel jede Woche zwei Maßnahmen umsetzen. Oder nur eine. Je nachdem, wie gut Sie damit zurechtkommen. Wichtig ist natürlich, dass Sie jede neue gute Gewohnheit dann auch beibehalten und nicht wieder damit aufhören, sobald der nächste Schritt beginnt. Nehmen Sie sich im Zweifelsfall lieber zu wenig als zu viel vor. So haben Sie schneller Erfolgserlebnisse und bleiben besser dran.

ICH BLEIBE GELASSEN

Sie fühlen sich schnell provoziert, werden ungeduldig, frustriert und lassen sich von Stress allzu leicht die Laune verderben? Dann ist die Gefahr groß, dass Sie Ihre guten Vorsätze nach dem Motto „Bei mir hat das doch alles keinen Zweck" vorschnell aufgeben. Mehr Gelassenheit ist in solchen Fällen ein wirksamer Schlüssel zum Erfolg. Überlegen Sie sich, ob für Sie wirklich alles perfekt sein muss. Reicht es nicht, wenn etwas okay ist? Müssen Sie Ihren eigenen Anforderungen immer zu 100 Prozent genügen? Sagen Sie auch mal Nein, wenn Ihnen alles zu viel wird. Wer es schafft, die Dinge gelassener anzugehen, kann sich von schädlichem Druck befreien.

ICH SCHREIBE DAS AUF

Wir essen häufig zum Trost, zur Belohnung und gegen Frust oder Langeweile. Was vielen nicht bewusst ist: Essen hat auch eine emotionale Seite – das kann einer Ernährungsumstellung und dem Abnehmerfolg im Weg stehen. Das sogenannte Journaling (Tagebuchschreiben) führt dazu, dass man sich mit dem eigenen Essverhalten beschäftigt und dem emotionalen Essen auf die Schliche kommt. Anders als bei einem reinen Ernährungsprotokoll, in das Sie nur auflisten, was Sie wann zu sich nehmen, geht es hierbei auch um Gefühle, die Sie mit dem Essen verbinden. Schreiben Sie zunächst eine Woche lang etwa eine Stunde nach einer Mahlzeit auf, wie es Ihnen geht und was die Ursache für das Essen war (z. B. Appetit, Hunger, Frust, Einsamkeit).

ICH BIN NICHT ALLEIN

Ob es ums Erkennen, Aufraffen, Austauschen, Motivieren oder Dranbleiben geht – hier gilt immer das Motto: Gemeinsam sind wir stark. Suchen Sie Gleichgesinnte für Ihre guten Vorsätze. Treiben Sie Sport im Verein statt allein. Verabreden Sie sich mit Freunden oder Bekannten für eine morgendliche Walkingrunde im Park oder tauschen Sie mit anderen Rezepte aus. Idealerweise überreden Sie Ihren Partner, Ihre Partnerin oder andere Familienmitglieder mitzumachen. Wenn Sie es sich leisten können, bezahlen Sie einen professionellen Coach, der Ihnen zur Seite steht. Wenn Ihr Mindset Sie so stark blockiert, dass Sie Ihre Probleme nicht selbst in den Griff bekommen, kann auch eine Psycho- oder Verhaltenstherapie sinnvoll sein.

Schlaf als Gesundbrunnen

Guter Schlaf macht schlank und stärkt das Immunsystem, schlechter Schlaf fördert Übergewicht. Höchste Zeit für alle Abnehmwilligen, die Schlafqualität zu prüfen. Hier gibt es Tipps und Tricks, mit denen Sie besser durch die Nacht kommen.

Unser Körper braucht erholsame Nächte, um lebenswichtige Prozesse in Gang zu bringen. Wir schütten im Schlaf Wachstumshormone aus, der Herzschlag sinkt, Organe und Muskeln regenerieren sich. Fehlt die Zeit dafür, geraten Hormonhaushalt und Stoffwechsel durcheinander. Studien haben gezeigt: Schon eine Nacht, in der man sprichwörtlich kein Auge zutut, kann dazu führen, dass der Körper mehr Fett einlagert und Muskelproteine abbaut. Der Energiestoffwechsel verändert sich. Nach fünf Nächten mit zu wenig Schlaf nahmen Versuchspersonen bereits zu – möglicherweise, weil Schlafmangel unter anderem den Spiegel des Hungerhormons Ghrelin und des Stresshormons Cortisol ansteigen lässt. Wer seine Schlafqualität so verbessert, dass er die empfohlenen sieben bis acht Stunden schafft, der kommt am Tag danach mit weniger Kalorien aus und baut dadurch Gewicht ab. Das hat einen guten Grund: Wer länger zur Ruhe kommt, der wird nicht so schnell hungrig oder sogar heißhungrig. Das Sättigungsgefühl hält länger an. Man speichert weniger Fett und senkt das Risiko für einen erhöhten Blutzuckerspiegel und damit für Diabetes Typ 2.

SCHLAF STÄRKT DIE ABWEHRKRÄFTE

Schlechte Nächte machen aber nicht nur dick, sondern auch anfälliger für Krankheiten, da sie entzündliche Prozesse fördern. Kein Wunder, schließlich wird das Immunsystem geschwächt, wenn es sich in der Nacht nicht richtig erholen kann. Vor einigen Jahren gelang Tübinger Wissenschaftlern der Nachweis über einen Zusammenhang zwischen Schlaf und körpereigener Abwehr. Sie fanden heraus, dass die sogenannten T-Zellen schon nach kurzer Zeit ohne Schlaf in ihrer Funktion beeinträchtigt waren. Diese T-Zellen zirkulieren im Blut und suchen nach Erregern. Sie heften sich an andere Zellen an, um sich im Körper bewegen zu können und infizierte Zellen zu erreichen, die sie dann beseitigen. Das Anheften funktionierte bei Probanden mit Schlafstörungen sehr viel schlechter als bei Versuchspersonen, die durchschlafen durften. Es zeigte sich, dass bereits drei Stunden ohne Schlaf das Immunsystem empfindlich schwächen können. Glücklicherweise kann jeder etwas für erholsame Nächte tun, denn gut schlafen ist lernbar. Die wichtigsten Strategien dafür haben wir Ihnen hier zusammengestellt:

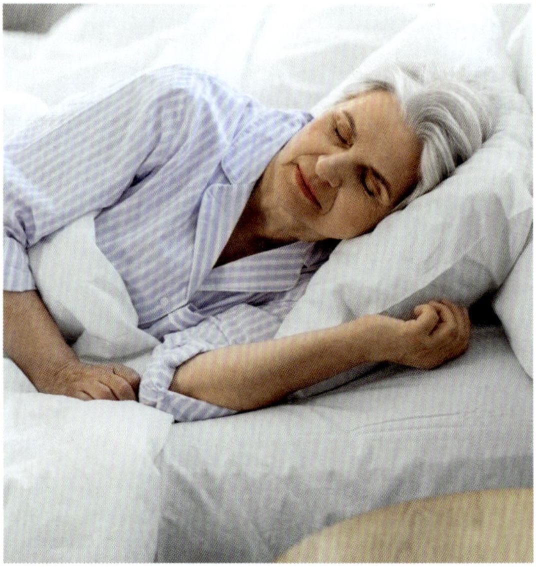

✚ Der richtige Essensplan

Stimmen Sie Ihren Speiseplan auf Ihr Schlafbedürfnis ab. Das heißt: Essen Sie abends nicht zu schwer und nicht zu spät. Kaffee und andere koffeinhaltige Getränke sind sechs Stunden vor dem Einschlafen tabu. Auch Alkohol ist keineswegs eine Schlummerhilfe. Er kann zwar das Einschlafen beschleunigen, stört aber später die Nachtruhe. Wer das Rauchen nicht lassen kann, sollte es möglichst ab 19 Uhr vermeiden, Nikotin regt das zentrale Nervensystem an.

✚ Angenehme Atmosphäre

Gestalten Sie Ihr Schlafzimmer so, dass Sie sich darin wohlfühlen. Die Temperatur sollte bei etwa 16 °C liegen. Sorgen Sie dafür, dass sich der Raum komplett verdunkeln lässt und möglichst keine Geräusche von draußen kommen (gegebenenfalls mit Schlafmasken und Ohrstöpseln). Wenn Partner oder Partnerin laut schnarcht, helfen bei ausreichend Wohnraum getrennte Zimmer oder auch Ohrstöpsel. Die Matratze sollte weder zu weich noch zu hart sein.

✚ Runter mit den Erwartungen

Wer seinen Lebensstil verbessern möchte, hat mitunter sehr hohe Erwartungen. Die können sogar die Nächte stören. Da findet man abends nicht in den Schlaf oder wacht nachts mehrfach auf. Das allein ist aber noch kein Zeichen für Schlafmangel oder schlechte Schlafqualität, sondern relativ normal, da es unterschiedliche Schlafphasen gibt; in manchen wachen wir leichter auf. Bleiben Sie also gelassen. Kaum jemand schläft regelmäßig acht Stunden durch und startet dann voller Energie in den Tag.

✚ Sonnenlicht macht müde

Nutzen Sie die hellen Stunden des Tages, um nach draußen zu gehen, denn unsere innere Uhr wird von Licht und Dunkelheit gesteuert. Das Gehirn braucht Signale, um das Schlafhormon Melatonin zu bilden. Wer selten nach draußen kommt, hat nachts eher Probleme. Im Laufe der Jahre produziert der Körper weniger Schlafhormone. Ältere Menschen leiden daher eher unter Schlafstörungen. Insbesondere der Vormittag eignet sich zum Licht- und Sonnetanken, was nebenbei auch noch gute Laune macht.

✚ Rechtzeitig herunterkommen

Lassen Sie Ihre Tage ruhig ausklingen. Das heißt: keinen Sport und keine anderen körperlich oder geistig anstrengenden Tätigkeiten am späten Abend. Profitieren Sie stattdessen von beruhigenden Ritualen, wie zum Beispiel einem Abendspaziergang. Meiden Sie einen längeren Mittagsschlaf und verhindern Sie, dass Sie vor dem Fernseher einschlafen, bevor Sie ins Bett gehen – auch ein Kurzschlaf vor der „Kiste" kann wieder munter machen.

✚ Schluss mit schlechten Gedanken

Grübeln Sie abends im Bett vor sich hin? Versuchen Sie Probleme zu lösen, die Sie schon am Tag gequält haben, und schieben Sie dabei lange To-do-Listen vor sich her? Das kann ein regelrechter Schlafkiller sein. Probieren Sie es stattdessen mit einem kleinen Trick. Damit Sie die schlechten Gedanken an unerledigte Probleme nicht mit in die Nacht nehmen, schreiben Sie sie vor dem Schlafengehen möglichst detailliert auf. So können Sie nichts vergessen, müssen nicht grübeln und kommen besser zur Ruhe.

✚ Der beste Zeitpunkt

Gehen Sie erst ins Bett, wenn Sie wirklich müde sind. Beschäftigen Sie sich im Bett nicht mehr mit Mails-Checken oder Fernsehen. Wenn Sie nicht einschlafen können oder nachts wieder aufwachen, stehen Sie am besten auf und tun etwas anderes, bis Sie wieder müde werden. Achten Sie darauf, dass Sie möglichst jeden Tag zur gleichen Zeit aufstehen und ins Bett gehen (auch am Wochenende).

Ein guter Lebensstil: Es ist nie zu spät

Eine gesunde Ernährung und erholsamer Schlaf sind nur ein Teil eines guten Lebensstils. Auch Bewegung, Entspannung und Motivation gehören dazu. Je besser Ihnen diese Dinge gelingen, desto geringer wird das Risiko für Übergewicht und Entzündungen.

Ein langes, gesundes Leben, wer wünscht sich das nicht? Die Chancen dafür stehen gut - selbst wenn die Weichen erst spät gestellt werden. Eine Untersuchung des Global Cardiovascular Risk Consortium kam zu dem Ergebnis, dass sich das Leben allein mit einem Gewicht im Normalbereich und ohne Rauchen um mehr als zehn Jahre verlängern lässt. Wer zudem mit 50 Jahren noch gesunde Gefäße, keinen Diabetes und keine hohen Cholesterinwerte hat, reduziert das Risiko für Herz-Kreislauf-Erkrankungen erheblich. Das lohnt sich in jeder Hinsicht, denn demnach leben Frauen ohne diese Risikofaktoren 14,5 Jahre und Männer 11,8 Jahre länger.

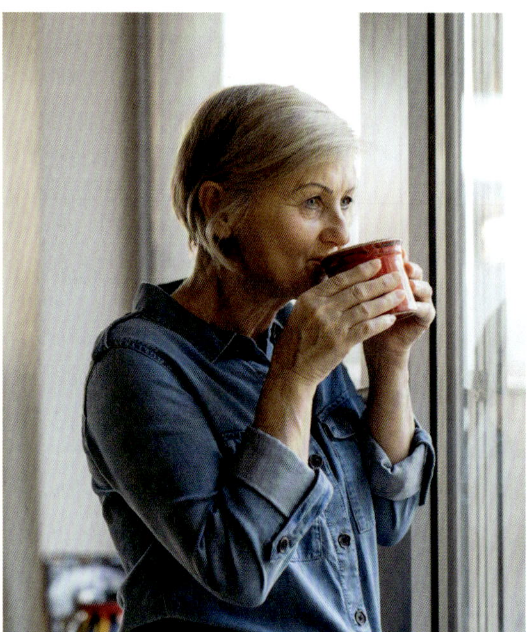

STRESS

„Wenn ich im Stress bin, habe ich mehr Hunger auf Ungesundes." „Unter Druck vergesse ich alle guten Vorsätze." „Ich brauche Süßes für die Nerven!" Kennen Sie solche Stoßseufzer? Grämen Sie sich nicht. Das hat nichts mit mangelnder Disziplin zu tun. Es ist eine Reaktion des Körpers auf typische Stresshormone. Chronischer Stress ist geradezu Raubbau am gesamten Organismus, da der dauerhaft einer Überdosis Cortisol ausgesetzt ist. Dieses Stresshormon macht uns kurzfristig fit und hilft uns, bedrohliche Situationen zu überstehen. Ist die Gefahr vorbei, senkt sich der Cortisolpegel normalerweise wieder. Bleibt er aber dauerhaft hoch, weil wir keine Gelegenheit haben, ihn abzubauen, wird das überdosierte Stresshormon gefährlich: Es steigert den Appetit, verlangsamt den Stoffwechsel, erhöht den Insulinspiegel, fördert Bauchfett und entzündliche Prozesse. Da sich Stress nicht einfach vermeiden lässt, sollte der erste Weg zur Selbsthilfe immer darin bestehen, Möglichkeiten für einen regelmäßigen Ausgleich zu finden - mit Entspannungsmaßnahmen und Bewegung.

ENTSPANNUNG

Wer sich große Ziele setzt, vergisst gerne, dass das nicht zwangsläufig anstrengend und herausfordernd sein muss. Der Weg zum Wunschgewicht sollte auch über gezielte Entspannung führen, denn damit werden Sie den dick machenden Stress am besten los. Vielleicht gewöhnen Sie sich erst einmal an echte Pausen - also nicht ans Handy-Checken zwischendurch, sondern an einen Spaziergang an der frischen Luft. Neue Eindrücke bringen Sie sofort auf andere Gedanken, wenn es Ihnen zu turbulent wird. Ein kurzer Mittagsschlaf (15 bis maximal 20 Minuten) ist eine wunderbare Soforthilfe und kann ebenfalls sehr entspannend sein, sofern Sie nicht unter Schlafstörungen leiden (siehe Seite 39). Noch mehr erreichen Sie mit gezielten Atemübungen (z. B. tief einatmen und etwas länger wieder ausatmen). Auch mit Meditation kann es gelingen, innerlich zur Ruhe zu kommen. Hier lohnt es sich, Kurse zu besuchen oder sich das nötige Wissen selbst anzueignen. Es gibt Techniken, die über den Körper wirken (etwa die progressive Muskelentspannung nach Jacobson oder auch autogenes Training), oder Übungen wie Achtsamkeitstraining (beispielsweise MBSR; abgekürzt für: Mindfulness-Based Stress Reduction), die die Seele stärken.

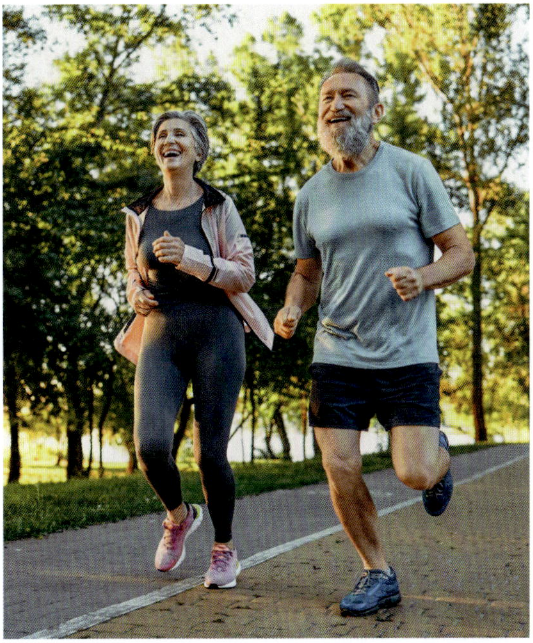

BEWEGUNG

Wer sich vornimmt, mehr Sport zu treiben, steht erst einmal vor einem Problem: Die Möglichkeiten erscheinen endlos. Womit fange ich an? Wie viel muss sein? Welcher Sport passt zu mir? Orientieren Sie sich deshalb zunächst an den Empfehlungen der Weltgesundheitsorganisation (WHO). Demnach sind 150 bis 300 Minuten Ausdauersport in der Woche optimal. Ob Sie walken, wandern, joggen, Rad fahren, tanzen, schwimmen oder zur Fitness-Gymnastik gehen, das hängt vor allem davon ab, was Ihnen Spaß macht. Vergessen Sie nicht, das Ausdauertraining um Krafttraining zu ergänzen. Das hilft nicht nur beim Abnehmen, sondern nachweislich auch im Kampf gegen chronische Entzündungen.

MOTIVATION

Wenn es ums Abnehmen geht, spielt auch die Psyche eine große Rolle. Oftmals entscheidet die eigene Einstellung über die Frage, ob eine Ernährungsumstellung langfristig gelingt oder nicht. Im Mittelpunkt stehen dabei die Motivation, die Fähigkeit, mit Veränderungen umzugehen, und das Selbstbild, das man von sich hat. Viele Menschen lassen sich beim Essen und Bewegen von falschen Vorstellungen von sich selbst leiten. Wer glaubt, er sei ohnehin hoffnungslos unsportlich oder schaffe es nie, mehr Gemüse zu essen, der rafft sich auch nur schwer dazu auf und verliert sofort die Geduld, wenn etwas anders läuft als geplant. Die eigenen Glaubenssätze werden dann zu einer sich selbst erfüllenden Prophezeiung. Wer sich selbst hingegen als einen aktiven Menschen betrachtet, verhält sich auch so. Das kann gelingen, wenn Sie sich innerlich motivieren und nicht unter Druck von außen handeln. Legen Sie Dinge fest, die Sie gut schaffen und die Ihnen vielleicht sogar Spaß machen. Fangen Sie in kleinen Schritten damit an. Machen Sie sich klar, dass Sie von Anfang an gesundheitlich profitieren, selbst dann, wenn die überschüssigen Kilos nicht sofort verschwinden. Kombinieren Sie Neues mit Vertrautem. Und: Bleiben Sie geduldig mit sich selbst.

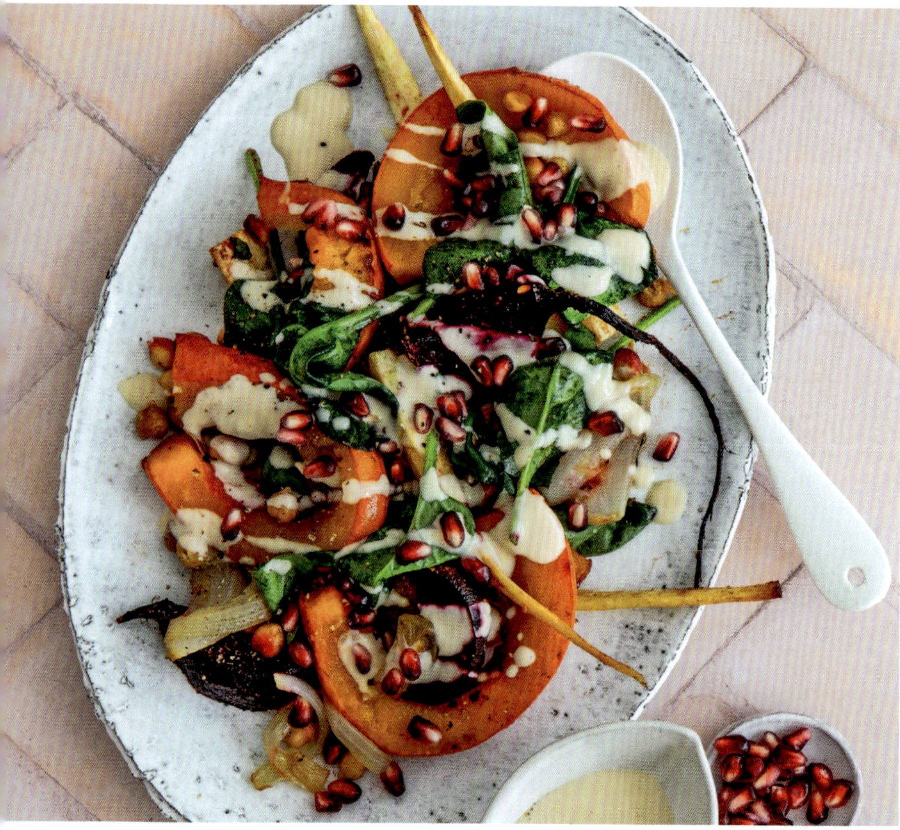

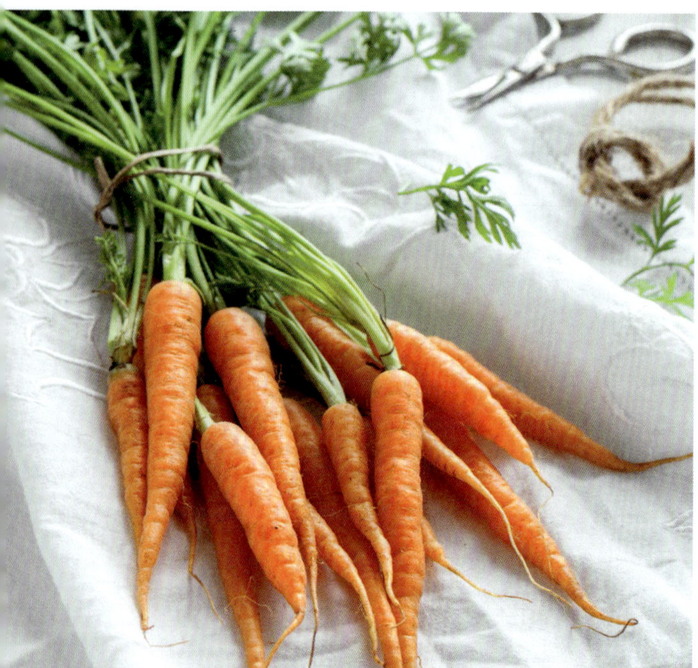

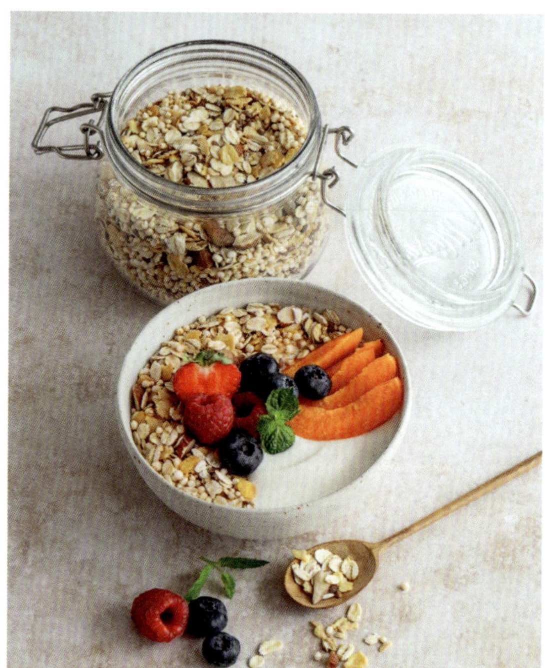

CLEVER ABNEHMEN MIT GENUSS

Ob fruchtiges Müsli, fluffiges Rührei, bunte Salate, raffinierte Pasta oder knuspriger Fisch aus dem Ofen – wer gesund abnehmen möchte, muss mit unseren Rezepten auf Genuss nicht verzichten. Das Erfolgskonzept dahinter: Frisches, farbenfrohes Gemüse, sättigende Proteine, wertvolle Fette und langsam verdauliche Kohlenhydrate polen Ihren Stoffwechsel auf „Entzündungs-Stopp" um und helfen Ihnen gleichzeitig, dauerhaft Gewicht zu verlieren. Für einen unkomplizierten Kickstart oder um zwischendurch noch mal besonders Maß zu halten, gibt es im Anhang einen praktischen Wochenplan. Legen Sie los, werden Sie Schritt für Schritt fitter und gesünder.

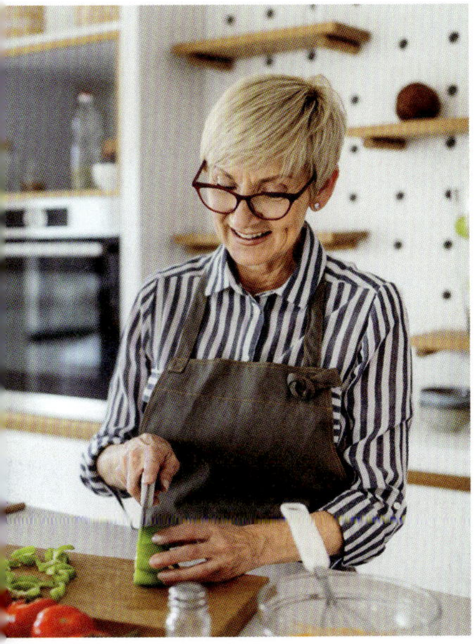

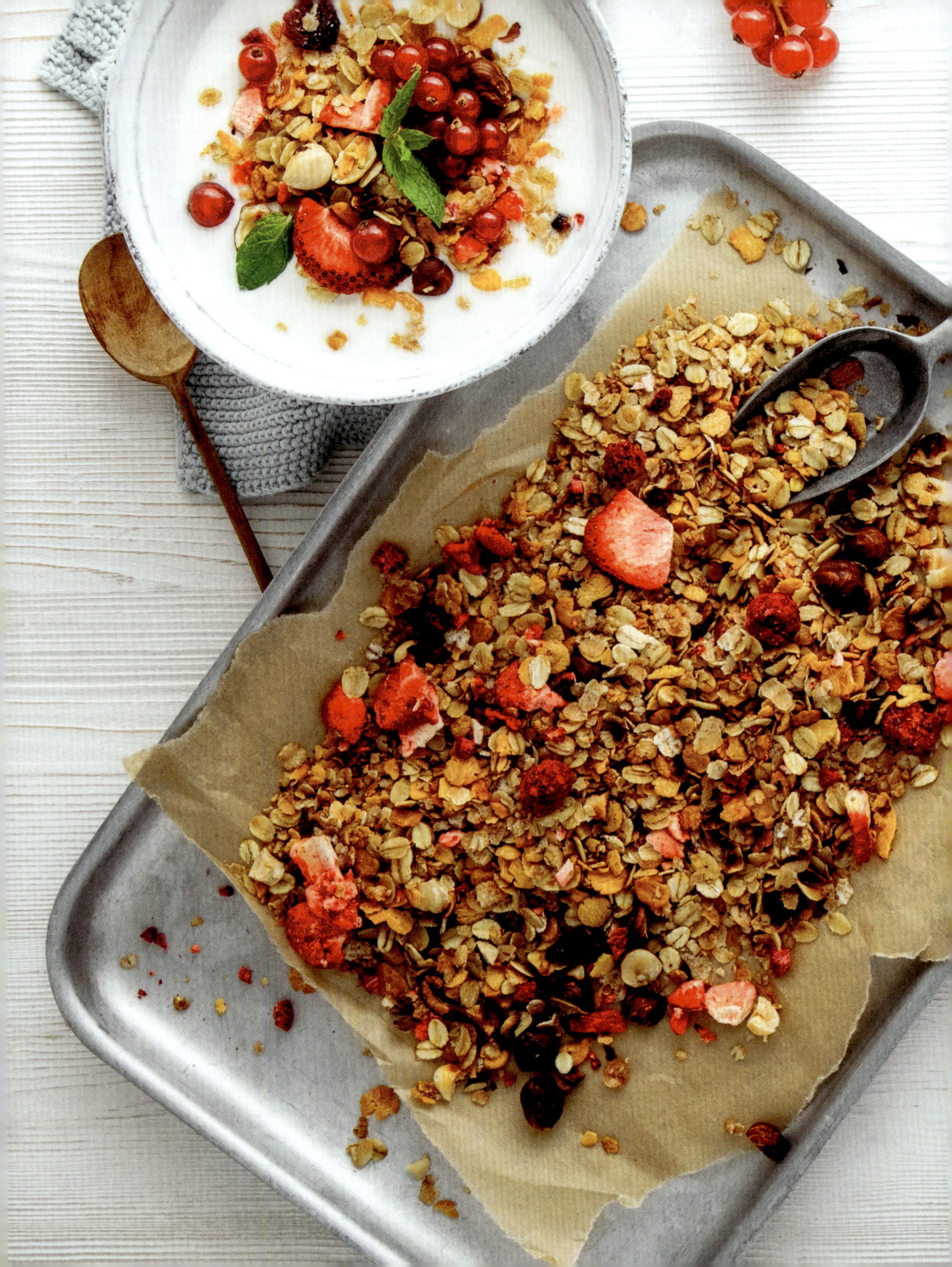

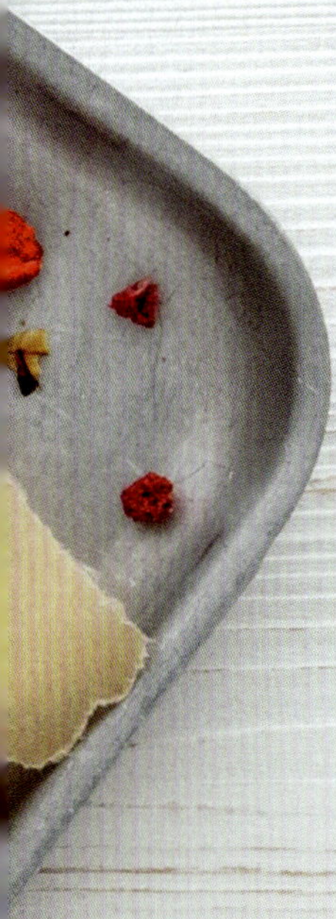

FRÜHSTÜCK

Ob Müsli, Porridge oder Rührei: Mit unseren „Frühstückshelden“ starten Sie gut gesättigt und voller Energie in den Tag. Selbst gebackenes Brot schmeckt mit fix gerührten Aufstrichen immer wieder anders und sorgt dafür, dass der Heißhunger keine Chance hat. Und wenn es mal richtig schnell gehen muss? Dann ist ein nährstoffreicher Smoothie ideal!

Grüne Smoothie-Bowl mit Kiwi und Leinsamen

Für 2 Personen
Zubereitung: 20 Minuten

1 grüne, etwas unreife Banane (ca. 175 g)
2 Kiwis
1 Stange Staudensellerie (mit Grün)
125 g junger Spinat
2 Datteln (z. B. Medjool)
2 EL geschrotete Leinsamen
2 EL zarte Haferflocken
10 g Matcha-Grünteepulver
2 EL Limettensaft
¼ l Mineralwasser (ohne Kohlensäure)
30 g Cashewkerne
60 g Blaubeeren

Pro Portion: ca. 400 kcal, 12 g EW, 13 g F, 48 g KH, 16 g BST

+ Die Banane quer halbieren, eine Hälfte zum Garnieren beiseitelegen, die andere schälen und in Stücke schneiden. 1 Kiwi schälen und grob würfeln. Den Sellerie putzen, waschen und in dünne Scheiben schneiden, das zarte Grün grob hacken. Den Spinat verlesen, waschen und trocken schleudern, dabei grobe Stiele entfernen. Die Datteln längs aufschneiden, entkernen und in Stücke schneiden.

+ Bananen- und Kiwistücke, Sellerie samt Grün, Spinat, Datteln, 1 ½ EL Leinsamen und die Haferflocken in den Mixer geben. Das Matcha-Pulver mit dem Limettensaft und 2 EL Mineralwasser in einer Tasse gründlich anrühren, ebenfalls in den Mixer geben und das übrige Mineralwasser dazugießen. Alles zunächst auf kleiner, dann auf höchster Stufe feincremig pürieren. Anschließend etwa 10 Minuten kühl stellen.

+ Inzwischen die Cashewkerne in einer Pfanne ohne Fett hell anrösten, herausnehmen, abkühlen lassen und grob hacken. Die beiseitegelegte Bananenhälfte und die übrige Kiwi schälen und quer in dünne Scheiben schneiden. Die Blaubeeren verlesen, waschen und trocken tupfen.

+ Den Smoothie auf Schalen (Bowls) verteilen und mit Bananen- und Kiwischeiben, Blaubeeren, Cashewkernen und den restlichen Leinsamen garnieren.

Tipp: Eine Smoothie-Bowl ist weniger ein Getränk als eine flüssige Mahlzeit. Genießen Sie sie langsam, Löffel für Löffel.

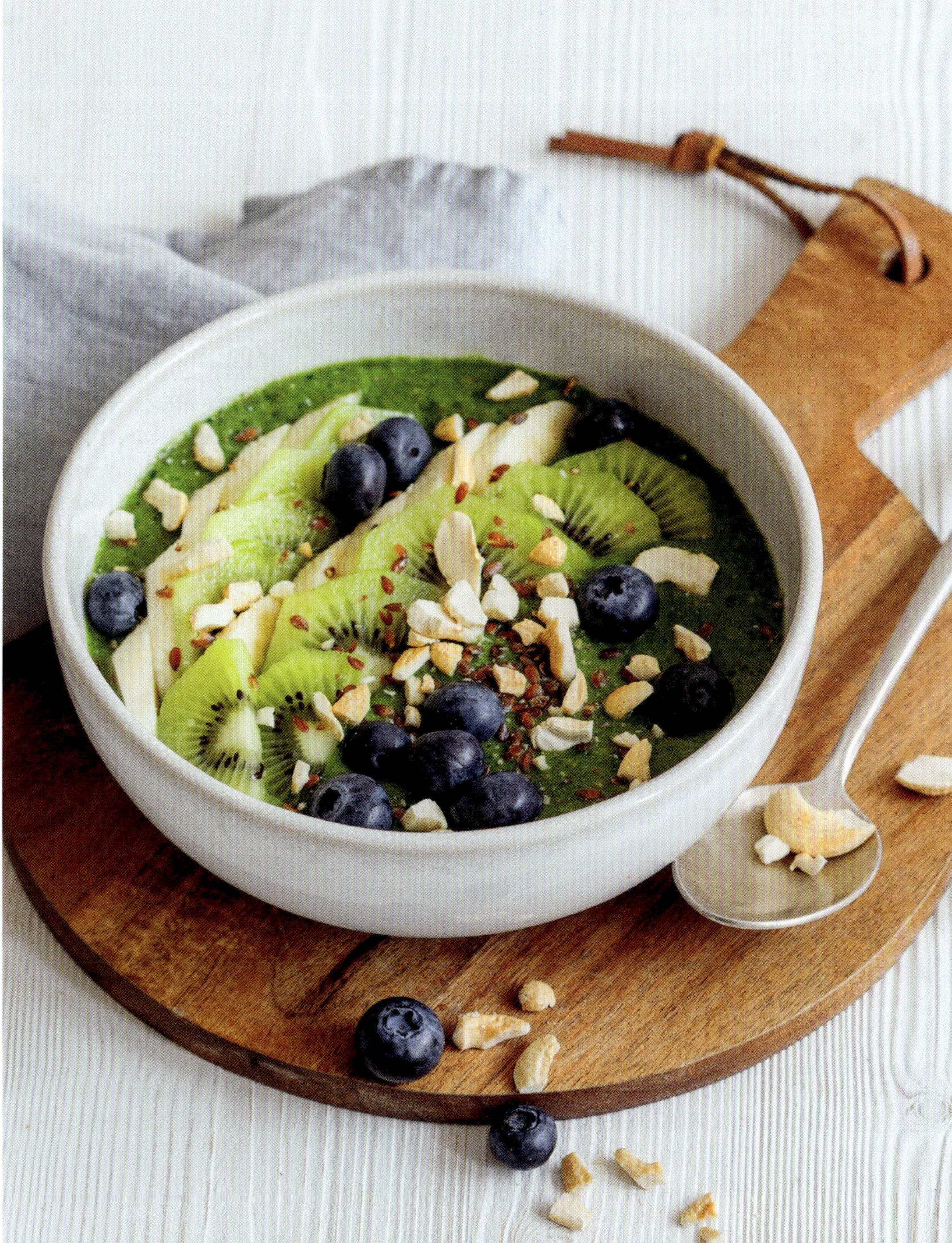

Basis-Proteinmüsli mit Mandeln und Sojaflocken

Für 500 g (10 Portionen)
Zubereitung: 10 Minuten

30 g Mandeln
150 g kernige Haferflocken
200 g Sojaflocken
50 g Leinsamen
50 g gepuffte Quinoa
20 g Haferkleieflocken
(ersatzweise Haferkleie)

Pro Portion (ca. 50 g): ca. 250 kcal, 13 g EW, 9 g F, 15 g KH, 7 g BST

+ Die Mandeln in einer Pfanne ohne Fett hell anrösten. Anschließend herausnehmen und abkühlen lassen, dann grob hacken.

+ Die Hafer- und Sojaflocken mit Leinsamen, Quinoa-Pops, Haferkleieflocken und gehackten Mandeln in einer Schüssel mit einem Kochlöffel gründlich mischen.

+ Das Müsli in ein Vorratsgefäß füllen. Luftdicht verschlossen, ist es 4 bis 6 Wochen haltbar. Für ein gesundes Frühstück je 1 Portion Müsli (ca. 50 g) mit etwa 200 g (pflanzlichem) Joghurt und zuckerarmem Obst der Saison servieren.

Tipp: Für ein Sommermüsli pro Person 50 g Basis-Proteinmüsli mit 200 g Joghurt (1,5 % Fett) und 100 g gemischten Beeren (z. B. Blau-, Erd- und Himbeeren) sowie 1 in Spalten geschnittenen Aprikose toppen (siehe Foto).
Für eine winterliche Variante pro Person 50 g Basis-Proteinmüsli mit 200 g Kefir (1,5 % Fett) übergießen. Je 1 kleinen Apfel und 1 Clementine in Spalten daraufsetzen, mit 1 EL Granatapfelkernen und nach Belieben etwas Zimt- oder Ingwerpulver bestäuben.

DIE ERNÄHRUNGS-DOCS

Zu viele Carbs am Morgen? Das muss nicht sein! Dieses Müsli macht Sie stattdessen mit einer ordentlichen Portion Eiweiß satt. Der Clou bei dem Rezept sind die Flocken aus Sojabohnen: Zusammen mit Mandeln und Quinoa-Pops sorgen sie für einen echten Protein-Boost. Sojaflocken liefern immerhin mehr als 40 Gramm Eiweiß pro 100 Gramm. Und das Beste: Mittlerweile werden Sojabohnen auch in europäischen Ländern angebaut.

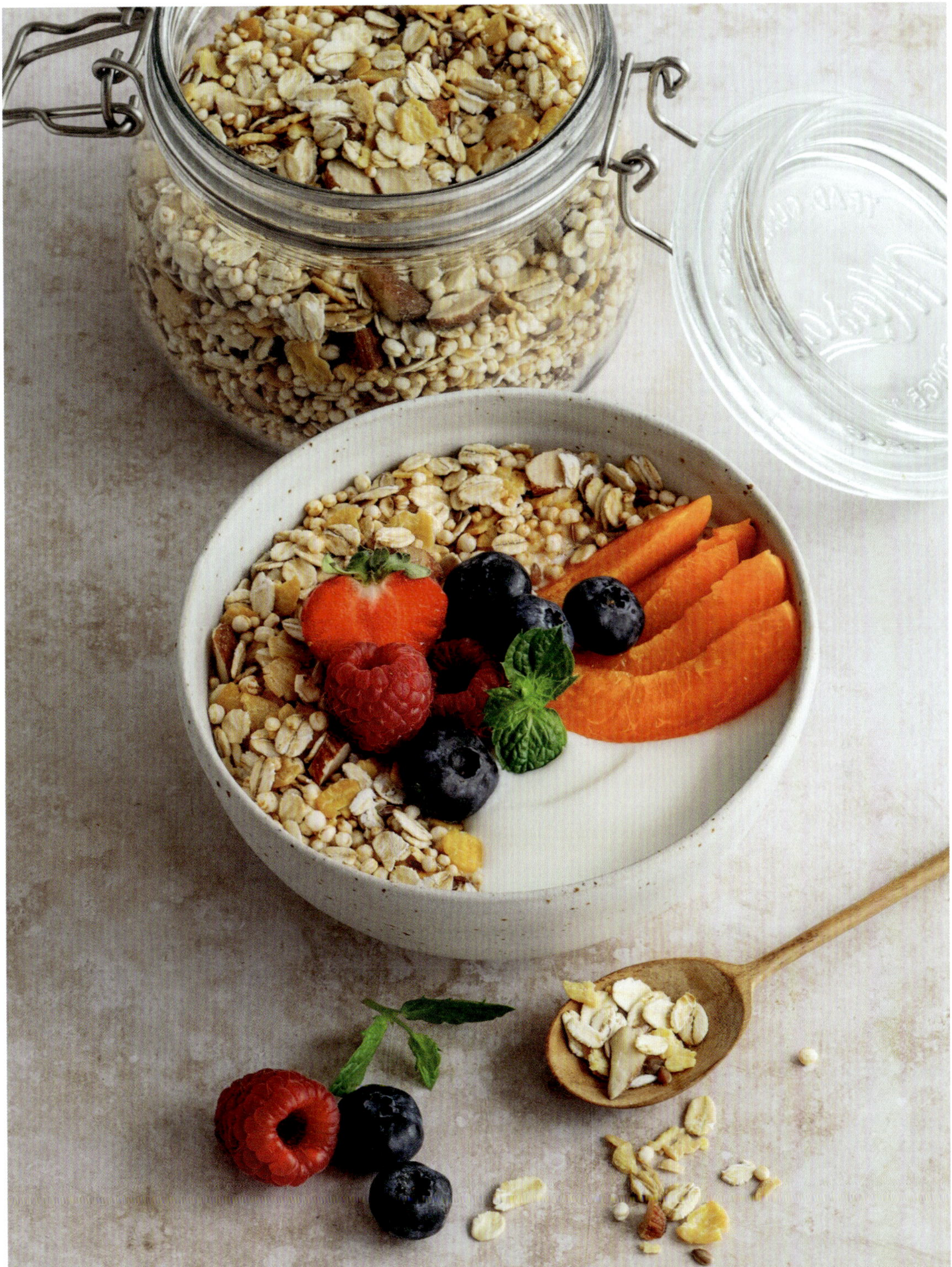

Overnight Oats mit Pistazien und Papaya

Für 2 Personen
Zubereitung: 15 Minuten
Quellen: 8 Stunden (über Nacht)

100 g kernige Haferflocken
2 EL Chiasamen
1 TL Kakaopulver (schwach entölt)
50 ml kalter Espresso
300 ml Milch (1,5 % Fett)
2 EL Pistazienkerne (ungesalzen)
250 g Papaya
1 TL Limettensaft
50 g Brombeeren

Pro Portion: ca. 450 kcal, 18 g EW, 18 g F, 48 g KH, 14 g BST

+ Am Vorabend die Haferflocken mit Chiasamen, Kakaopulver, dem Espresso und der Milch in einer Schüssel gut verrühren und im Kühlschrank abgedeckt mindestens 8 Stunden, am besten über Nacht, quellen lassen.

+ Am nächsten Morgen die Pistazien grob hacken. Die Papaya entkernen, schälen und in kleine Würfel schneiden, mit dem Limettensaft beträufeln. Die Brombeeren verlesen, waschen und trocken tupfen, größere Beeren quer halbieren.

+ Die Oats aus dem Kühlschrank auf Schalen verteilen, mit Papaya und Brombeeren garnieren und mit den Pistazien bestreuen.

Tipp: Für vegane Oats können Sie statt der Milch ungesüßten Soja-, Mandel- oder Cashewdrink verwenden. Und wenn Sie die Oats als To-go-Frühstück mitnehmen möchten, kein Problem: Dann bereiten Sie sie am Vorabend einfach schon komplett zu und bewahren sie in einem verschließbaren Glas im Kühlschrank auf.

DIE ERNÄHRUNGS-DOCS

Papayas gehören zu den Top-Früchten in der schlanken Küche, weil sie nur relativ wenig Fruchtzucker enthalten. Gleichzeitig können sie vor allem mit viel Vitamin C und Betacarotin punkten. Eine Besonderheit der Südfrüchte ist das enthaltene Enzym Papain, das gegen Entzündungen wirkt, die Verdauung fördert und die Fettverbrennung ankurbelt. Gut zu wissen: Falls Sie Papayas auch mal mit Joghurt oder Quark kombinieren möchten, sollten Sie die Früchte erst kurz vor dem Verzehr dazugeben – Papain spaltet Eiweiß und lässt Milchprodukte daher schnell bitter werden.

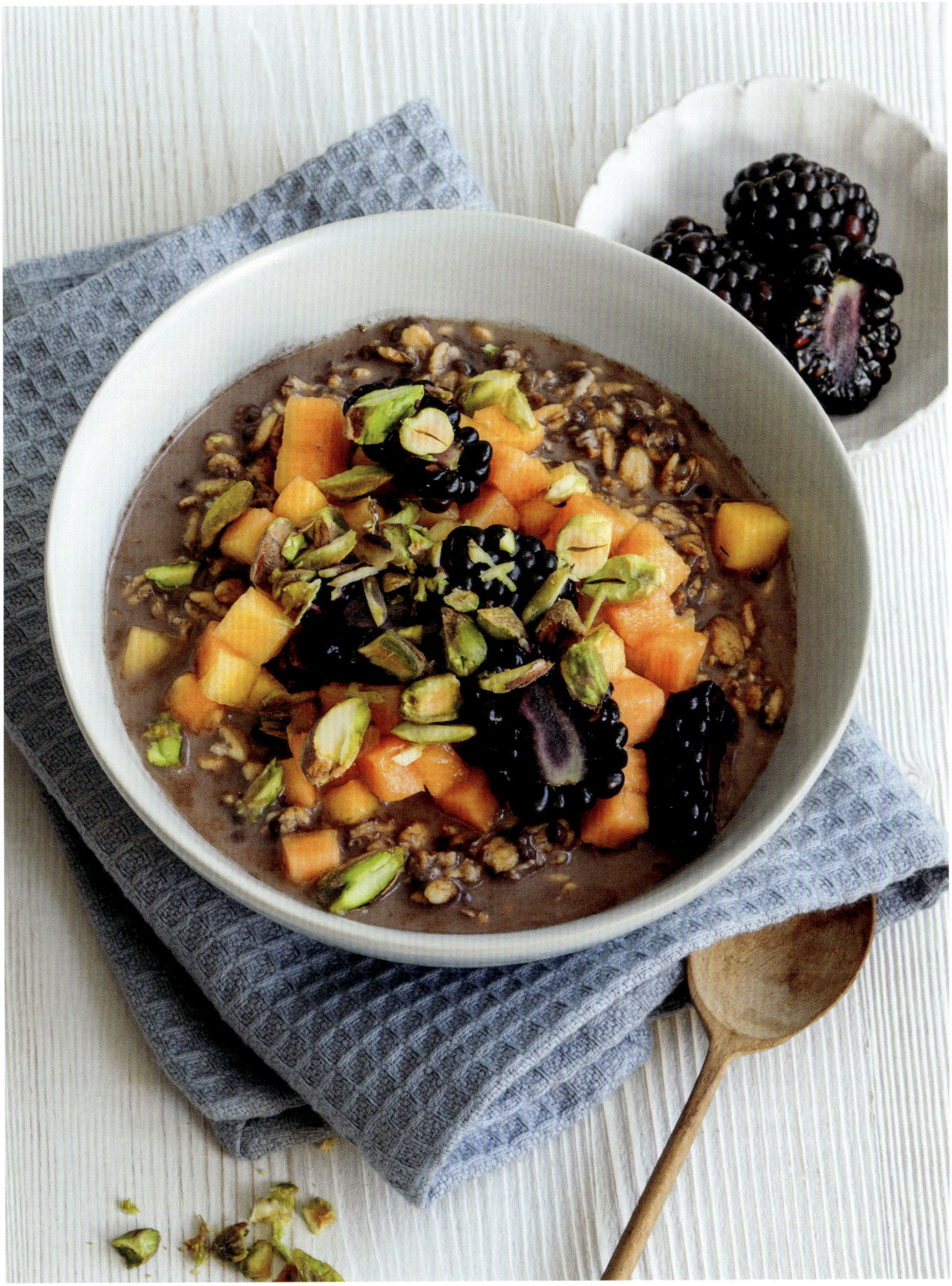

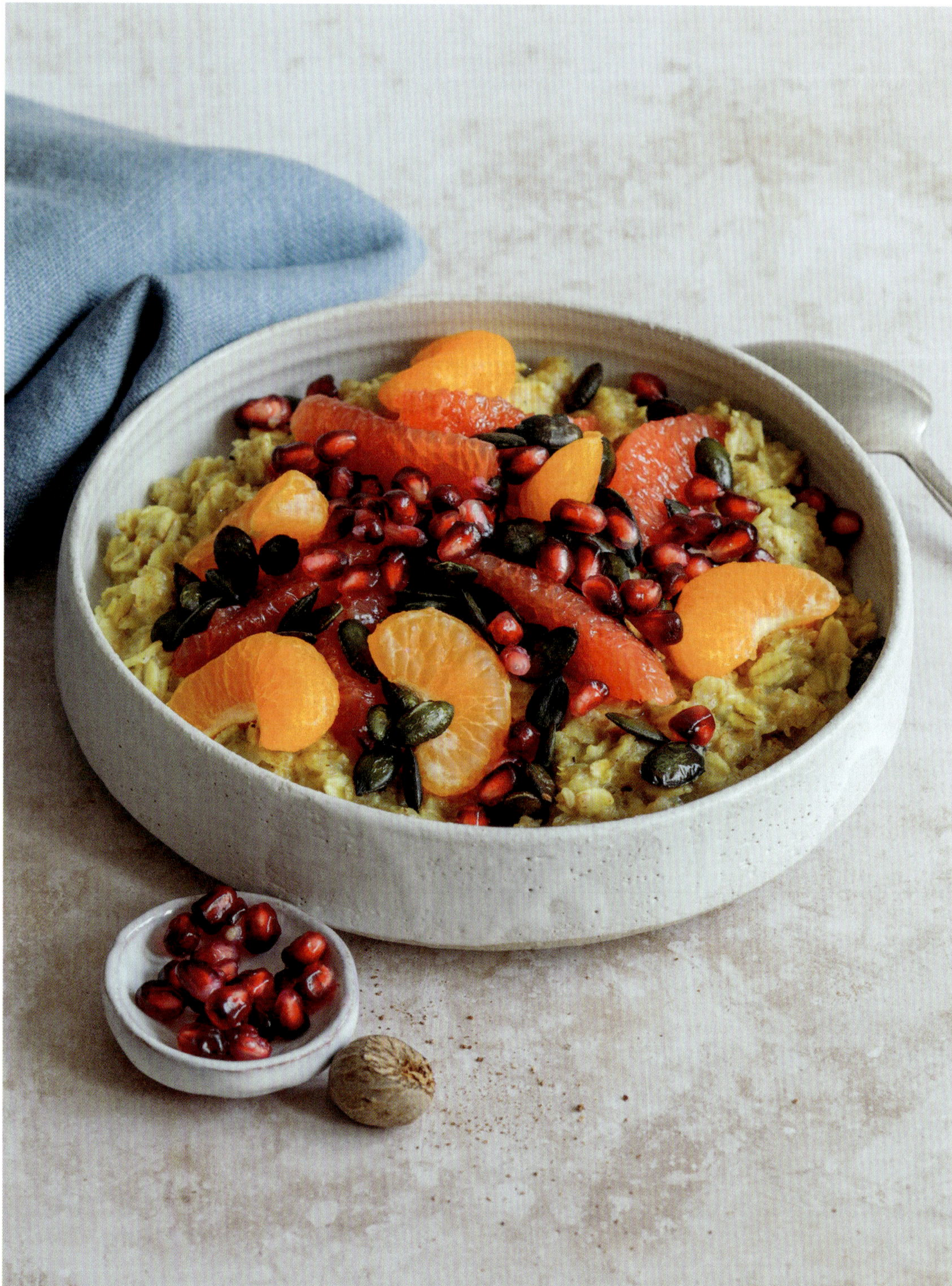

Gewürz-Porridge mit Ingwer und Zitrusfrüchten

Für 2 Personen
Zubereitung: 25 Minuten

2 EL Kürbiskerne
400 ml ungesüßter Sojadrink
1 TL gemahlene Kurkuma
½ TL Zimtpulver
frisch geriebene Muskatnuss
Salz, Pfeffer aus der Mühle
80 g zarte Haferflocken
10 g Ingwer
1 Rosa Grapefruit
1 Clementine
1 EL Granatapfelkerne

Pro Portion: ca. 355 kcal, 17 g EW, 9 g F, 42 g KH, 9 g BST

+ Die Kürbiskerne in einer Pfanne ohne Fett hell anrösten. Herausnehmen und abkühlen lassen, nach Belieben hacken.

+ Den Sojadrink mit Kurkuma, Zimt und jeweils 1 Prise Muskatnuss, Salz und Pfeffer in einem Topf unter Rühren aufkochen. Die Haferflocken unterrühren und den Porridge offen bei schwacher bis mittlerer Hitze noch 6 bis 7 Minuten köcheln lassen, dabei ab und zu umrühren.

+ Währenddessen den Ingwer schälen und fein reiben. Die Grapefruit so großzügig schälen, dass auch die weiße Haut mit entfernt wird. Die Filets zwischen den einzelnen Trennhäuten herausschneiden, den austretenden Saft auffangen und den Rest der Grapefruit gut ausdrücken. Die Clementine schälen und in Segmente teilen.

+ Den Porridge vom Herd nehmen und den Ingwer und den aufgefangenen Grapefruitsaft unterrühren. Alles auf Schalen verteilen und mit den Grapefruitfilets und den Clementinenspalten garnieren. Mit Granatapfelkernen und Kürbiskernen bestreuen.

DIE ERNÄHRUNGS-DOCS

Kürbiskerne kennt man vor allem als Salat-Topping oder als Zutat für herzhafte Gerichte. Dabei passen sie auch wunderbar zu Porridge, Müsli und Co. Ähnlich wie Mandeln oder Walnüsse sind Kürbiskerne Top-Proteinquellen – immerhin enthalten sie 30 Gramm Eiweiß pro 100 Gramm. Ihr Fettanteil liegt bei etwa 50 Prozent, wobei beinahe die Hälfte auf gesunde mehrfach ungesättigte Fettsäuren wie Linolsäure entfällt.

Hirse-Quark-Creme mit Apfel und Hagebutte

Für 2 Personen
Zubereitung: 25 Minuten

80 g Hirse
¼ TL gemahlene Vanille
2 EL geschrotete Leinsamen
1 EL Haselnusskerne
1 säuerlicher Apfel (z. B. Elstar)
1 EL Zitronensaft
¼ TL Zimtpulver
200 g Magerquark
2 EL Joghurt (1,5 % Fett)
2 TL Hagebuttenpulver (aus dem Reformhaus)
1 TL flüssiger Honig
50 g Blaubeeren

Pro Portion: ca. 410 kcal, 20 g EW, 13 g F, 48 g KH, 9 g BST

+ Die Hirse in einem Sieb abbrausen und abtropfen lassen. In einem Topf ¼ l Wasser mit der Vanille aufkochen, Hirse und Leinsamen dazugeben und dann alles offen bei schwacher Hitze etwa 15 Minuten köcheln lassen.

+ Inzwischen die Haselnüsse in einer Pfanne ohne Fett hell anrösten. Herausnehmen und abkühlen lassen, dann grob hacken. Den Apfel waschen, vierteln, entkernen und in feine Stifte schneiden oder hobeln. Sofort mit dem Zitronensaft beträufeln, damit er sich nicht bräunlich verfärbt. Die Apfelstifte mit Zimt würzen.

+ In einer Schüssel Quark und Joghurt mit dem Hagebuttenpulver und dem Honig cremig verrühren. Die warme Hirsemischung und die Hälfte der Apfelstifte untermischen. Die Beeren verlesen, waschen und trocken tupfen.

+ Die Hirsecreme auf Schalen verteilen und die übrigen Apfelstifte daraufgeben. Mit den Beeren und gerösteten Nüssen bestreuen.

DIE ERNÄHRUNGS-DOCS

Hagebutten enthalten sogenannte Galaktolipide, fettähnliche Substanzen, die weiße Blutkörperchen mit entzündungsfördernden Eigenschaften reduzieren können. Die leuchtend roten Früchte gibt es in Pulverform, zum Beispiel für Müslis, Smoothies oder Säfte. Getrocknet kann man sie als Tee aufgießen, aus Extrakten werden Nahrungsergänzungsmittel hergestellt. Frische Hagebutten schmecken auch roh, wobei man allerdings die behaarten Kerne im Inneren entfernen muss, da sie Juckreiz auslösen.

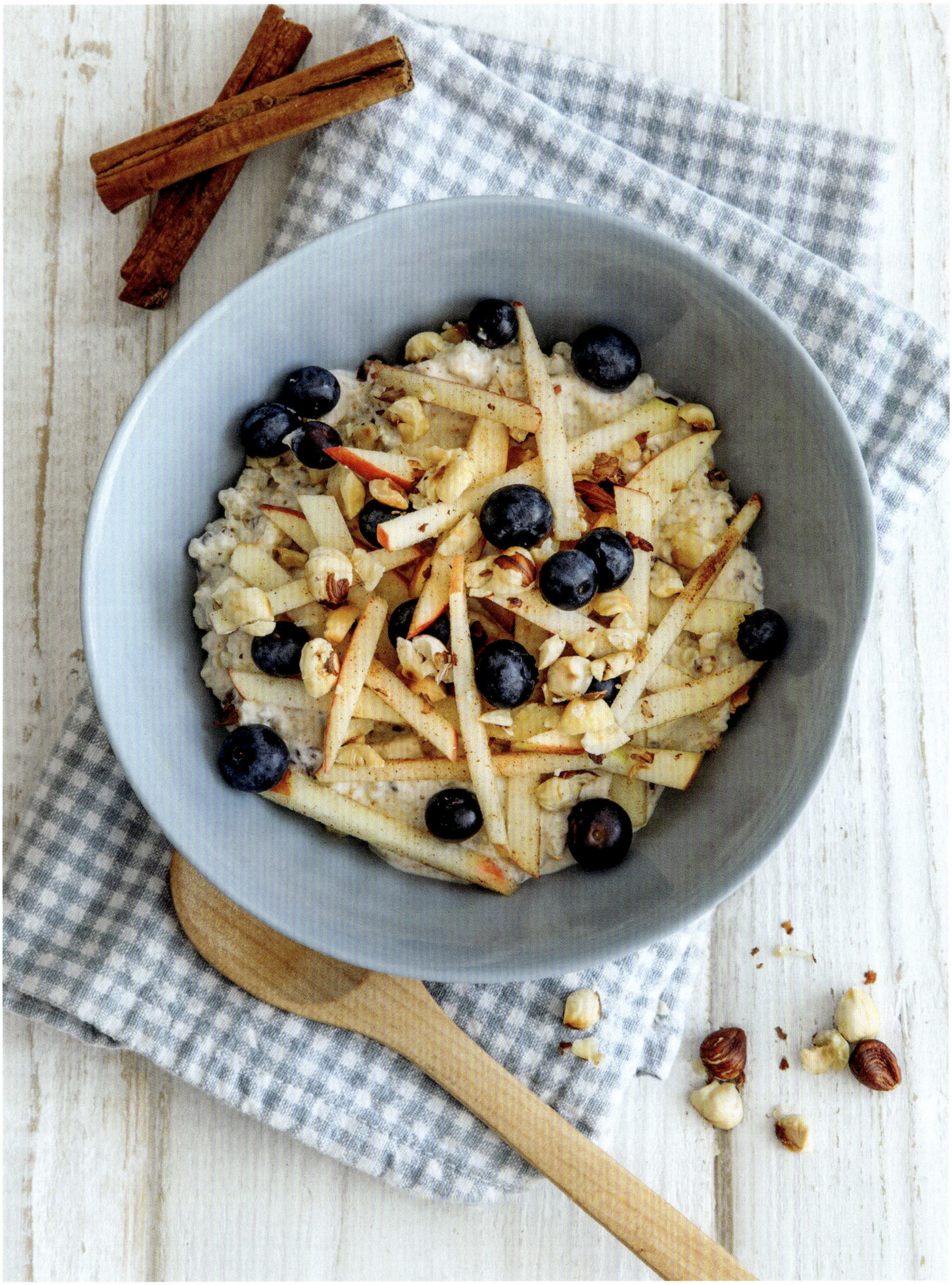

Beeren-Granola mit Zimt und Vanille

Für 500 g (10 Portionen)
Zubereitung: 10 Minuten
Backen: 15 Minuten

2 EL Rapsöl
2 EL Ahornsirup
½ TL Zimtpulver
½ TL gemahlene Vanille
100 g Haselnusskerne
100 g kernige Haferflocken
100 g zarte Dinkelflocken
100 g Sojaflocken
100 g (gefrier-)getr. Beeren
(z. B. Wild-Blau-, Erd-, Himbeeren)

Pro Portion (ca. 50 g): ca. 240 kcal, 9 g EW, 12 g F, 21 g KH, 9 g BST

+ Den Backofen auf 160 °C vorheizen und ein Backblech mit Backpapier belegen. In einer großen Schüssel das Öl mit dem Ahornsirup, Zimt und Vanille glatt verrühren.

+ Die Haselnüsse grob hacken, mit den Hafer-, Dinkel- und Sojaflocken zu dem Würzöl geben und alles mit einem Kochlöffel gründlich mischen.

+ Den Flocken-Mix auf dem Blech verteilen und im Ofen auf der mittleren Schiene etwa 15 Minuten backen, bis er leicht gebräunt ist. Dabei die Mischung ein- bis zweimal wenden.

+ Inzwischen größere Trockenbeeren mit einem großen Messer zerkleinern. Das fertige Granola aus dem Ofen nehmen, auf ein Kuchengitter stellen und die Beeren untermischen. Das Granola auf dem Blech vollständig auskühlen lassen – erst dann wird es richtig crunchy. Das Beeren-Granola dann in einem luftdicht verschließbaren Vorratsgefäß aufbewahren. Es ist 4 bis 5 Wochen haltbar und schmeckt gut mit Milchprodukten wie Joghurt oder Kefir oder den pflanzlichen Alternativen, wenn es vegan sein soll. Weitere Rezeptvorschläge finden Sie auf den nächsten Seiten.

Tipp: Statt der Beeren können Sie auch andere Trockenfrüchte wie Aprikosen, Kirschen oder Feigen verwenden. Und probieren Sie gerne auch andere Gewürze – sehr gut passen beispielsweise fein abgeriebene Bio-Orangenschale oder Ingwerpulver.

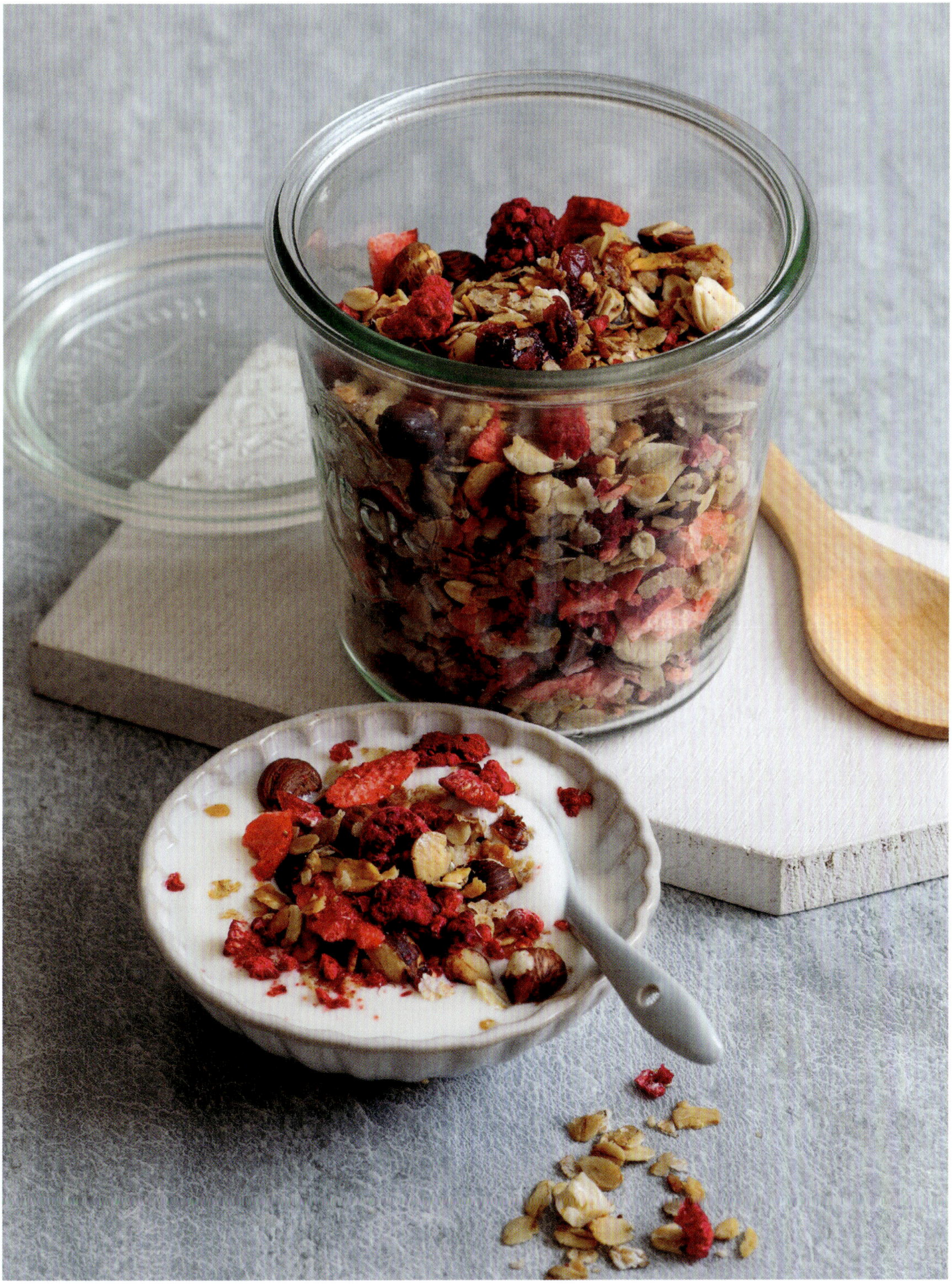

Hüttenkäsecreme mit Crunch und Melonensalat

Für 2 Personen
Zubereitung: 15 Minuten

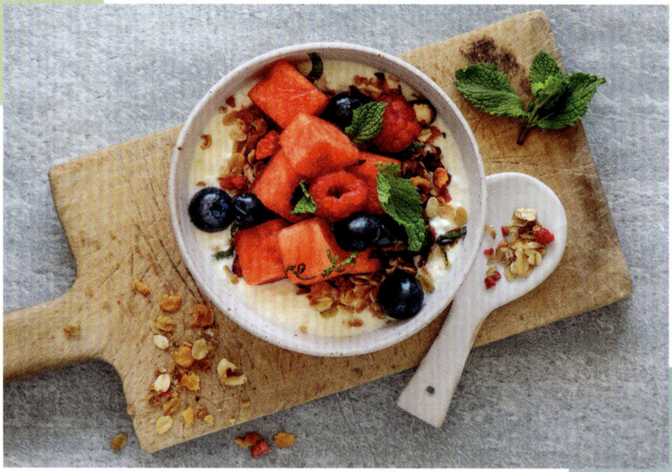

400 g Wassermelone
60 g Blaubeeren
60 g Himbeeren
2 Stiele Minze
2 TL Limettensaft
¼ TL gemahlene Vanille
200 g körniger Frischkäse (Hüttenkäse)
200 g Joghurt (1,5 % Fett)
2 TL Leinöl
100 g Beeren-Granola (siehe Seite 56; oder ein anderes zuckerarmes Granola)

Pro Portion: ca. 495 kcal, 26 g EW, 22 g F, 40 g KH, 12 g BST

+ Die Wassermelone entkernen, schälen und das Fruchtfleisch in etwa 2 cm große Würfel schneiden. Die Blau- und Himbeeren verlesen, waschen und trocken tupfen. Die Minze waschen, trocken tupfen und die Blätter abzupfen. Einige Blätter zum Garnieren beiseitelegen, den Rest in feine Streifen schneiden.

+ In einer Schüssel die Melonenstücke, Beeren und Minzestreifen mit dem Limettensaft und der Vanille vorsichtig mischen.

+ Den Hüttenkäse mit dem Joghurt und dem Leinöl verrühren und auf Schalen verteilen. Das Granola darüberstreuen und den Melonen-Beeren-Mix daraufgeben. Die Creme mit den beiseitegelegten Minzeblättern garnieren.

Tipp: Wer möchte, kann den Fruchtsalat je nach Jahreszeit mit anderen Obstsorten genießen. Im Winter passen säuerliche Äpfel und Orangen, im Herbst Pflaumen und im Sommer frische Erdbeeren.

Pflaumenkompott mit Joghurt und Granola

+ Die Pflaumen waschen, halbieren und entsteinen, die Hälfte in etwa 1 cm breite Spalten schneiden. Das Öl in einer Pfanne erhitzen und die Pflaumenspalten darin bei mittlerer Hitze etwa 1 Minute unter Wenden dünsten.

+ Die Pflaumen mit dem Zitronensaft beträufeln und mit dem Zimtpulver bestäuben, danach bei schwacher Hitze noch etwa 2 Minuten dünsten. Vom Herd nehmen.

+ Den Joghurt auf Schalen verteilen und mit den Pflaumen belegen, den Dünstsud darüberträufeln. Zum Servieren das Beeren-Granola darüberstreuen.

Tipp: Abwechslung gefällig? Dann kombinieren Sie einfach mal frische Aprikosen oder Pfirsiche statt der gedünsteten Pflaumen mit dem Joghurt und dem Beeren-Granola!

Für 2 Personen
Zubereitung: 15 Minuten

250 g Pflaumen
2 TL Rapsöl
2 EL Zitronensaft
½ TL Zimtpulver
400 g Joghurt (1,5 % Fett)
100 g Beeren-Granola
(siehe Seite 56; oder ein anderes zuckerarmes Granola)

Pro Portion: ca. 440 kcal,
17 g EW, 19 g F, 43 g KH, 11 g BST

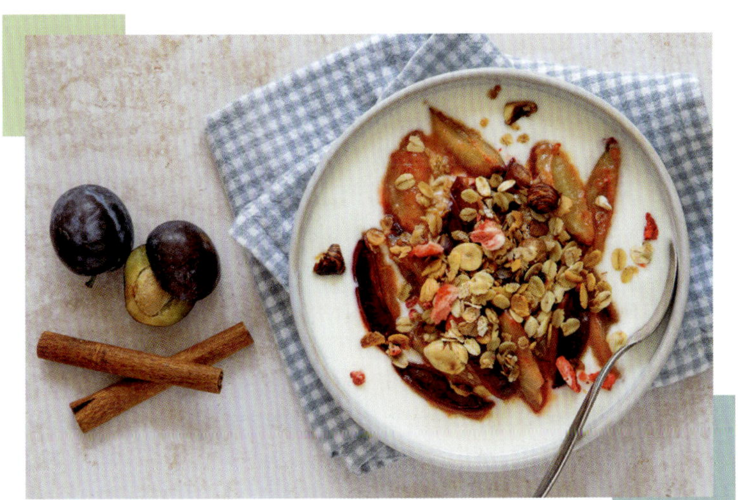

Quinoa-Porridge mit Gemüse

Für 2 Personen
Zubereitung: 25 Minuten

100 g helle Quinoa
2 Möhren
3 Frühlingszwiebeln
350 ml Gemüsebrühe
1 TL gemahlene Kurkuma
2 EL geschrotete Leinsamen
1 EL Cashewkerne
¼ Bund Petersilie
Salz, Pfeffer aus der Mühle
150 g ungesüßter Sojajoghurt

Pro Portion: ca. 385 kcal, 14 g EW, 14 g F, 44 g KH, 10 g BST

+ Die Quinoa in einem Sieb abbrausen und abtropfen lassen. Die Möhren putzen, schälen und auf der Gemüsereibe grob raspeln. Die Frühlingszwiebeln putzen, waschen und die weißen und grünen Teile separat in dünne Ringe schneiden.

+ Brühe und Kurkuma in einem Topf aufkochen. Quinoa und Leinsamen einstreuen, die Möhren und weißen Frühlingszwiebelringe dazugeben und alles unter Rühren einmal kurz aufkochen. Anschließend den Porridge offen bei schwacher Hitze noch etwa 15 Minuten köcheln lassen, bis die Brühe fast vollständig eingekocht ist. Dabei ab und zu umrühren. Den Porridge auf der abgeschalteten Herdplatte mit geschlossenem Deckel weitere 5 Minuten quellen lassen.

+ In der Zwischenzeit die Cashewkerne in einer Pfanne ohne Fett hell anrösten. Herausnehmen und abkühlen lassen, dann grob hacken. Die Petersilie waschen, trocken tupfen, die Blätter abzupfen und fein hacken.

+ Den Porridge mit Salz und Pfeffer abschmecken und auf Schalen verteilen. Den Joghurt daraufgeben und mit grünen Frühlingszwiebelringen, Petersilie und Cashewkernen bestreuen.

Tipp: Sie können den Porridge auch im Voraus zubereiten und zum Servieren in der Mikrowelle erwärmen.

DIE ERNÄHRUNGS-DOCS

Wer gesund abnehmen möchte, der sollte häufiger Quinoa auf den Speiseplan setzen. Das Pseudogetreide, das gerne auch „Inka-Reis" genannt wird, liefert relativ wenig Kohlenhydrate, dafür aber reichlich pflanzliches Eiweiß (14 Gramm pro 100 Gramm) und eine ordentliche Portion Ballaststoffe. Deshalb hält Quinoa den Blutzuckerspiegel nach dem Essen stabil und macht lang anhaltend satt. Das gilt auch für andere Pseudogetreide wie Buchweizen oder Amarant.

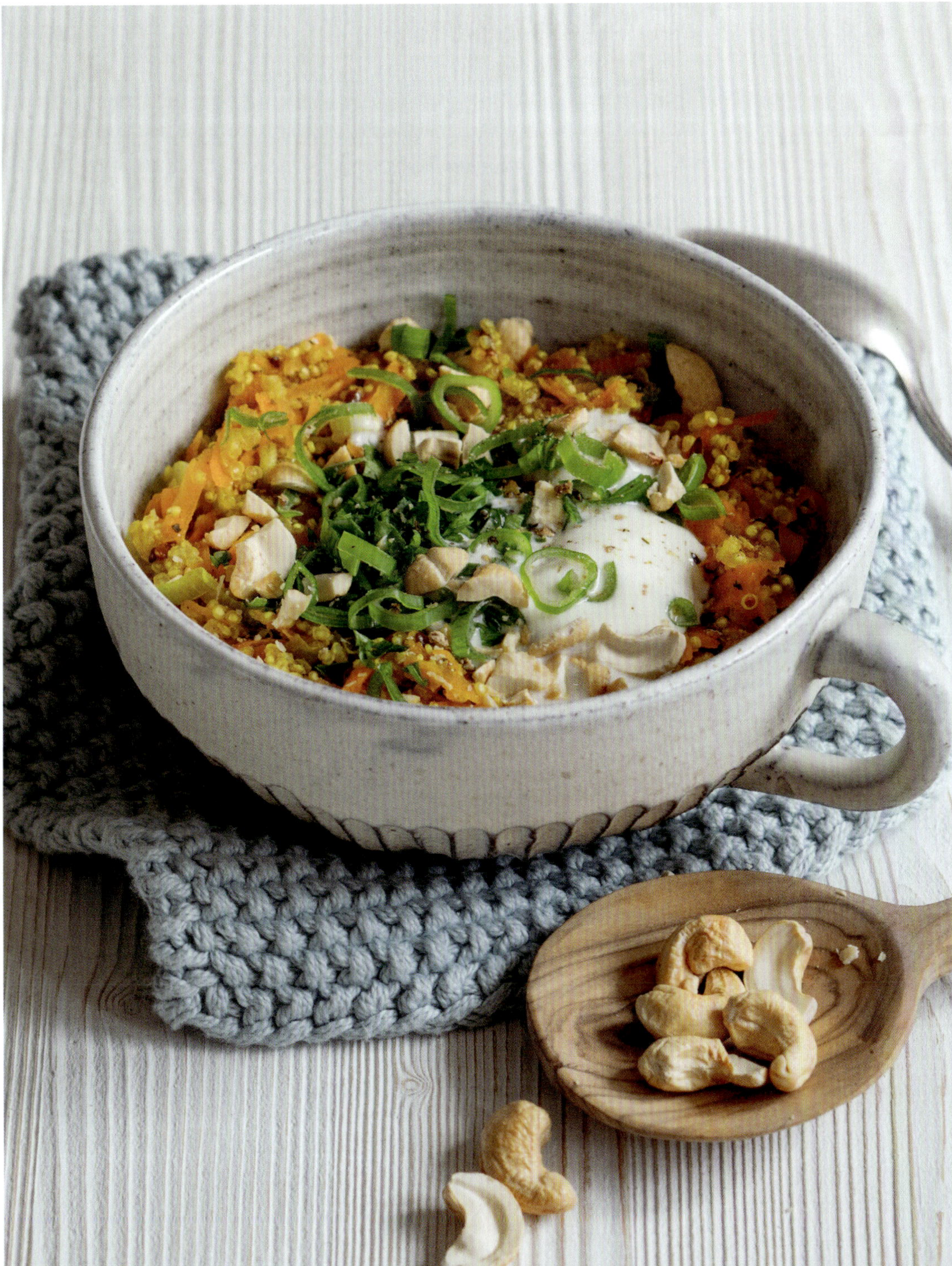

Feines Roggenvollkornbrot

Für 1 Kastenform
(ca. 25 cm Länge; 20 Scheiben)
Zubereitung: 15 Minuten
Gehen: 40 Minuten
Backen: 1 Stunde

300 g Roggenvollkornmehl
200 g Dinkelvollkornmehl
2 TL Salz
2 TL Brotgewürzmischung
½ Würfel Hefe (21 g)
1 TL Ahornsirup
450 ml lauwarmes Wasser
1 EL Apfelessig
60 g Sonnenblumenkerne
25 g geschrotete Leinsamen
25 g geschälte Hanfsamen

Pro Scheibe (ca. 50 g):
ca. 120 kcal, 5 g EW, 3 g F,
17 g KH, 4 g BST

+ Beide Mehlsorten in einer großen Rührschüssel mit dem Salz und dem Brotgewürz mischen. In die Mitte eine Mulde drücken, die Hefe hineinbröseln und mit dem Ahornsirup und 50 ml lauwarmem Wasser verrühren. Den Vorteig abgedeckt an einem warmen Ort (beispielsweise im Backofen bei 45 °C) 10 Minuten gehen lassen.

+ Die Form mit Backpapier auslegen. Das restliche lauwarme Wasser (400 ml), den Essig, die Sonnenblumenkerne sowie die Lein- und Hanfsamen zum Vorteig geben und alle Zutaten mit den Knethaken des Handrührgeräts oder der Küchenmaschine zu einem glatten, weichen Teig verarbeiten.

+ Den Teig in die Form füllen und abgedeckt an einem warmen Ort etwa 30 Minuten gehen lassen, bis sich das Volumen verdoppelt hat. Den Backofen rechtzeitig auf 200 °C vorheizen.

+ Das Vollkornbrot im Ofen auf der mittleren Schiene etwa 1 Stunde backen. Anschließend herausnehmen und auf einem Kuchengitter kurz abkühlen lassen. Mithilfe des Papiers aus der Form lösen, das Papier abziehen und das Brot vollständig auskühlen lassen. Das Brot hält sich etwa 1 Woche. Alternativ können Sie es auch in Scheiben schneiden und portionsweise einfrieren.

DIE ERNÄHRUNGS-DOCS

Brot essen und dabei auf die schlanke Linie achten – das muss kein Widerspruch sein. Wichtig ist allerdings, beim Backen (oder Einkaufen) auf die richtigen Zutaten zu achten: Weißmehl, das nur schnelle Kohlenhydrate liefert, ist tabu – stattdessen sollten Sie auf Vollkornmehle setzen, die wertvolle Ballaststoffe liefern. Noch besser sättigt das Brot, wenn auch Nüsse und Samen mit im Teig sind.

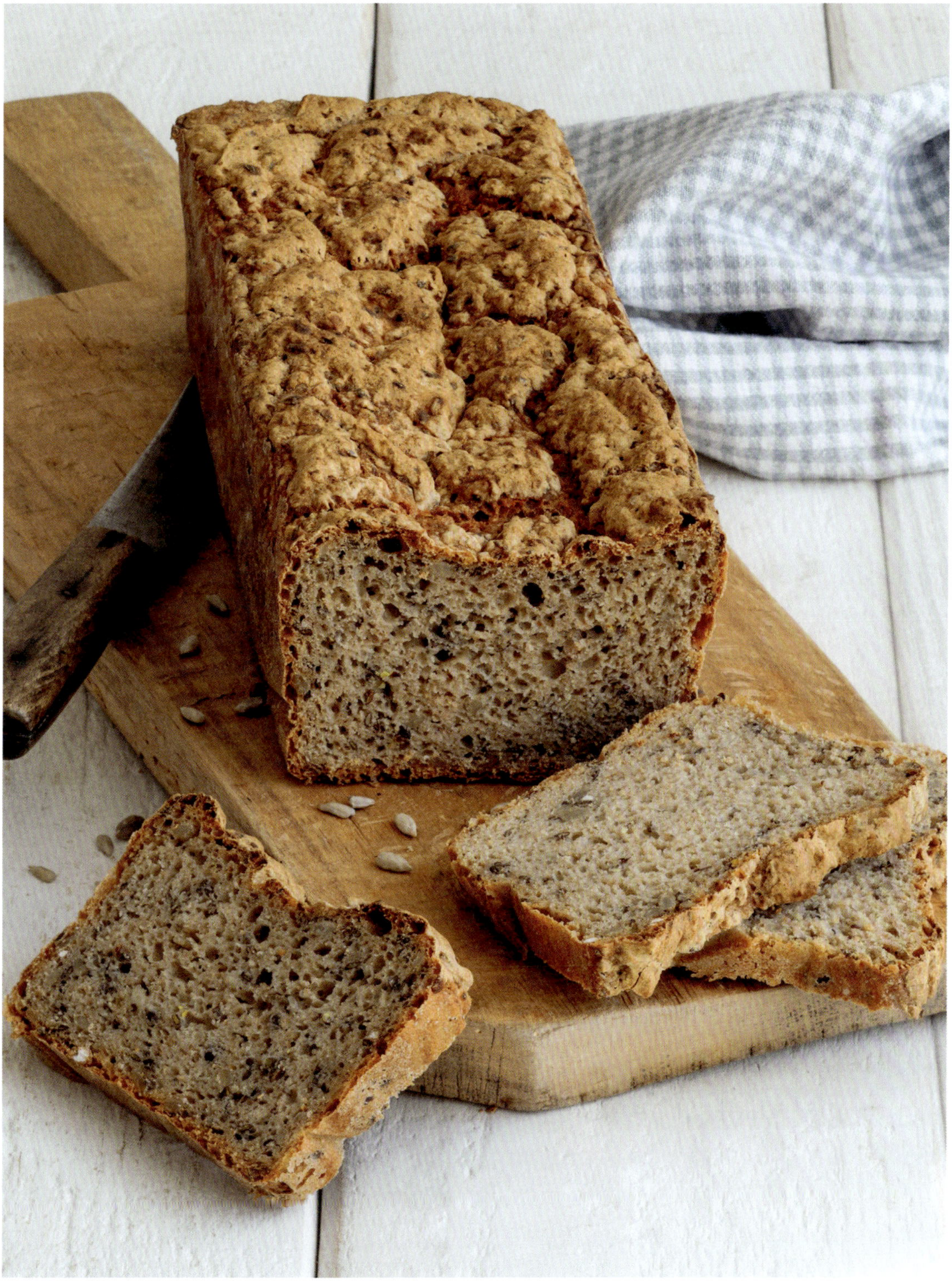

Knusprige Vollkornbaguettes

Für 2 Baguettes
(à ca. 300 g; à 12 Scheiben)
Zubereitung: 20 Minuten
Gehen: 1 Stunde 15 Minuten
Backen: 30 Minuten

400 g Dinkelvollkornmehl
1 TL Salz
30 g Hefe
1 TL Ahornsirup
¼ l lauwarmes Wasser
1 EL Olivenöl
Mehl zum Arbeiten

Pro Scheibe (ca. 25 g):
ca. 70 kcal, 3 g EW, 1 g F,
11 g KH, 2 g BST

+ Das Mehl in einer Rührschüssel mit dem Salz mischen und eine Mulde in die Mitte drücken. Die Hefe hineinbröseln und mit dem Ahornsirup und 100 ml lauwarmen Wasser verrühren. Den Vorteig abgedeckt an einem warmen Ort (beispielsweise im Backofen bei 45 °C) etwa 15 Minuten gehen lassen.

+ Danach das restliche lauwarme Wasser (150 ml) und das Öl zum Vorteig geben und alles mit den Knethaken des Handrührgeräts oder der Küchenmaschine etwa 5 Minuten kneten, bis ein geschmeidiger, glatter Teig entstanden ist. Den Teig abgedeckt an einem warmen Ort etwa 1 Stunde gehen lassen.

+ Den Backofen rechtzeitig auf 200 °C vorheizen, dabei ein ofenfestes Gefäß mit Wasser auf den Ofenboden stellen. Ein Backblech mit Backpapier belegen. Den Teig auf der leicht bemehlten Arbeitsfläche nochmals mit den Händen gründlich durchkneten und halbieren. Jede Teighälfte zu einem etwa 26 cm langen Baguette formen.

+ Die Teiglinge nebeneinander auf das Blech legen und mit einem scharfen Messer mehrmals schräg einschneiden. Mit lauwarmem Wasser bestreichen und im Ofen auf der mittleren Schiene 25 bis 30 Minuten goldbraun backen. Dann herausnehmen und auf einem Kuchengitter vollständig auskühlen lassen – die Baguettes sind etwa 1 Woche haltbar.

Tipp: Für Baguettebrötchen den Teig in 8 gleich große Stücke teilen und jeweils zu einem länglichen Teigling formen. Auf das Blech setzen, einmal längs einritzen, mit lauwarmem Wasser bestreichen und im Ofen 20 bis 25 Minuten backen.

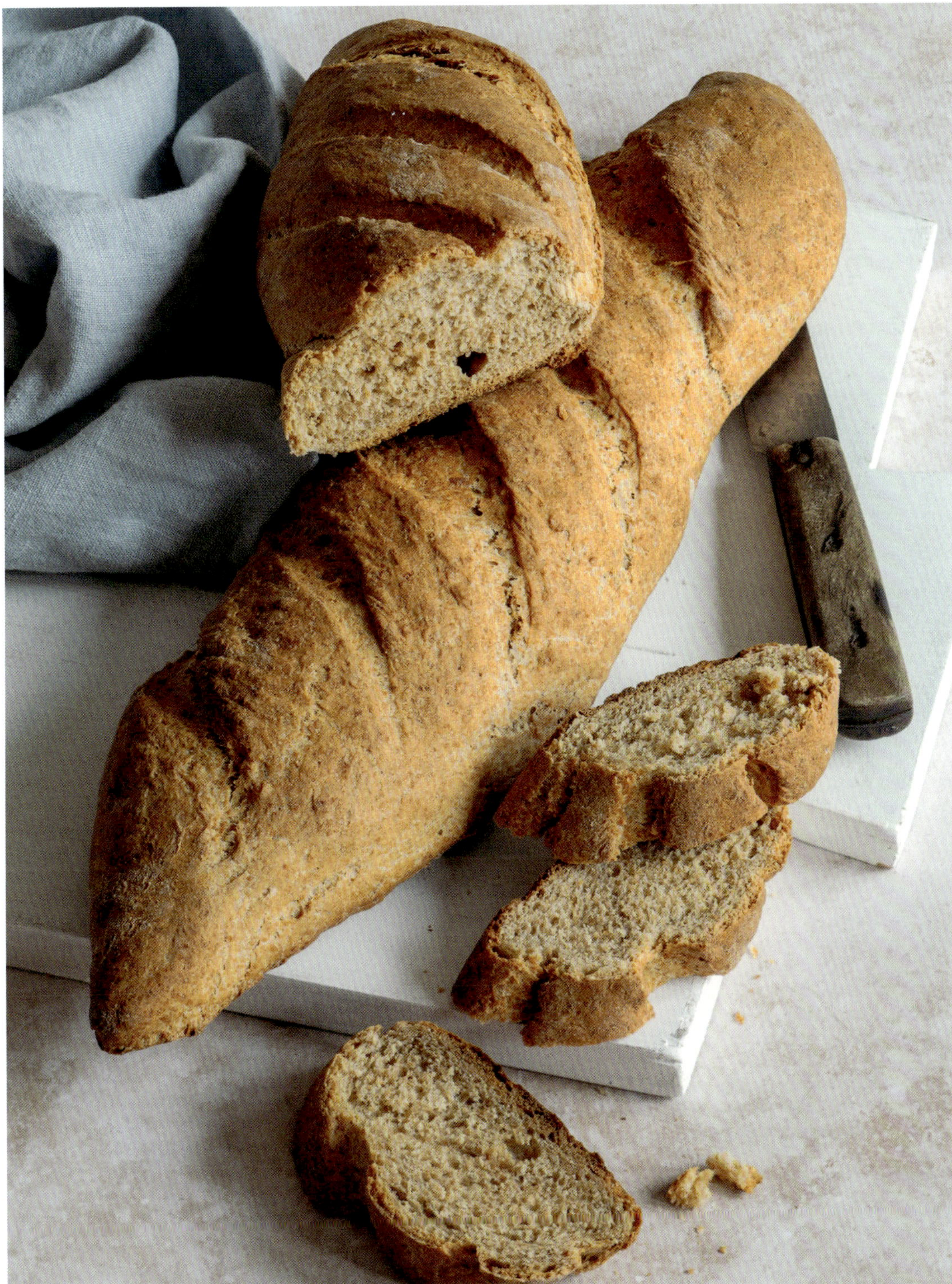

Brotaufstriche – bunt und gesund

Hier dürfen Sie ruhig mal dick auftragen: Ob chilischarf, mit feiner Senfnote oder würzig-pikant, diese Aufstriche sind ruckzuck gemacht und sorgen für leckere Abwechslung auf dem Frühstücksbrot. Mit Nüssen, wertvollen Pflanzenölen, Gemüse und Kräutern stärken sie die Abwehrkräfte und wirken entzündungshemmend.

Rote-Bete-Hummus

Für 4 Portionen: **200 g Rote Bete** putzen, schälen und klein würfeln (Achtung, Rote Bete färbt stark ab!). In einem kleinen Topf in **1 EL Olivenöl** 2 bis 3 Minuten dünsten. Anschließend mit **50 ml Wasser** ablöschen und mit geschlossenem Deckel etwa 15 Minuten garen. Inzwischen **100 g Kichererbsen** (aus Glas oder Dose) in einem Sieb kalt abbrausen, abtropfen lassen und mit den gegarten Rote-Bete-Würfeln, **2 EL Tahin** (Sesampaste) und **1 EL Zitronensaft** fein pürieren. Die Paste mit **Salz, Pfeffer** und **½ TL gemahlenem Kreuzkümmel** würzen und nach Belieben mit **2 EL gehacktem Koriandergrün** bestreuen. Der Rote-Bete-Hummus hält sich im Kühlschrank 4 bis 5 Tage.

Pro Portion: ca. 140 kcal, 4 g EW, 9 g F, 10 g KH, 3 g BST

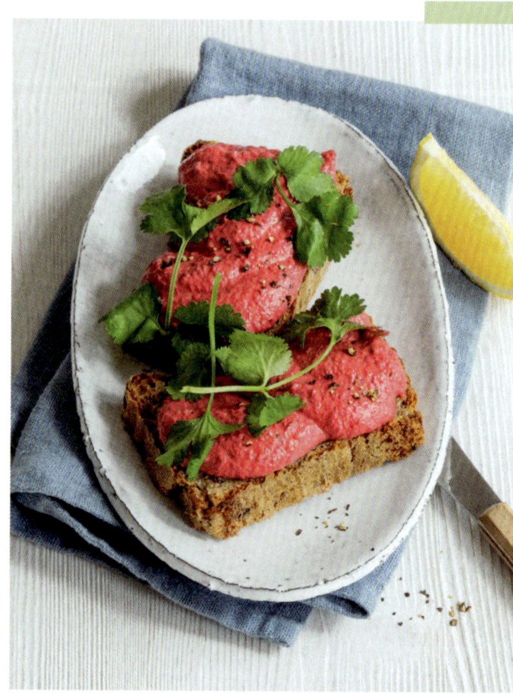

DIE ERNÄHRUNGS-DOCS

Wurst und Schinken waren gestern, ab sofort landen leckere Aufstriche auf dem Brot! Die sind nicht nur gesund, sondern machen auch gut satt, weil sie viel Eiweiß-Power bieten: Dafür sorgen mal Hülsenfrüchte, mal Hüttenkäse – oder auch mal Sesampaste beziehungsweise Mandelmus. Kräuter, Gewürze und Kerne bringen das gewisse Etwas. Praktisch: Alle Aufstriche halten sich im Kühlschrank ein paar Tage, Sie können also gleich die doppelte Menge zubereiten.

Erbsen-Dill-Aufstrich

Für 4 Portionen: **200 g tiefgekühlte Erbsen** in einer Schüssel mit kochend heißem Wasser übergießen und etwa 5 Minuten ziehen lassen. Dann in ein Sieb abgießen und abtropfen lassen. **1 Schalotte** schälen und fein würfeln. Erbsen und Schalotte im Blitzhacker mit **2 EL braunem Mandelmus, 1 EL Zitronensaft** und **2 EL Wasser** pürieren. Den Aufstrich mit **Salz** und **Pfeffer** würzen. **½ Bund Dill** waschen, trocken schütteln, die Spitzen abzupfen und fein hacken. Unter den Aufstrich mischen und zuletzt **1 TL Chili- oder Hanföl** darüberträufeln. Der Aufstrich hält sich im Kühlschrank mindestens 4 Tage.

Pro Portion: ca. 145 kcal,
6 g EW, 9 g F, 9 g KH, 3 g BST

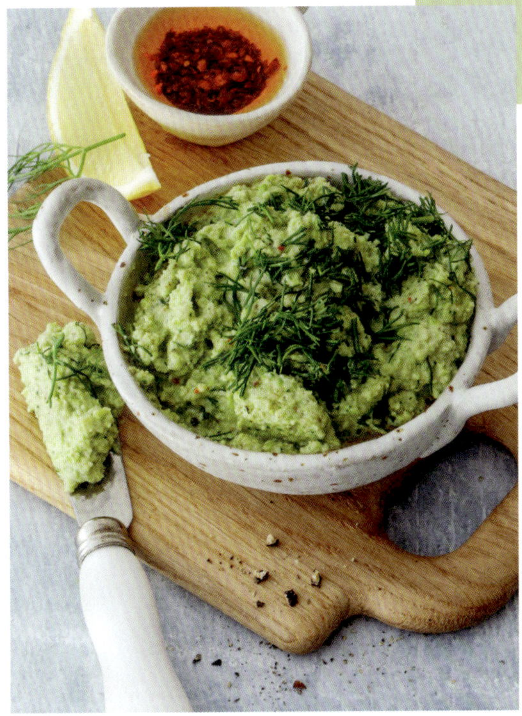

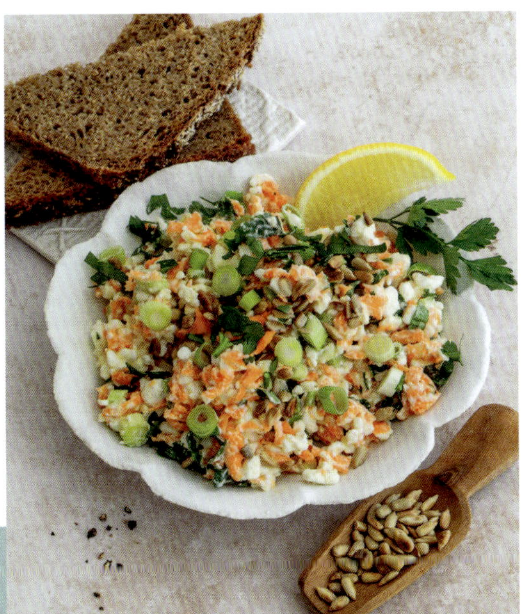

Möhren-Hüttenkäse-Aufstrich

Für 4 Portionen: **1 Möhre** putzen, schälen und auf der Gemüsereibe fein raspeln. **1 Frühlingszwiebel** putzen, waschen und in dünne Ringe schneiden. Möhre und Frühlingszwiebel mit **200 g körnigem Frischkäse** (Hüttenkäse) und **1 TL scharfem Senf** verrühren. Mit **Salz, Pfeffer** und **¼ TL edelsüßem Paprikapulver** würzen. **1 EL Leinöl, 2 TL Zitronensaft** und **2 EL gehackte Petersilie** unterheben und **2 TL geröstete Sonnenblumenkerne** darüberstreuen. Der Aufstrich hält sich gekühlt 3 bis 4 Tage.

Pro Portion: ca. 100 kcal,
7 g EW, 6 g F, 4 g KH, 1 g BST

Vollkornschnitten mit Käse und Putenbrust

Für 2 Personen
Zubereitung: 15 Minuten

4 Stiele Dill
2 EL Frischkäse (Halbfettstufe)
2 TL körniger Senf
4 schöne Salatblätter
2 kleine Tomaten
½ Mini-Salatgurke
30 g Sprossen (z. B. von Alfalfa, Linsen, Radieschen)
4 Scheiben feines Roggenvollkornbrot (à ca. 50 g; siehe Seite 62; oder ein anderes Roggenvollkornbrot)
2 Scheiben junger Gouda (ca. 50 g; 45 % Fett i. Tr.)
2 Scheiben Putenbrustaufschnitt (ca. 40 g)
Salz, Pfeffer aus der Mühle
2 TL Hanföl

Pro Portion: ca. 445 kcal, 25 g EW, 20 g F, 38 g KH, 10 g BST

+ Den Dill waschen, trocken tupfen, die Spitzen abzupfen und fein hacken. Mit dem Frischkäse und Senf verrühren.

+ Die Salatblätter waschen und trocken tupfen. Tomaten waschen und in dünne Scheiben schneiden, dabei die Stielansätze entfernen. Die Gurke putzen, waschen und quer in dünne Scheiben schneiden. Sprossen in einem Sieb abbrausen und abtropfen lassen.

+ Die Brotscheiben mit dem Senf-Frischkäse-Mix bestreichen und mit je 1 Salatblatt belegen. Jeweils 2 Brotscheiben mit dem Käse und dem Putenbrustaufschnitt belegen. Die Tomatenscheiben auf den Käsebroten, die Gurken auf den Putenbroten verteilen.

+ Die Brote leicht salzen und pfeffern. Die Sprossen darüberstreuen und die Brote mit dem Öl beträufeln. Jeweils 1 Käse- und Putenbrot auf einem Teller anrichten.

DIE ERNÄHRUNGS-DOCS

Als Topping geben Sprossen Salaten, Suppen und Broten nicht nur optisch und geschmacklich einen Extrakick, sie werten die Gerichte auch gesundheitlich auf. Die sogenannten Microgreens strotzen nämlich nur so vor Nährstoffen: Dunkle Sprossen wie die von Roter Bete oder Rotkohl liefern reichlich Anthocyane, sekundäre Pflanzenstoffe, die antioxidativ und damit antientzündlich wirken. Alfalfasprossen können mit hungerbremsenden Bitterstoffen punkten und Brokkolisprossen enthalten vor allem Senfölglykoside, die unter anderem krebshemmende Eigenschaften haben.

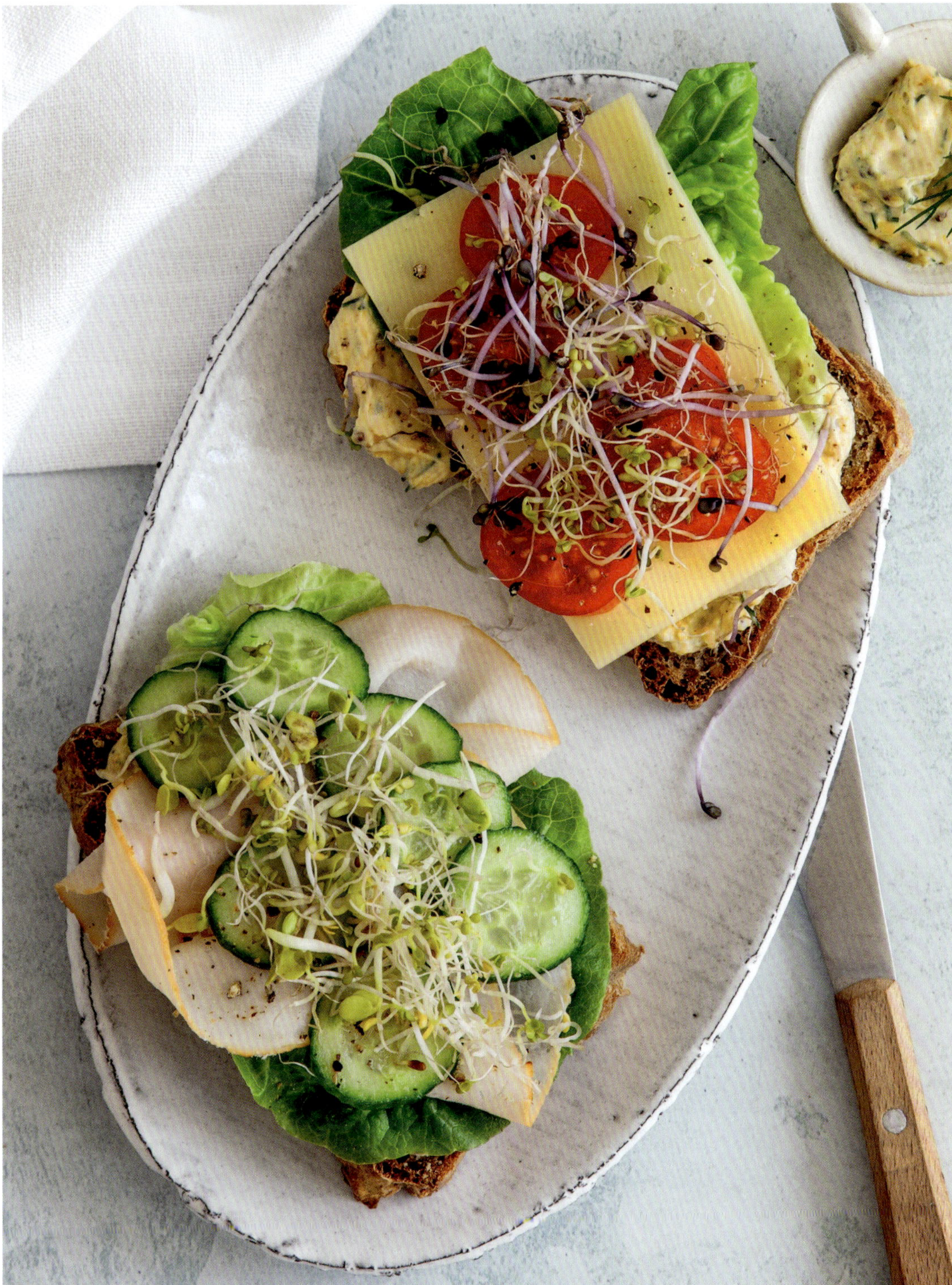

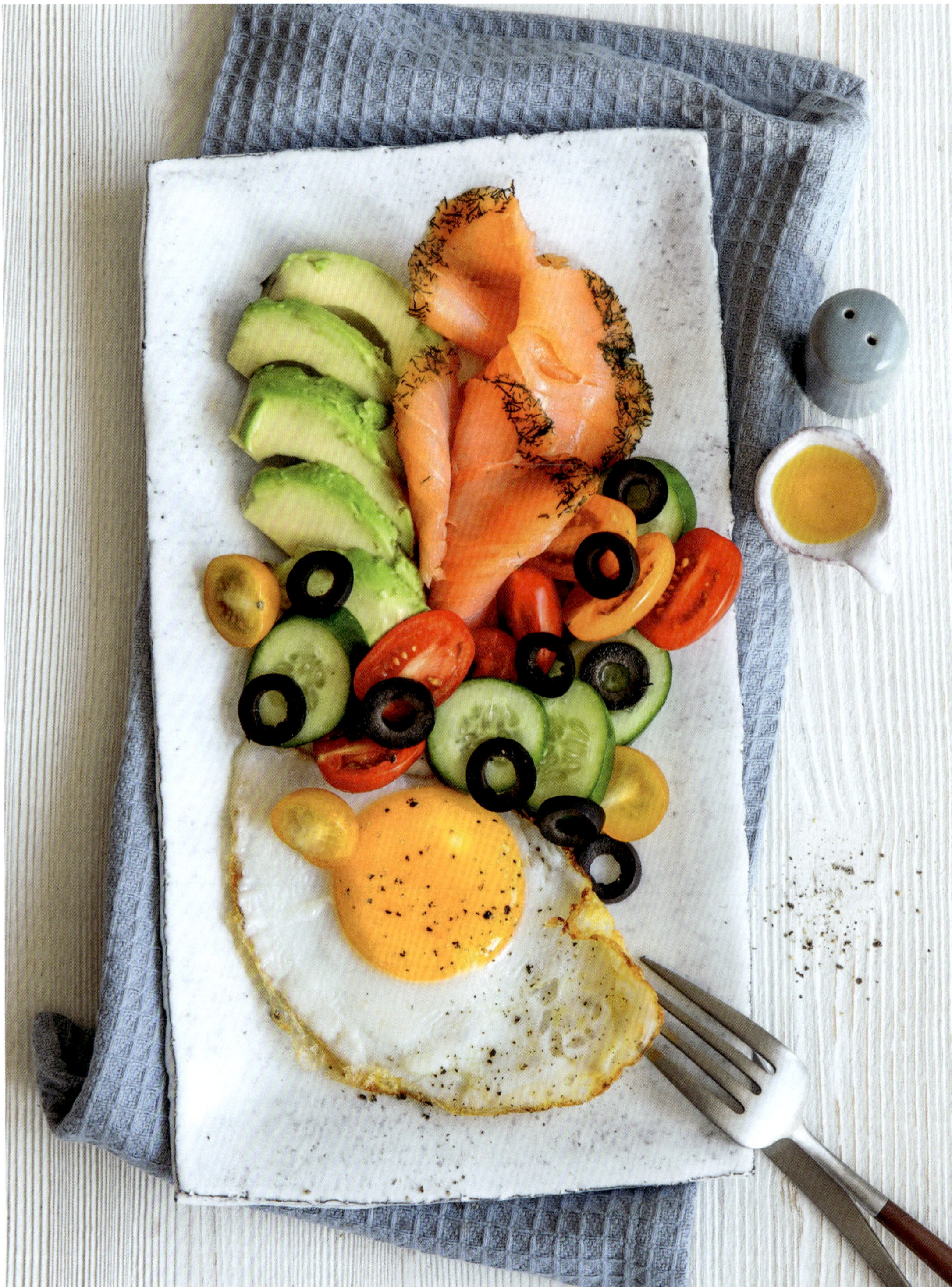

Herzhaftes Frühstück mit Spiegelei und Lachs

Für 2 Personen
Zubereitung: 20 Minuten

1 Avocado (ca. 180 g)
1 EL Limettensaft
150 g kleine Tomaten
1 Mini-Salatgurke
30 g schwarze Oliven (ohne Stein)
1½ EL Olivenöl
2 Eier (Größe M)
Salz, Pfeffer aus der Mühle
2 TL Weißweinessig
90 g Graved Lachs (in dünnen Scheiben)
2 Scheiben feines Roggenvollkornbrot (siehe Seite 62; à ca. 50 g; oder ein anderes Roggenvollkornbrot)

Pro Portion: ca. 530 kcal, 22 g EW, 36 g F, 25 g KH, 9 g BST

+ Die Avocado halbieren und den Kern entfernen, das Fruchtfleisch aus den Schalen lösen und in Scheiben schneiden. Sofort mit dem Limettensaft beträufeln, damit sie sich nicht bräunlich verfärben.

+ Tomaten waschen und in Spalten schneiden, dabei die Stielansätze entfernen. Die Gurke putzen, waschen und in etwa ½ cm dicke Scheiben schneiden. Die Oliven abtropfen lassen und in dünne Ringe schneiden.

+ In einer beschichteten Pfanne ½ EL Öl erhitzen und die Eier darin bei mittlerer Hitze etwa 4 Minuten zu Spiegeleiern braten, mit Salz und Pfeffer würzen.

+ Avocado, Tomaten und Gurke auf Tellern anrichten und die Oliven darauf verteilen. Das Gemüse mit dem restlichen Öl (1 EL) und dem Essig beträufeln. Die Spiegeleier und den Graved Lachs daneben anrichten und das Brot dazu reichen.

DIE ERNÄHRUNGS-DOCS

Weil sie alle essenziellen Aminosäuren liefern, sind Eier eine besonders wertvolle Proteinquelle und gelten zu Recht als effektive Abnehmhelfer. In Sachen Gesundheit können sie außerdem mit vielen Vitaminen (vor allem B-Vitaminen) und dem Inhaltsstoff Cholin punkten. Der unterstützt den Abtransport von Fetten aus der Leber und kann daher helfen, einer Fettleber (siehe Seite 19) vorzubeugen. Auch wenn das enthaltene Cholesterin inzwischen als unbedenklich gilt, sollen Sie sich aus ökologischen Gründen auf 4 bis 5 Eier in der Woche beschränken.

Fitness-Omelett mit Paprika-Spinat-Gemüse

Für 2 Personen
Zubereitung: 30 Minuten

1 kleine Zwiebel
1 Knoblauchzehe
je 1 rote und gelbe Paprikaschote
125 g junger Spinat
2 EL Olivenöl
2 TL Tomatenmark
50 ml Gemüsebrühe
Salz, Pfeffer aus der Mühle
5 Eier (Größe M)
50 g Feta (Schafskäse; Halbfettstufe)

Pro Portion: ca. 420 kcal, 26 g EW, 29 g F, 9 g KH, 5 g BST

+ Die Zwiebel schälen, halbieren und in feine Streifen schneiden. Den Knoblauch schälen und in feine Würfel schneiden. Die Paprikaschoten vierteln, putzen, waschen und quer in Streifen schneiden. Den Spinat verlesen, waschen und trocken schleudern, dabei grobe Stiele entfernen.

+ In einem großen Topf 1 EL Öl erhitzen und Zwiebel und Knoblauch darin bei mittlerer Hitze andünsten. Die Paprikastreifen dazugeben und etwa 2 Minuten mitbraten. Das Tomatenmark einrühren und kurz andünsten.

+ Das Gemüse mit der Brühe ablöschen und mit geschlossenem Deckel bei schwacher Hitze etwa 5 Minuten garen. Etwa 2 Minuten vor Ende der Garzeit den Spinat dazugeben und mit geschlossenem Deckel zusammenfallen lassen. Alles mit Salz und Pfeffer würzen.

+ Inzwischen die Eier mit Salz und Pfeffer verquirlen. In einer beschichteten Pfanne (18–20 cm Durchmesser) ½ EL Öl erhitzen und die Hälfte der Eiermasse darin zu einem Omelett leicht stocken lassen. Anschließend mit geschlossenem Deckel bei mittlerer Hitze 3 bis 4 Minuten vollständig stocken lassen.

+ Das Omelett auf einen Teller geben und mit einem zweiten Teller abgedeckt warm halten. Die restlichen Eier im übrigen Öl (½ EL) ebenso zu einem Omelett backen und auf einen Teller geben.

+ Das Paprika-Spinat-Gemüse auf den Omeletts verteilen und mit dem zerbröckelten Schafskäse bestreuen.

Tipp: Fans von scharfen Gemüsegerichten können das Omelett noch mit Chiliflocken bestreuen.

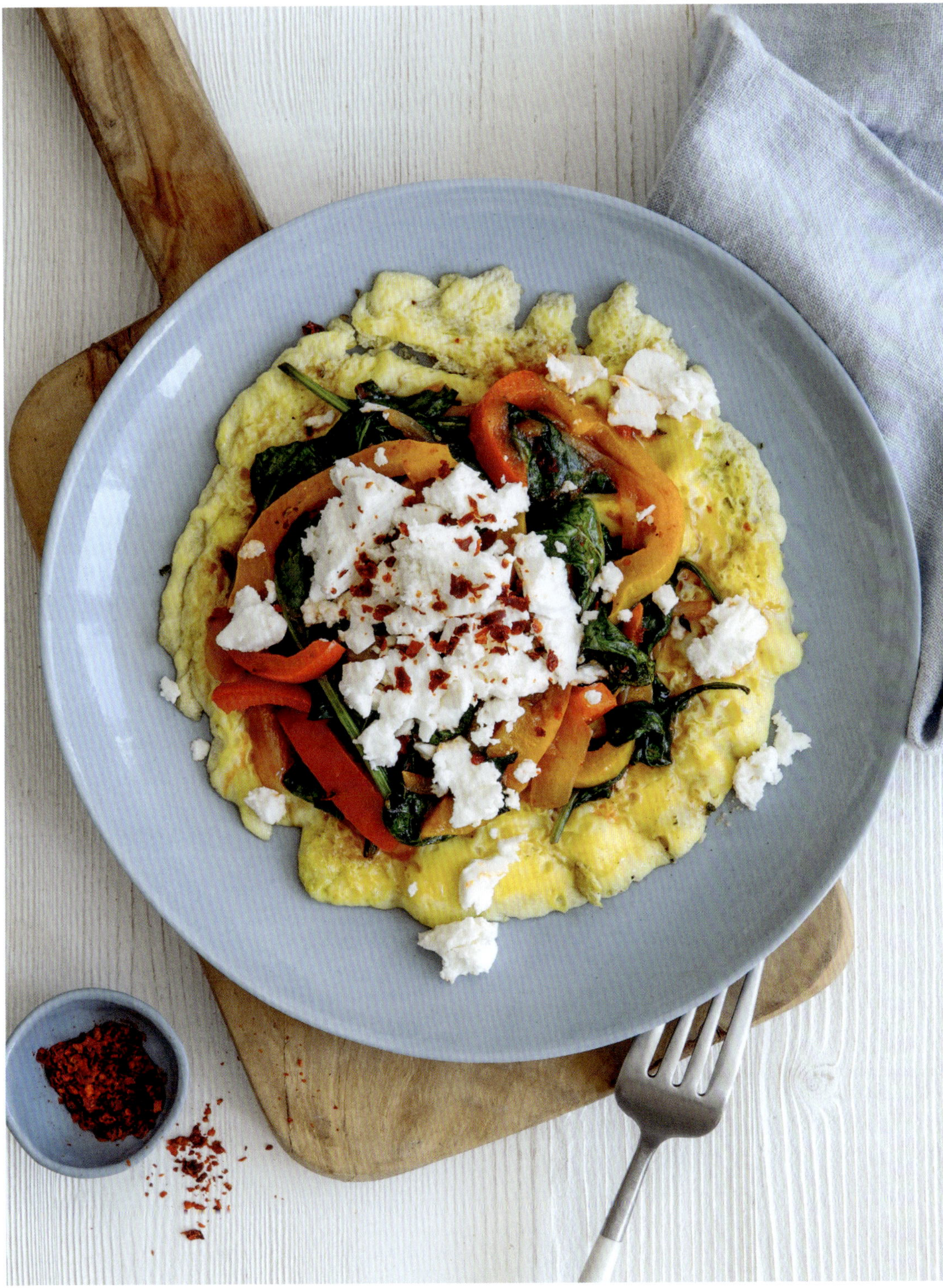

Grüner Smoothie mit Feldsalat

Für 2 Gläser (à 300 ml)
Zubereitung: 10 Minuten

60 g Feldsalat
1 säuerlicher Apfel (z. B. Jonagold)
100 g grüne, kernlose Weintrauben
1 EL Zitronensaft
300 g reine Buttermilch (max. 1% Fett)
1 EL Leinöl
6 EL zarte Haferflocken
1 Msp. Zimtpulver

Pro Glas: ca. 310 kcal, 10 g EW, 9 g F, 41 g KH, 5 g BST

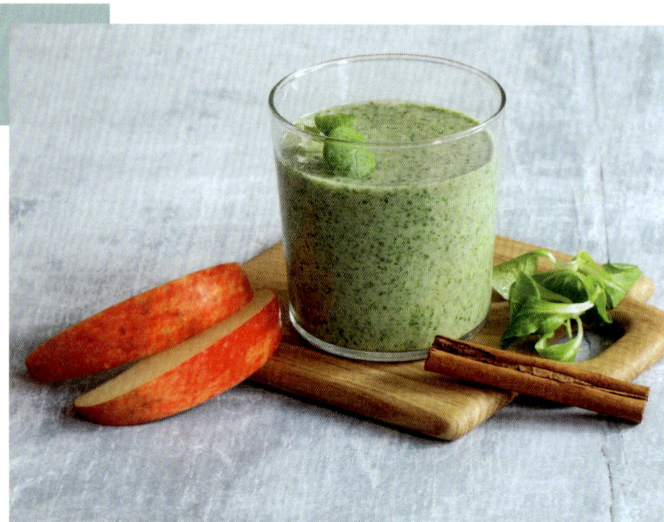

+ Den Feldsalat verlesen, waschen und trocken schleudern, dabei grobe Stiele entfernen. Den Apfel waschen, vierteln und entkernen, die Viertel in Stücke schneiden. Die Trauben waschen und abzupfen.

+ Feldsalat, Apfelstücke, Trauben, Zitronensaft und die Hälfte der Buttermilch in den Mixer oder einen hohen Rührbecher geben und alles erst auf kleiner, dann auf höchster Stufe (mit dem Stabmixer) feincremig pürieren.

+ Die übrige Buttermilch (150 g), Leinöl, Haferflocken und Zimt hinzufügen und den Smoothie nochmals kurz durchmixen. Falls der Drink zu dickflüssig ist, noch etwas Wasser unterrühren. Zum Trinken auf Gläser verteilen.

Lila Smoothie mit Johannisbeeren

+ Die Johannisbeeren verlesen, waschen und von den Rispen zupfen. Den Fenchel putzen, waschen und vierteln, den harten Strunk entfernen und die Viertel grob in Stücke schneiden, das zarte Grün grob hacken. Die Birne waschen, vierteln, entkernen und ebenfalls grob in Stücke schneiden.

+ Die Johannisbeeren, den Fenchel samt Grün sowie die Birne mit Mandelmus, Vanille, Joghurt und Mineralwasser in den Mixer geben und alles erst auf kleiner, dann auf höchster Stufe feincremig pürieren. Den Smoothie in Gläser füllen und sofort servieren.

Tipp: Der Smoothie schmeckt auch super, wenn Sie die Schwarzen Johannisbeeren durch frische oder tiefgekühlte Blaubeeren ersetzen. Mit einer pflanzlichen Joghurt-Alternative auf Soja- oder Kokosbasis wird der Smoothie vegan.

Für 2 Gläser (à 350 ml)
Zubereitung: 15 Minuten

100 g Schwarze Johannisbeeren
1 kleine Fenchelknolle (ca. 200 g)
1 Birne (z. B. Williams Christ; ca. 180 g)
1 EL braunes Mandelmus
1 Stück Vanilleschote (ca. 2 cm)
150 g Joghurt (1,5 % Fett)
150 ml Mineralwasser (ohne Kohlensäure)

Pro Glas: ca. 230 kcal,
7 g EW, 11 g F, 23 g KH, 6 g BST

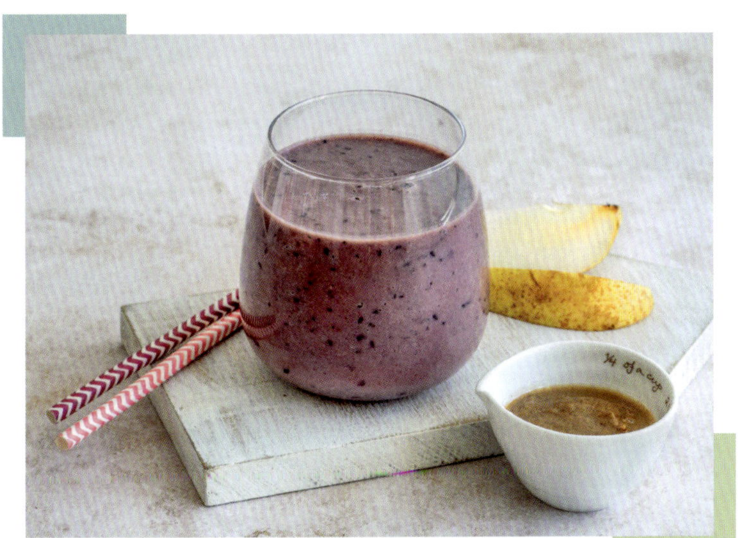

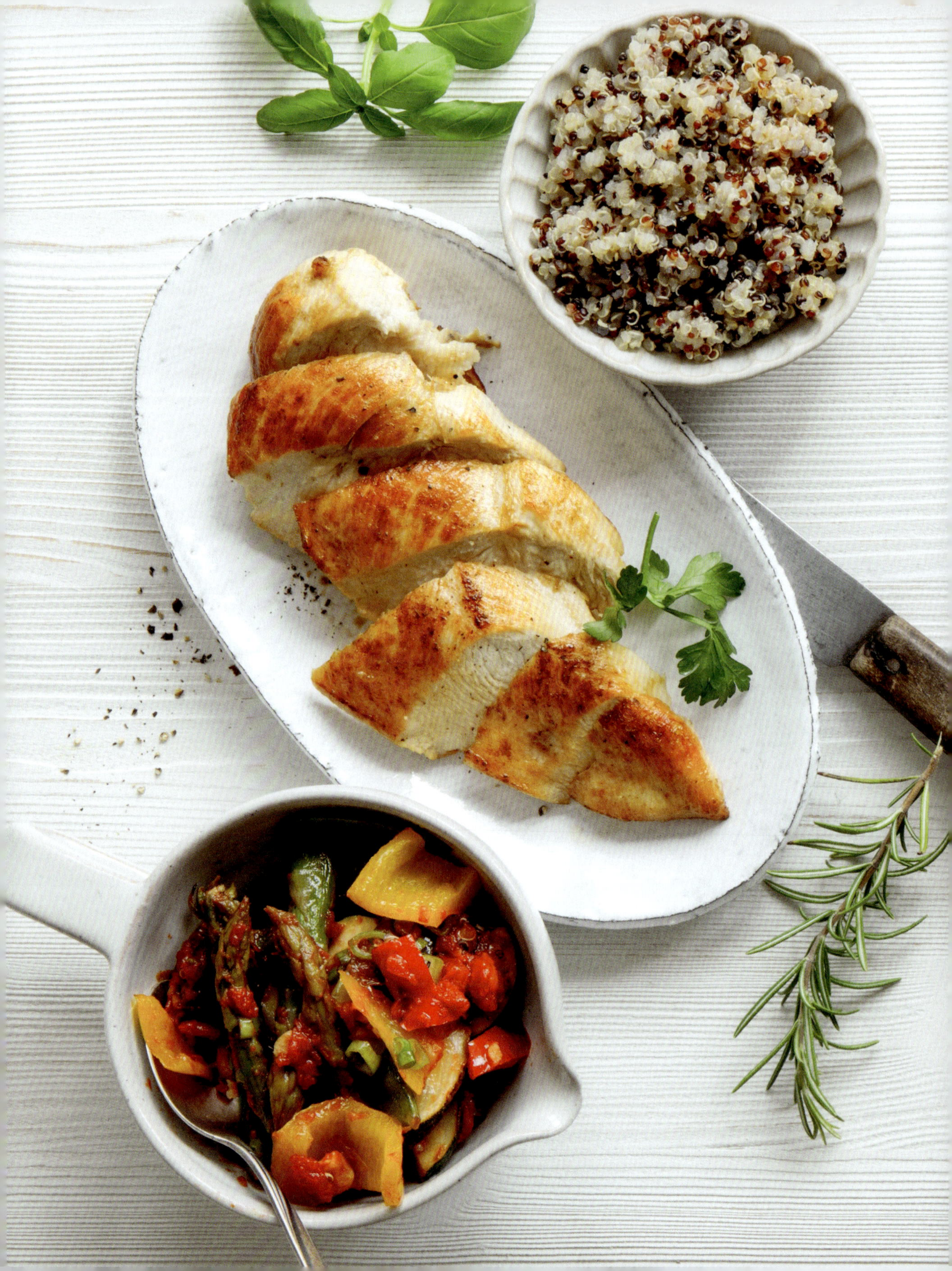

HAUPTGERICHTE

Lassen Sie sich überraschen, was in der gesunden Schlank-und-satt-Küche alles auf den Tisch kommen kann – ob raffinierte Currys, leckere Nudelgerichte, bunte Gemüsepfannen, knackige Salate oder Fisch aus dem Ofen. Das Erfolgsgeheimnis der Rezepte: Hier werden Protein-Booster clever mit Entzündungshemmern kombiniert. Das bringt Power auf den Teller und macht lange satt.

Buntes Gemüsecurry mit Kichererbsen und Basmatireis

Für 2 Personen
Zubereitung: 35 Minuten

80 g Vollkorn-Basmatireis
Salz
1 Zwiebel
20 g Ingwer
300 g Möhren
1 gelbe Paprikaschote
200 g Brokkoliröschen
2 EL helles Sesamöl
(ersatzweise Rapsöl)
1 EL Garam Masala
(ersatzweise Currypulver)
1 Dose stückige Tomaten (400 g)
300 ml vegane Gemüsebrühe
200 g Kichererbsen
(aus Glas oder Dose)
3 Stiele Koriandergrün
Salz, Pfeffer aus der Mühle
2 EL veganer Kokosjoghurt

Pro Portion: ca. 590 kcal,
19 g EW, 21 g F, 70 g KH, 17 g BST

+ Den Reis in einem Sieb abbrausen und mit 200 ml kochendem Salzwasser in einem Topf einmal kurz aufkochen. Anschließend mit geschlossenem Deckel bei schwacher Hitze nach Packungsanweisung etwa 30 Minuten garen.

+ In der Zwischenzeit die Zwiebel schälen und fein würfeln. Den Ingwer schälen und ebenfalls fein würfeln. Die Möhren putzen, schälen und auf der Gemüsereibe in dünne Scheiben hobeln oder schneiden. Die Paprika vierteln, putzen, waschen und in etwa 2 cm große Stücke schneiden. Die Brokkoliröschen putzen und waschen, größere Röschen kleiner schneiden.

+ Das Öl in einem großen Topf erhitzen und die Zwiebelwürfel darin bei mittlerer Hitze andünsten. Den Ingwer hinzufügen, mit Garam Masala bestäuben und kurz andünsten. Dann Möhren und Paprika hinzufügen, die Tomaten dazugeben und alles mit der Brühe aufgießen. Das Curry mit geschlossenem Deckel bei schwacher Hitze etwa 8 Minuten köcheln lassen.

+ Währenddessen die Kichererbsen in einem Sieb abbrausen und abtropfen lassen. Den Koriander waschen, trocken tupfen und die Blätter abzupfen. Brokkoli und Kichererbsen zum Curry geben und alles noch etwa 5 Minuten weitergaren.

+ Das Curry mit Salz und Pfeffer abschmecken und in Schalen oder tiefen Tellern anrichten. Mit dem veganen Joghurt und dem Koriandergrün garnieren. Den Reis dazu reichen.

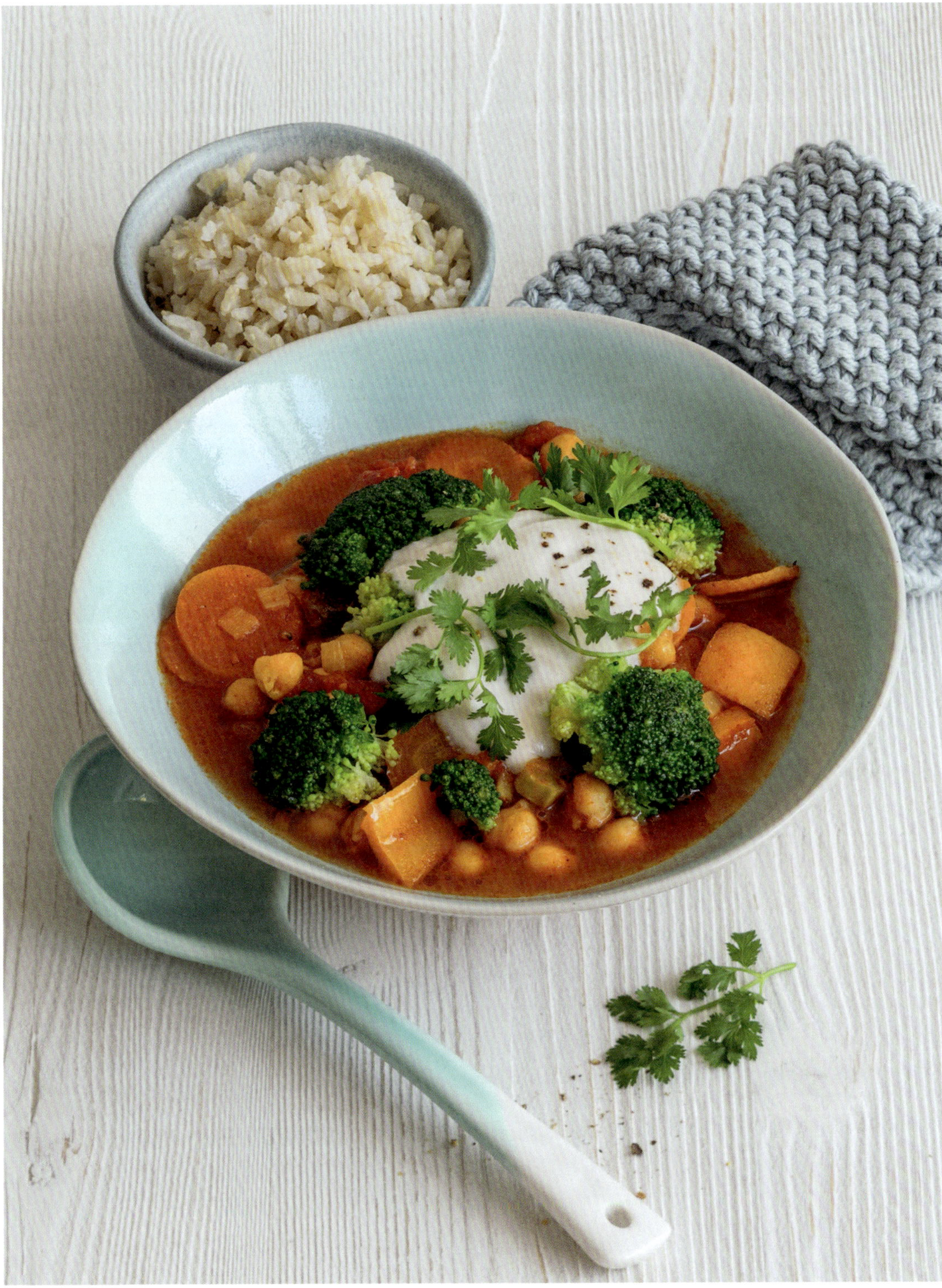

Asia-Gemüse-Nudeln mit Pak Choi und Ei

Für 2 Personen
Zubereitung: 35 Minuten

140 g Emmer-Vollkornspaghetti (ersatzweise Dinkel-Vollkornspaghetti)
Salz
200 g Brokkoli
1 rote Paprikaschote
300 g Baby-Pak-Choi
20 g Ingwer
1 kleine rote Zwiebel
1 Knoblauchzehe
1 EL helles Sesamöl (ersatzweise Rapsöl)
2–3 EL Sojasauce
2 TL geröstetes Sesamöl
2 Eier (Größe M)
2 TL Limettensaft
Pfeffer aus der Mühle
2 TL dunkle Sesamsamen

Pro Portion: ca. 530 kcal,
23 g EW, 22 g F, 56 g KH, 10 g BST

+ Die Nudeln in reichlich kochendem Salzwasser nach Packungsanweisung bissfest garen. In ein Sieb abgießen, kalt abschrecken und gut abtropfen lassen. Nach Belieben die Spaghetti mit einer Schere grob in Stücke schneiden.

+ Inzwischen den Brokkoli putzen, waschen und in Röschen teilen, den Strunk schälen und klein würfeln. Die Paprika vierteln, putzen, waschen und in etwa 2 cm große Stücke schneiden. Den Pak Choi putzen und waschen, die weißen Teile in dünne Streifen, die grünen Teile in 2 bis 3 cm breite Streifen schneiden. Ingwer, Zwiebel und Knoblauch schälen und in feine Würfel schneiden.

+ Das Öl im Wok oder in einer Pfanne erhitzen. Brokkoli, Paprika und Pak-Choi-Stiele darin bei mittlerer Hitze in etwa 3 Minuten unter Rühren bissfest braten. Dann Ingwer, Zwiebel, Knoblauch und Pak-Choi-Blätter dazugeben und etwa 2 Minuten mitbraten. Alles mit 2 EL Sojasauce und geröstetem Sesamöl würzen, herausnehmen.

+ Anschließend die Eier im heißen Wok im verbliebenen Öl unter Rühren braten. Die Nudeln und das Gemüse dazugeben und alles unter Rühren 2 bis 3 Minuten erhitzen. Mit Limettensaft, restlicher Sojasauce (ca.1 EL) und Pfeffer abschmecken. Die Asia-Nudeln in Schalen oder tiefen Tellern anrichten und mit Sesam bestreuen.

DIE ERNÄHRUNGS-DOCS

Pasta-Fans müssen auf ihr Lieblingsessen nicht verzichten, wenn sie den Nudeln ihren „Dickmacher"-Faktor nehmen und auf Vollkorn- statt auf herkömmliche Pasta setzen. Probieren Sie Dinkel-, Emmer- oder auch Buchweizennudeln. Die liefern nicht nur jede Menge Nährstoffe, sondern sättigen dank ihrer Ballaststoffe auch lang anhaltend und stabilisieren den Blutzuckerspiegel.

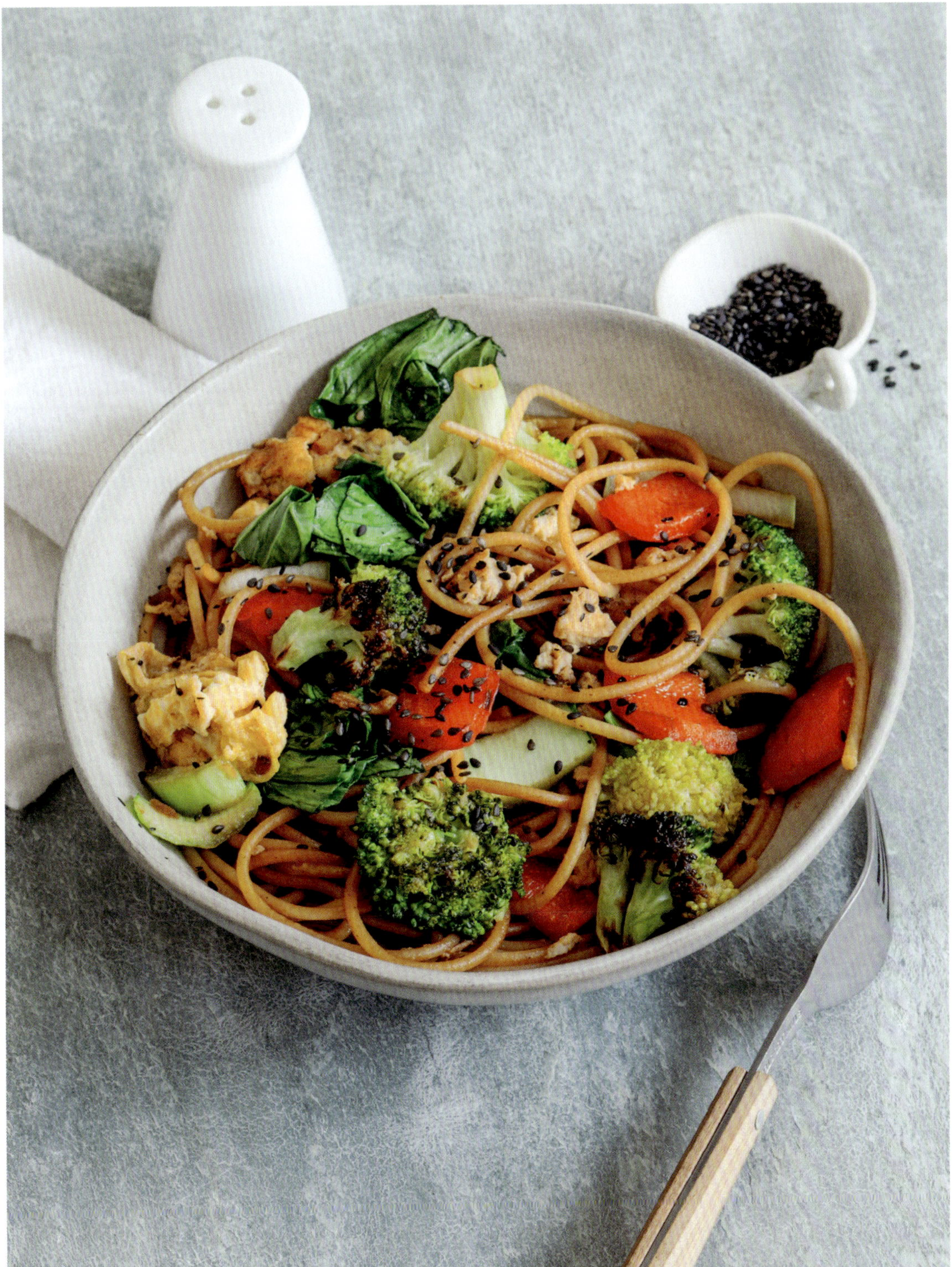

Veganer Borschtsch mit Räuchertofu

Für 2 Personen
Zubereitung: 1 Stunde

1 große weiße Zwiebel
200 g Weißkohl
200 g Rote Beten
300 g vorwiegend festkochende Kartoffeln
1 Bund Suppengrün (ca. 250 g)
2 EL Rapsöl
200 g passierte Tomaten (aus Glas oder Dose)
½ l vegane Gemüsebrühe
1 Lorbeerblatt
½ TL ganzer Kümmel
Salz, Pfeffer aus der Mühle
200 g geräucherter Tofu
½ Bund Dill
2 EL Sojaquark

Pro Portion: ca. 535 kcal, 25 g EW, 24 g F, 46 g KH, 13 g BST

+ Die Zwiebel schälen, halbieren und in feine Scheiben schneiden. Den Weißkohl putzen, waschen und in feine Streifen schneiden. Die Roten Beten und die Kartoffeln schälen und in grobe Stücke schneiden (Achtung, Rote Bete färbt stark ab!). Das Suppengrün putzen, waschen bzw. schälen und in kleine Würfel oder Streifen schneiden.

+ Das Öl in einem großen Topf erhitzen und die Zwiebel darin bei mittlerer Hitze 2 bis 3 Minuten andünsten. Weißkohl, Rote Beten, Kartoffeln und Suppengrün dazugeben und 2 bis 3 Minuten mitdünsten. Die Tomaten hinzufügen und alles mit der Brühe aufgießen. Lorbeer und Kümmel dazugeben, alles mit Salz und Pfeffer würzen und kurz aufkochen. Anschließend den Eintopf mit geschlossenem Deckel bei mittlerer Hitze 25 bis 30 Minuten garen.

+ In der Zwischenzeit den Tofu trocken tupfen und etwa 1 cm groß würfeln. Etwa 5 Minuten vor Ende der Garzeit in den Eintopf geben und bei schwacher Hitze mitkochen.

+ Den Dill waschen, trocken tupfen, die Spitzen abzupfen und fein hacken. Den Eintopf nochmals mit Salz und Pfeffer abschmecken und in Schalen oder tiefen Tellern anrichten. Jeweils 1 EL Sojaquark daraufsetzen und mit Dill bestreuen.

DIE ERNÄHRUNGS-DOCS

Die Empfehlung, mehr pflanzliches Eiweiß zu essen, kommt nicht von ungefähr, denn tierisches Eiweiß aus Fleisch oder Milchprodukten hat fast immer ungesunde Fettsäuren mit im Gepäck. Mit Sojaprodukten wie Tofu oder Tempeh sind Sie dagegen auf der sicheren Seite. Die liefern nicht nur reichlich „grüne“ Proteine, sondern zudem noch jede Menge Ballaststoffe und Antioxidantien, die gegen Entzündungen wirken.

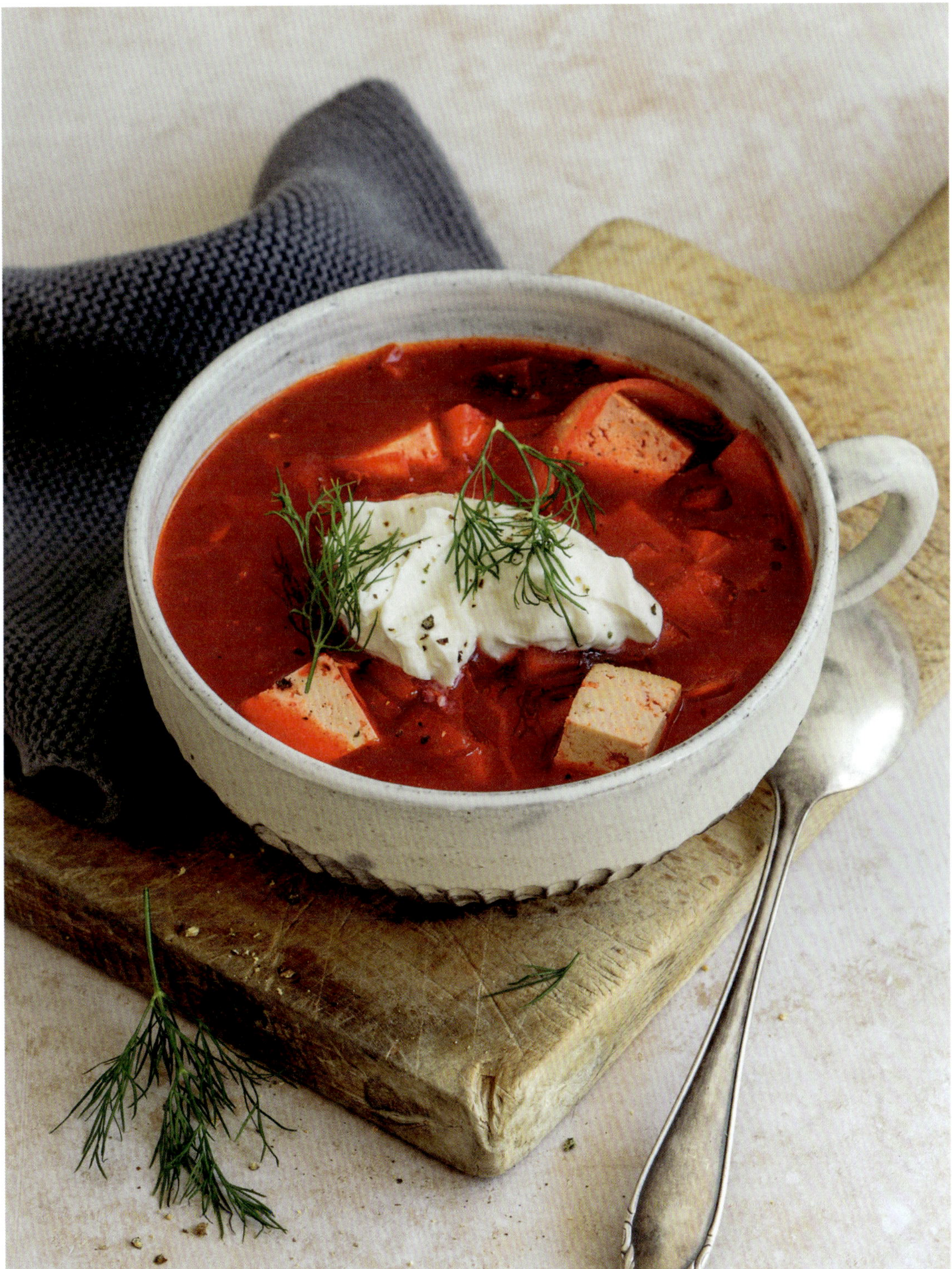

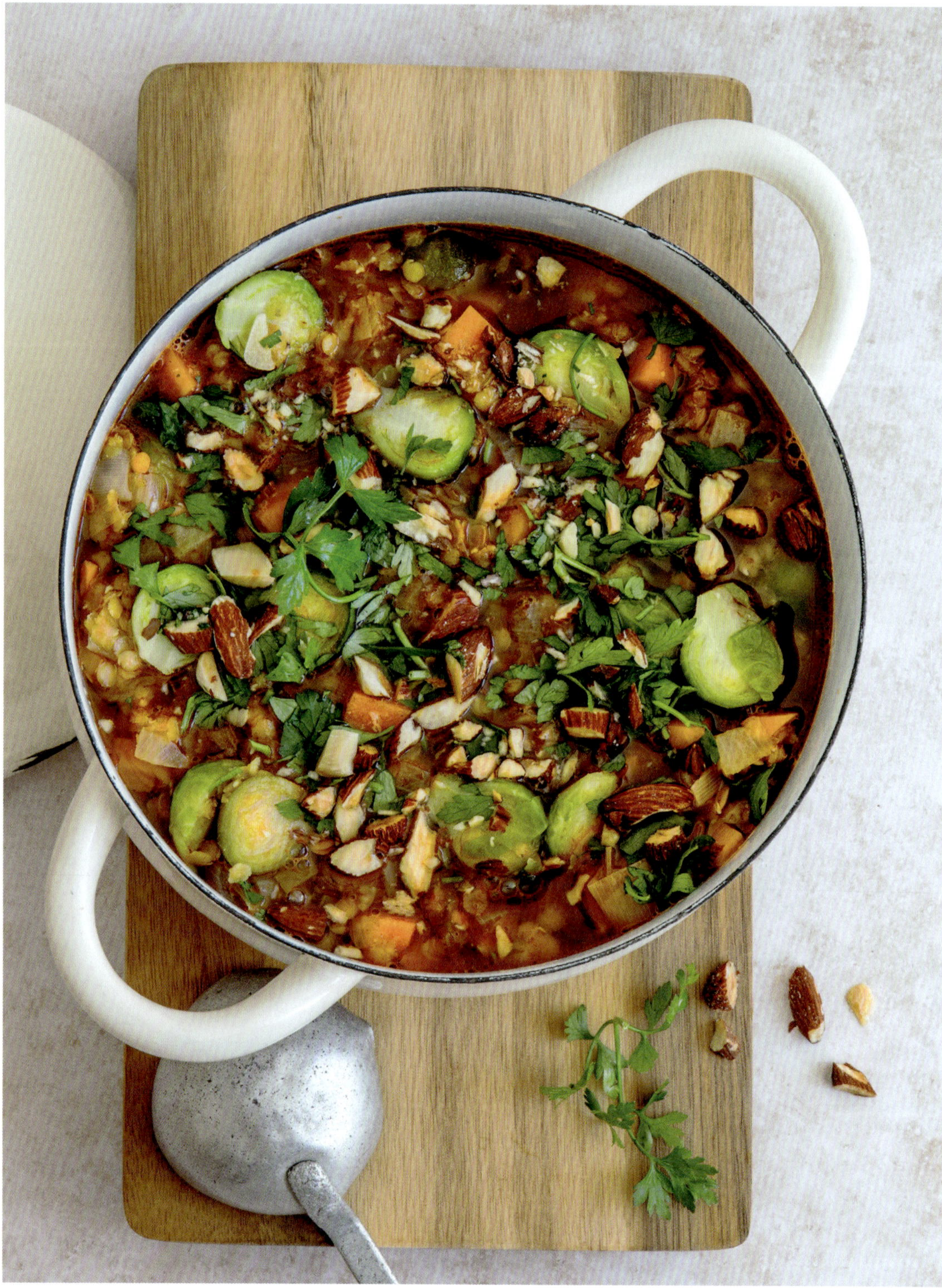

Wintergemüseeintopf mit Linsen und Mandeln

Für 2 Personen
Zubereitung: 45 Minuten

1 Zwiebel
1 Knoblauchzehe
350 g Rosenkohl (ersatzweise 300 g tiefgekühlt und aufgetaut)
150 g Knollensellerie
2 Möhren (ca. 150 g)
1 Stange Lauch (ca. 250 g)
1 EL Rapsöl
1 EL Tomatenmark
1 TL gemahlener Kreuzkümmel
1 TL edelsüßes Paprikapulver
½ TL rosenscharfes Paprikapulver
¾ l vegane Gemüsebrühe
125 g rote Linsen
30 g Mandeln
¼ Bund Petersilie
Salz, Pfeffer aus der Mühle
1 EL Apfelessig

Pro Portion: ca. 600 kcal, 32 g EW, 24 g F, 53 g KH, 20 g BST

+ Zwiebel und Knoblauch schälen und fein würfeln. Den Rosenkohl putzen und die äußeren Blätter entfernen, den Rosenkohl waschen und halbieren. Sellerie und Möhren putzen, schälen und etwa 1 cm groß würfeln. Den Lauch putzen, gründlich waschen und schräg in etwa 1 cm breite Scheiben schneiden.

+ Das Öl in einem Topf erhitzen und Zwiebel und Knoblauch darin bei mittlerer Hitze andünsten. Den Rosenkohl, Sellerie- und Möhrenwürfel sowie den Lauch dazugeben und 2 bis 3 Minuten mitdünsten. Das Tomatenmark einrühren, mit Kreuzkümmel und beiden Paprikapulvern bestäuben und kurz andünsten.

+ Alles mit der Brühe ablöschen und einmal kurz aufkochen, dann offen bei mittlerer Hitze noch etwa 5 Minuten garen. Anschließend die Linsen dazugeben und den Eintopf mit geschlossenem Deckel noch 5 bis 7 Minuten köcheln lassen, dabei ab und zu umrühren.

+ Inzwischen die Mandeln in einer Pfanne ohne Fett hell anrösten. Herausnehmen und abkühlen lassen, dann grob hacken. Die Petersilie waschen, trocken tupfen, die Blätter abzupfen und fein hacken.

+ Den Eintopf mit Salz, Pfeffer und Essig abschmecken, in Schalen oder tiefen Tellern anrichten. Mit Petersilie und Mandeln bestreuen.

DIE ERNÄHRUNGS-DOCS

In der kalten Jahreszeit hilft dieser Eintopf mit seinem bunten Gemüse-Mix, die Abwehrkräfte zu stärken. Ein „schlanker“ Sattmacher ist er noch dazu, weil die roten Linsen viel pflanzliches Eiweiß beisteuern. Außerdem liefern die kleinen Hülsenfrüchte jede Menge Ballast- und sekundäre Pflanzenstoffe, die entzündungshemmend wirken.

Spaghetti mit Pilzfrischkäsesauce

Für 2 Personen
Zubereitung: 25 Minuten

250 g braune Champignons
1 Stange Lauch (ca. 250 g)
1 kleine Zwiebel
1 Knoblauchzehe
120 g Dinkel-Vollkornspaghetti
Salz
2 EL Olivenöl
125 ml Gemüsebrühe
100 g tiefgekühlte Edamamekerne
150 g Frischkäse (Halbfettstufe)
Salz, Pfeffer aus der Mühle
2 TL Zitronensaft
½ Bund Schnittlauch

Pro Portion: ca. 530 kcal,
29 g EW, 21 g F, 49 g KH, 14 g BST

+ Pilze putzen, falls nötig, trocken abreiben und in dünne Scheiben schneiden. Lauch putzen, gründlich waschen und in dickere Ringe schneiden. Zwiebel und Knoblauch schälen und separat fein würfeln. Die Nudeln in reichlich kochendem Salzwasser nach Packungsanweisung bissfest garen.

+ Inzwischen das Öl in einer großen beschichteten Pfanne erhitzen und Pilze, Lauch und Zwiebel darin bei mittlerer Hitze etwa 3 Minuten andünsten. Den Knoblauch hinzufügen und kurz mitdünsten. Mit der Brühe ablöschen, die Edamamekerne dazugeben und alles offen bei mittlerer Hitze 3 bis 4 Minuten garen, dabei ab und zu umrühren.

+ Den Herd ausschalten, den Frischkäse unter das Gemüse in der Pfanne rühren, aber die Sauce nicht mehr kochen lassen. Mit Salz, Pfeffer und Zitronensaft abschmecken.

+ Die Nudeln in ein Sieb abgießen und kurz abtropfen lassen, dabei etwa 50 ml Nudelkochwasser auffangen. Nudeln samt Kochwasser unter die Pilzsauce mischen und alles auf der abgeschalteten Herdplatte mit geschlossenem Deckel 2 bis 3 Minuten ziehen lassen.

+ Den Schnittlauch waschen, trocken tupfen und in feine Röllchen schneiden. Die Pasta auf tiefen Tellern mit Schnittlauch anrichten.

DIE ERNÄHRUNGS-DOCS

Pilze sind eine gute Wahl, wenn man seine Ernährung um hochwertiges Pflanzeneiweiß ergänzen möchte, denn sie liefern fast alle essenziellen Aminosäuren. Darüber hinaus sind Champignons, Austernpilze und Co. äußerst kalorienarm, enthalten aber viele antientzündlich und antioxidativ wirksame Nährstoffe wie Selen oder Zink.

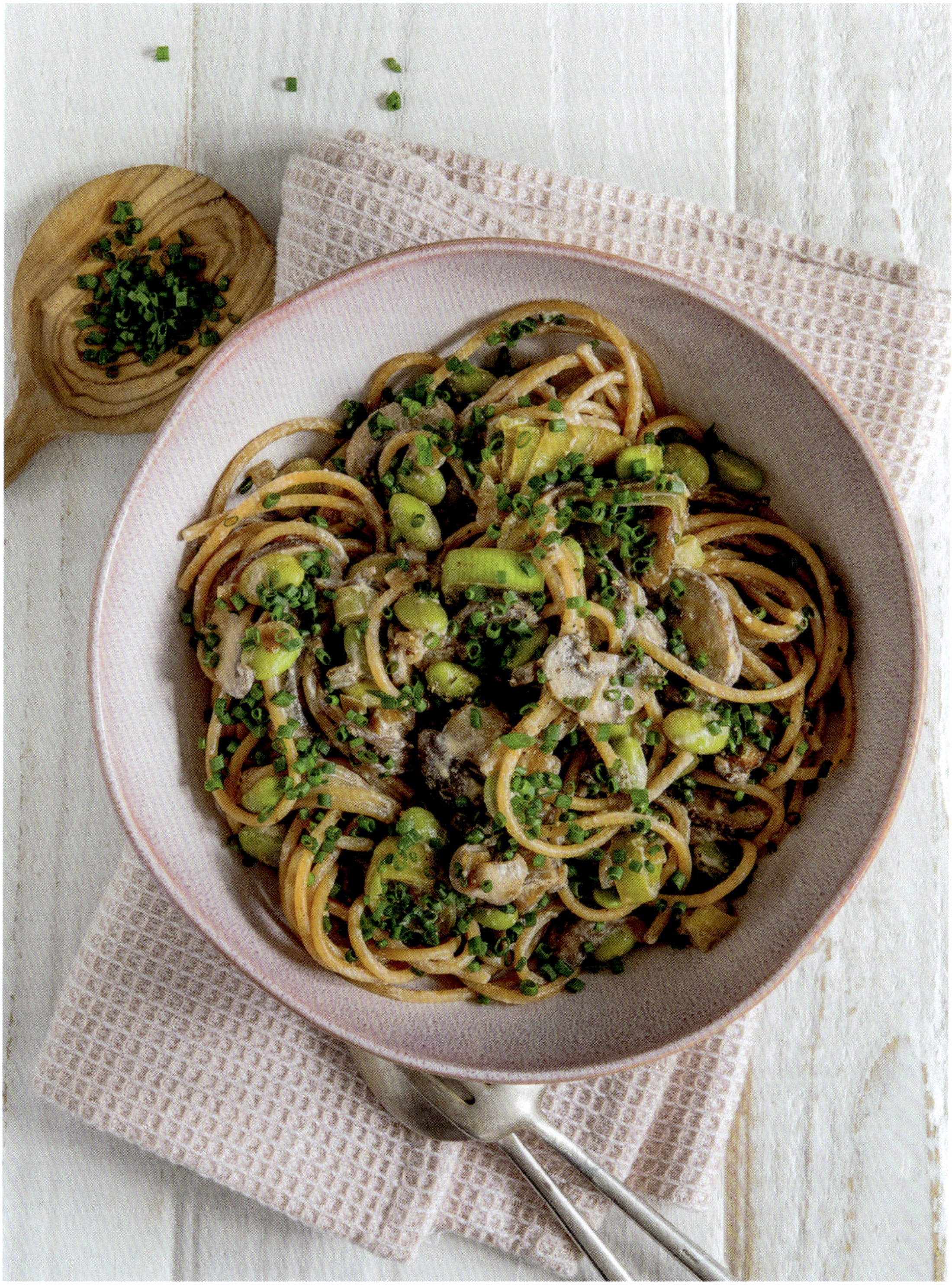

Gemüse-Pasta Arrabiata mit Zucchini und Paprika

Für 2 Personen
Zubereitung: 30 Minuten

1 kleine Zwiebel
1 Knoblauchzehe
1 rote Chilischote
je 1 rote und gelbe Paprikaschote
1 Zucchini (ca. 180 g)
2 EL Olivenöl
250 g passierte Tomaten
(aus Glas oder Dose)
50 ml Gemüsebrühe
Salz, Pfeffer aus der Mühle
½ TL edelsüßes Paprikapulver
1 EL Aceto balsamico
150 g Kichererbsennudeln
(z. B. Casarecce oder Spiralen)
30 g Montello (am Stück)
2 Stiele Basilikum

Pro Portion: ca. 520 kcal,
26 g EW, 22 g F, 46 g KH, 16 g BST

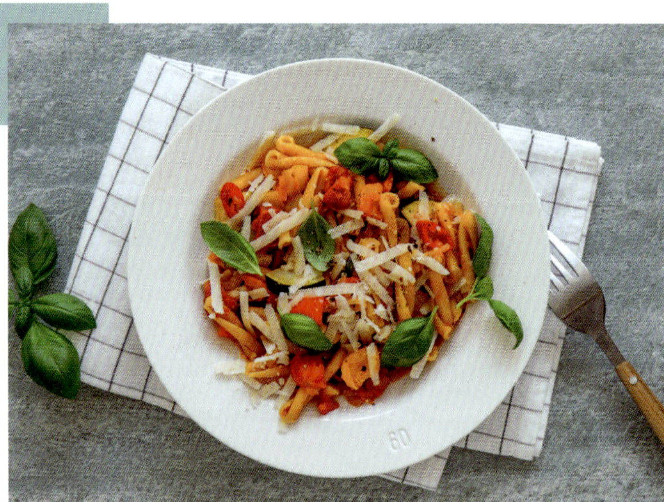

+ Zwiebel und Knoblauch schälen und klein würfeln. Chili längs halbieren, putzen, waschen und fein würfeln. Die Paprikaschoten vierteln, putzen, waschen und etwa 1 cm groß würfeln. Zucchini putzen, waschen, längs vierteln und in Scheiben schneiden.

+ Das Öl in einem großen Topf erhitzen und Zwiebel, Knoblauch und Chili darin bei mittlerer Hitze 3 Minuten dünsten. Paprika und Zucchini dazugeben und etwa 2 Minuten mitdünsten. Tomaten und Brühe hinzufügen, alles einmal aufkochen und mit Salz, Pfeffer, Paprika und Essig würzen. Mit geschlossenem Deckel bei schwacher Hitze etwa 10 Minuten köcheln lassen, dabei ab und zu umrühren.

+ Inzwischen die Nudeln in reichlich kochendem Salzwasser nach Packungsanweisung 7 bis 9 Minuten bissfest garen (Achtung, Pasta aus Hülsenfrüchten gart schnell weich!). Den Käse in Späne hobeln. Basilikum waschen, trocken tupfen und Blätter abzupfen. Nudeln in ein Sieb abgießen und abtropfen lassen, mit dem Gemüse mischen. Auf tiefen Tellern anrichten, mit Käse und Basilikum bestreuen.

Linsennudeln mit Blumenkohl und Spinat

+ Den Blumenkohl putzen, waschen, in Röschen teilen und in etwa 2 cm große Stücke schneiden. Möhre putzen, schälen und schräg in dünne Scheiben schneiden. Spinat verlesen, waschen und trocken schleudern, grobe Stiele entfernen. Zitrone heiß waschen, abtrocknen, die Schale fein abreiben, den Zitronensaft auspressen. Beides mit Salz, Pfeffer, Chiliflocken, 1 EL Thymian und 2 EL Öl verrühren.

+ Den Blumenkohl in einer großen Pfanne im übrigen Öl (1 EL) bei mittlerer Hitze unter Rühren etwa 5 Minuten braten. Die Möhre etwa 5 Minuten mitgaren, salzen und pfeffern. Die Nudeln in reichlich kochendem Salzwasser nach Packungsanweisung bissfest garen (Achtung, Pasta aus Hülsenfrüchten gart schnell weich!). In ein Sieb abgießen und abtropfen lassen, dabei 100 ml Kochwasser auffangen.

+ Nudeln und Kochwasser zum Gemüse geben und 2 bis 3 Minuten garen, Würzöl und Spinat unterheben, salzen und pfeffern. Die Pasta auf Tellern mit übrigem Thymian (1 EL) und Nüssen anrichten.

Für 2 Personen
Zubereitung: 40 Minuten

300 g Blumenkohl (ohne Grün)
1 große Möhre
100 g junger Spinat
½ Bio-Zitrone
Salz, Pfeffer aus der Mühle
½ TL Chiliflocken
2 EL gehackter Thymian
3 EL Olivenöl
125 g Rote-Linsen-Nudeln
(z. B. Spiralen)
20 g gehackte Walnusskerne

Pro Portion: ca. 510 kcal,
20 g EW, 27 g F, 42 g KH, 9 g BST

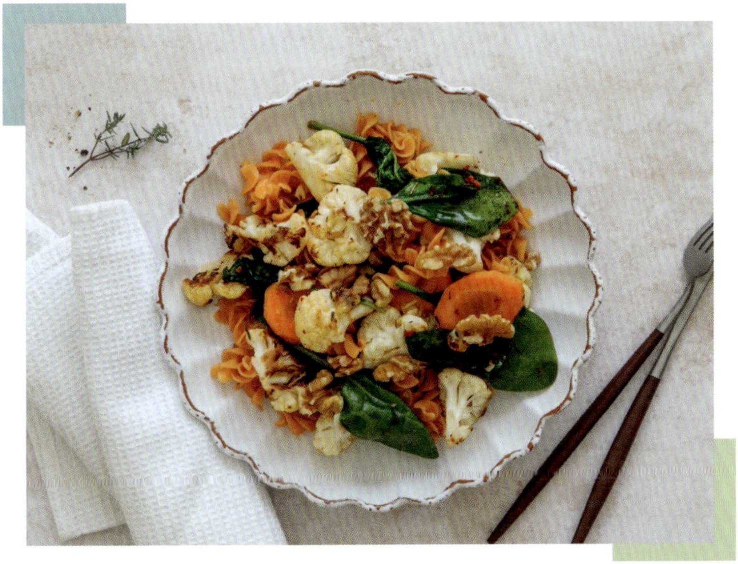

Wirsing-Bratreis mit Shiitake und Currytofu

Für 2 Personen
Zubereitung: 35 Minuten

100 g Vollkorn-Basmatireis
Salz
1 große Möhre
¼ Wirsing (ca. 250 g)
100 g Shiitakepilze
3 Frühlingszwiebeln
1 Bio-Limette
150 g geräucherter Tofu
3 EL helles Sesamöl
(ersatzweise Rapsöl)
1 TL Currypulver
Pfeffer aus der Mühle
2 EL Sojasauce
3 Stiele Koriandergrün

Pro Portion: ca. 560 kcal,
21 g EW, 25 g F, 59 g KH, 9 g BST

+ Reis in einem Sieb abbrausen und in einem Topf mit ¼ l kochendem Salzwasser einmal kurz aufkochen. Dann mit geschlossenem Deckel bei schwacher Hitze nach Packungsanweisung etwa 30 Minuten köcheln lassen.

+ Die Möhre putzen, schälen und in dünne Stifte schneiden. Den Wirsing putzen, waschen und den harten Strunk entfernen, die Blätter in feine Streifen schneiden. Die Pilze putzen, falls nötig, trocken abreiben und in Streifen schneiden. Die Frühlingszwiebeln putzen, waschen und in dünne Ringe schneiden. Die Limette heiß waschen, abtrocknen und halbieren, eine Hälfte in Spalten schneiden, von der anderen Hälfte die Schale fein abreiben und 1 EL Saft auspressen.

+ Den Tofu trocken tupfen und in etwa 1 cm große Würfel schneiden. 1 EL Öl im Wok oder in einer Pfanne erhitzen und die Tofuwürfel darin bei mittlerer Hitze in etwa 3 Minuten goldbraun braten. Mit dem Currypulver und Pfeffer würzen. Den Tofu herausnehmen und abgedeckt warm halten.

+ Das restliche Öl (2 EL) in Wok oder Pfanne erhitzen und Möhre, Wirsing und Pilze darin unter Rühren 3 bis 4 Minuten braten. Den gegarten Reis und die Frühlingszwiebeln dazugeben und bei mittlerer Hitze 2 bis 3 Minuten mitbraten. Mit Sojasauce, Limettensaft und -schale würzen und mit geschlossenem Deckel auf der abgeschalteten Herdplatte 2 bis 3 Minuten ziehen lassen.

+ Inzwischen das Koriandergrün waschen, trocken tupfen und die Blätter abzupfen. Den Bratreis mit dem Tofu auf Tellern anrichten und mit Koriander bestreuen, die Limettenspalten dazu reichen.

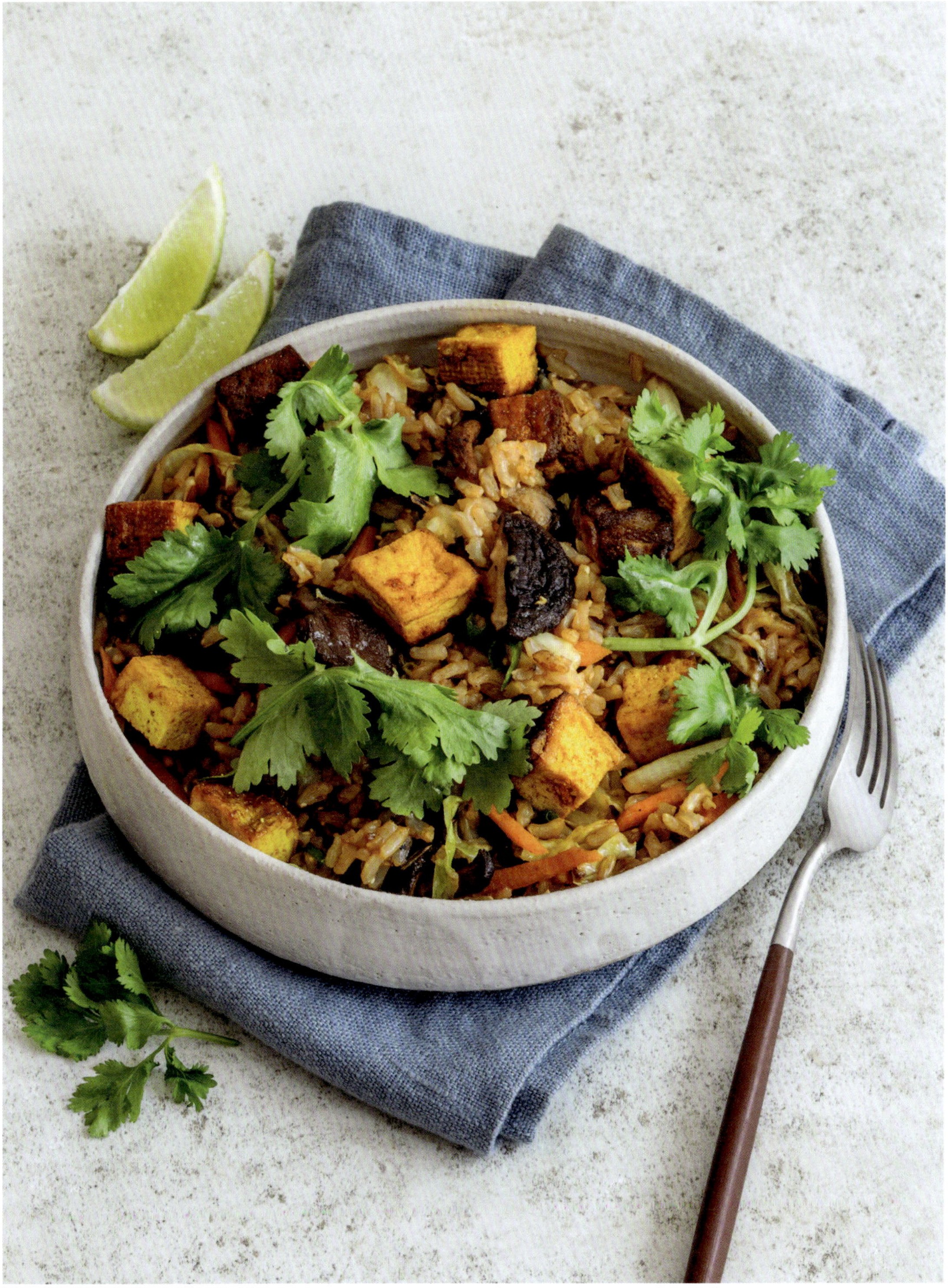

Blumenkohl-Reis-Bowl mit Kimchi

Für 2 Personen
Zubereitung: 35 Minuten

140 g Vollkornreis
Salz
2 EL Rapsöl
1 EL Zitronensaft
2 TL Chilipaste
(z. B. Sambal Oelek)
300 g Blumenkohl (ohne Grün)
200 g bunter Mangold
(rot- und gelbstielig)
1 große Tomate
Pfeffer aus der Mühle
200 g Kimchi (aus dem Glas)
100 g Seidentofu
20 g gehackte Cashewkerne

Pro Portion: ca. 530 kcal,
17 g EW, 21 g F, 65 g KH, 10 g BST

+ Den Reis in einem Sieb abbrausen und in einem Topf in 300 ml Salzwasser einmal kurz aufkochen. Dann mit geschlossenem Deckel bei schwacher Hitze 25 bis 30 Minuten garen bzw. quellen lassen, bis der Reis das Wasser aufgenommen hat. Anschließend in eine Schüssel füllen und lauwarm abkühlen lassen.

+ Inzwischen den Backofen auf 200 °C vorheizen. Ein Backblech mit Backpapier belegen. Für die Marinade Öl, Zitronensaft, etwas Salz und Chilipaste mit 50 ml Wasser in einer Schüssel verrühren. Den Blumenkohl putzen, waschen, in Röschen teilen und etwa 2 cm groß schneiden, den Strunk schälen und klein würfeln. Den Blumenkohl in der Marinade wenden, auf dem Blech verteilen und im Ofen auf der mittleren Schiene etwa 20 Minuten rösten. Die verbliebene Marinade beiseitestellen.

+ Währenddessen den Mangold putzen, waschen und die Stiele in etwa 1 cm breite Stücke, die Blätter grob schneiden. Beides in einem Topf in reichlich kochendem Salzwasser etwa 1 Minute blanchieren, in ein Sieb abgießen, kalt abschrecken und abtropfen lassen.

+ Die Tomate waschen und klein würfeln, dabei den Stielansatz entfernen. Die Tomate unter den Reis mischen, mit Salz und Pfeffer würzen und auf Schalen (Bowls) verteilen.

+ Den Blumenkohl aus dem Ofen nehmen und mit Mangold, Kimchi und Seidentofu auf dem Tomatenreis verteilen. Mit der beiseitegestellten Marinade beträufeln und mit den Cashewkernen bestreuen.

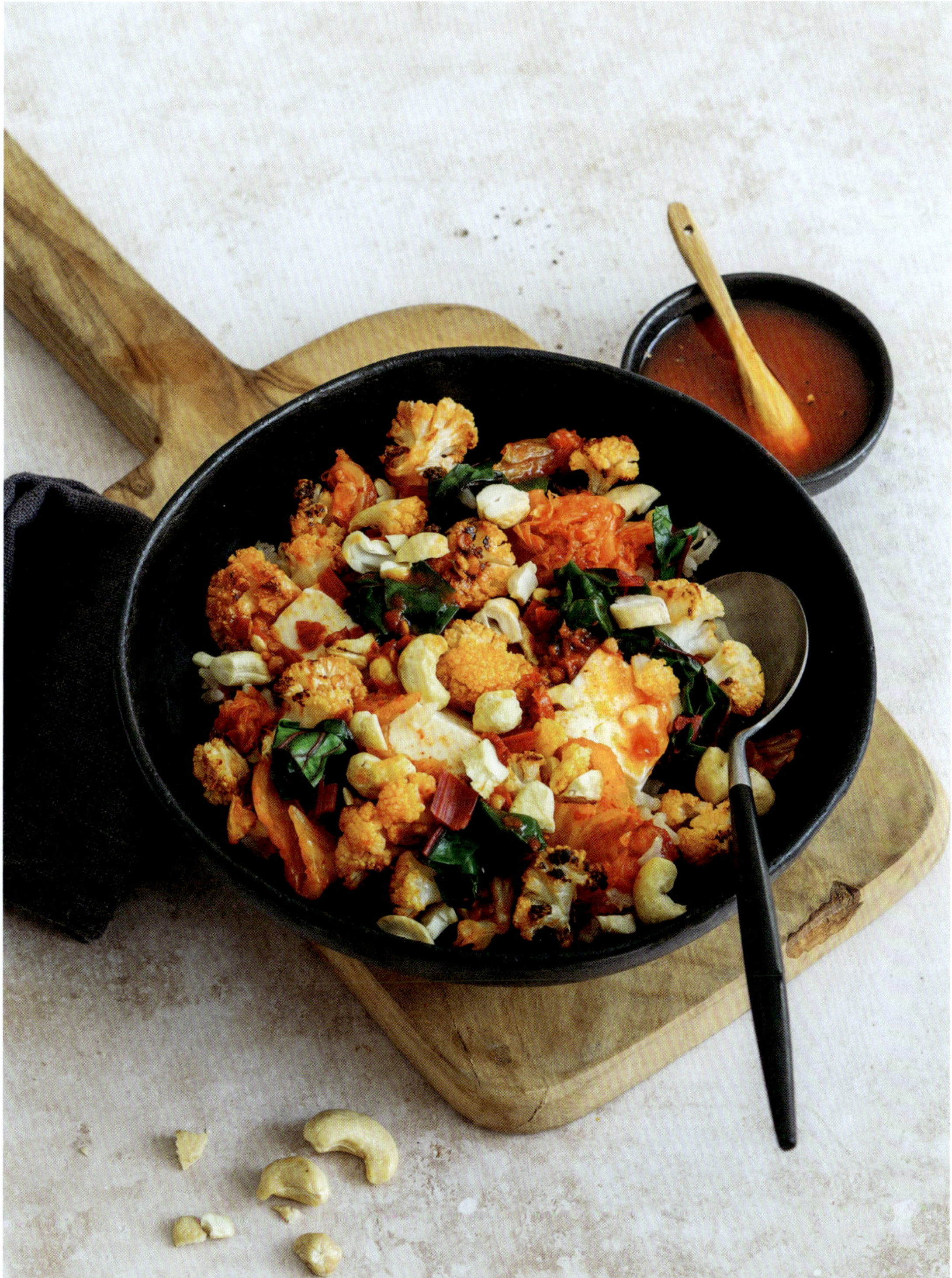

Pellkartoffeln mit Gazpacho-Quark

Für 2 Personen
Zubereitung: 25 Minuten

600 g kleine festkochende Kartoffeln (z. B. Drillinge)
Salz
400 g Magerquark
4 EL Mineralwasser (mit Kohlensäure)
2 EL Leinöl
1 EL Weißweinessig
Pfeffer aus der Mühle
2 Mini-Salatgurken
1 große Tomate
je 1 rote und gelbe Spitzpaprikaschote
1 Schalotte
1 Knoblauchzehe
3 EL Schnittlauchröllchen
¼ TL Chiliflocken

Pro Portion: ca. 550 kcal, 31 g EW, 17 g F, 61 g KH, 7 g BST

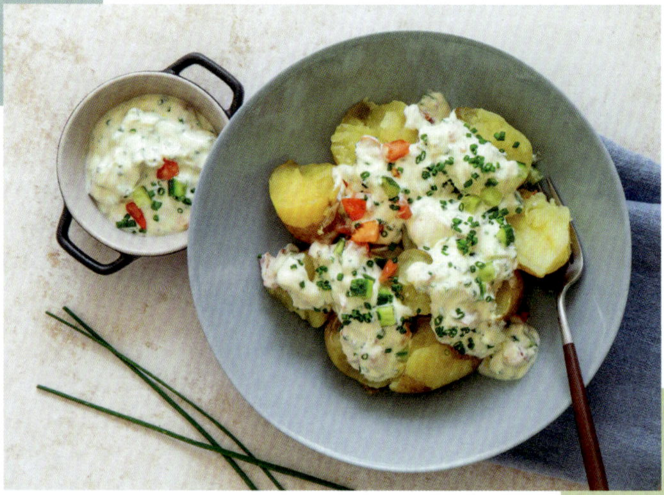

+ Die Kartoffeln mit der Gemüsebürste gründlich waschen und in einem Topf mit Salzwasser bedeckt bei mittlerer Hitze etwa 20 Minuten garen. Den Quark mit dem Mineralwasser und dem Leinöl mit einem Schneebesen verrühren, mit Essig, Salz und Pfeffer würzen.

+ Gurken putzen, waschen und längs halbieren. Tomate waschen und vierteln, dabei den Stielansatz und die Kerne entfernen. Paprikaschoten längs halbieren, putzen und waschen. Gurken, Tomate und Paprika in etwa ½ cm große Würfel schneiden. Schalotte und Knoblauch schälen und fein würfeln.

+ Gurken, Tomate, Paprika, Schalotte, Knoblauch und 2 EL Schnittlauchröllchen unter den Quark mischen. Mit dem restlichen Schnittlauch (1 EL) und den Chiliflocken bestreuen. Die Kartoffeln abgießen, kurz ausdampfen lassen und mit dem Quark anrichten.

Gefüllte Kartoffeln mit Avocado-Frischkäse-Dip

Für 2 Personen
Zubereitung: 35 Minuten

4 vorwiegend festkochende Kartoffeln (à ca.130 g)
Salz
1 Avocado
2 EL Limettensaft
200 g körniger Frischkäse (Hüttenkäse)
Pfeffer aus der Mühle
1 rote Spitzpaprikaschote
2 Frühlingszwiebeln
2 EL Leinöl
½ Beet Gartenkresse

Pro Portion: ca. 550 kcal, 19 g EW, 26 g F, 52 g KH, 8 g BST

+ Die Kartoffeln mit der Gemüsebürste gründlich waschen und in einem Topf in Salzwasser mit geschlossenem Deckel bei mittlerer Hitze in 20 bis 25 Minuten weich garen. Inzwischen die Avocado halbieren, entkernen, schälen und sofort mit dem Limettensaft beträufeln, damit sie sich nicht bräunlich verfärbt. Mit einer Gabel grob zerdrücken und den Frischkäse untermischen, salzen und pfeffern.

+ Die Spitzpaprika längs halbieren, putzen, waschen und in kleine Würfel schneiden. Die Frühlingszwiebeln putzen, waschen, weiße und hellgrüne Teile separat in dünne Ringe schneiden. Die weißen Frühlingszwiebeln unter die Avocadocreme mischen.

+ Kartoffeln abgießen und kurz ausdampfen lassen. Jeweils 2 Kartoffeln auf einen Teller setzen und längs einschneiden, das Innere der Kartoffeln mit einer Gabel etwas auflockern und mit je ½ EL Öl beträufeln. Mit der Avocadocreme füllen und die grünen Frühlingszwiebelringe und Paprikawürfel darübergeben. Die Kresse vom Beet schneiden, waschen, trocken tupfen und zuletzt darüberstreuen.

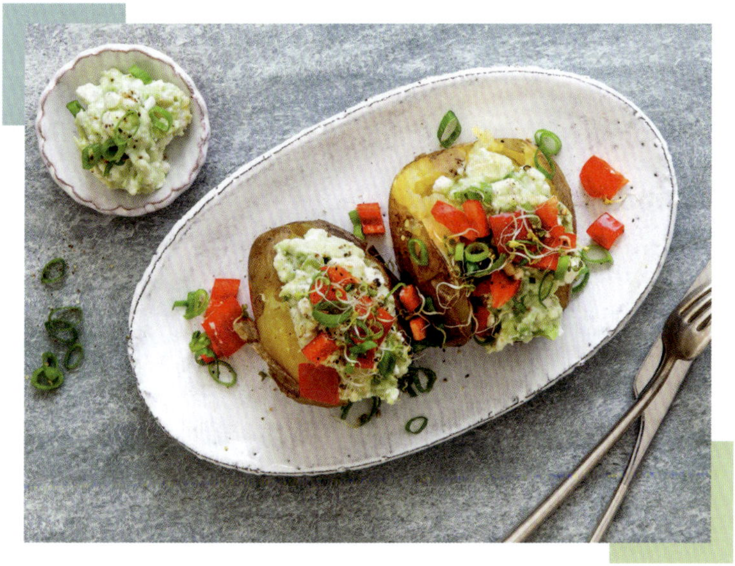

Ofengemüse mit Kichererbsen und Spinat

Für 2 Personen
Zubereitung: 25 Minuten
Garen: 30 Minuten

2 EL Rapsöl
1 TL geräuchertes Paprikapulver (ersatzweise edelsüßes)
½ TL rosenscharfes Paprikapulver
Salz, Pfeffer aus der Mühle
300 g Hokkaidokürbis
1 Rote Bete
200 g kleine Pastinaken
1 rote Zwiebel
1 Dose Kichererbsen (240 g Abtropfgewicht)
200 g junger Spinat
1 EL dunkles Mandelmus
2 EL Zitronensaft
100 g ungesüßter Sojajoghurt
2 EL Granatapfelkerne

Pro Portion: ca. 550 kcal, 20 g EW, 26 g F, 51 g KH, 15 g BST

+ Den Backofen auf 200 °C vorheizen und ein Backblech mit Backpapier belegen. Für das Würzöl in einer Schüssel das Öl, beide Paprikapulver, Salz und Pfeffer verrühren.

+ Den Kürbis putzen, waschen und die Kerne mit einem Löffel entfernen. Das Kürbisfleisch in etwa 1 cm breite Spalten schneiden. Die Rote Bete putzen, schälen und in etwa 1 cm breite Spalten schneiden (Achtung, sie färbt stark ab!). Die Pastinaken putzen, schälen, quer halbieren und längs vierteln. Die Zwiebel schälen und in Spalten schneiden.

+ Das Gemüse sorgfältig im Würzöl wenden, auf dem Blech verteilen und im Ofen auf der 2. Schiene von unten 25 bis 30 Minuten garen, dabei nach etwa 15 Minuten wenden.

+ In der Zwischenzeit die Kichererbsen in einem Sieb abbrausen, gut abtropfen lassen und etwa 5 Minuten vor Ende der Garzeit auf dem Gemüse verteilen. Den Spinat verlesen, waschen und trocken schleudern, dabei grobe Stiele entfernen.

+ Für die Sauce in einer Schüssel das Mandelmus mit Zitronensaft, Sojajoghurt und 3 EL kaltem Wasser mit einem Schneebesen glatt verrühren. Die Sauce salzen und pfeffern.

+ Das Würzgemüse aus dem Ofen nehmen, den Spinat vorsichtig unterheben und alles noch 2 bis 3 Minuten ziehen lassen. Das Ofengemüse nochmals mit Salz und Pfeffer abschmecken und auf Tellern anrichten. Mit der Mandelsauce beträufeln und mit den Granatapfelkernen bestreuen.

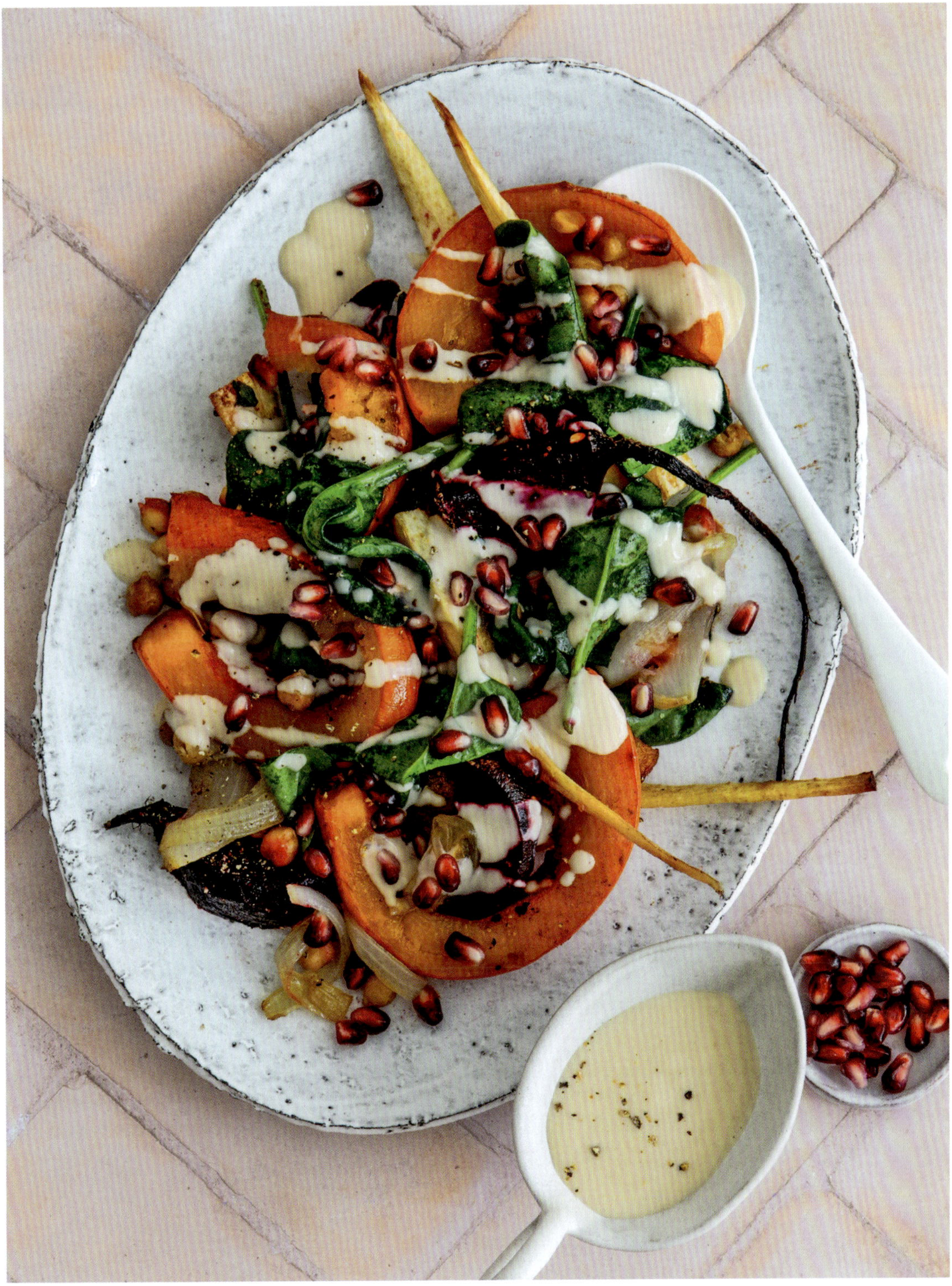

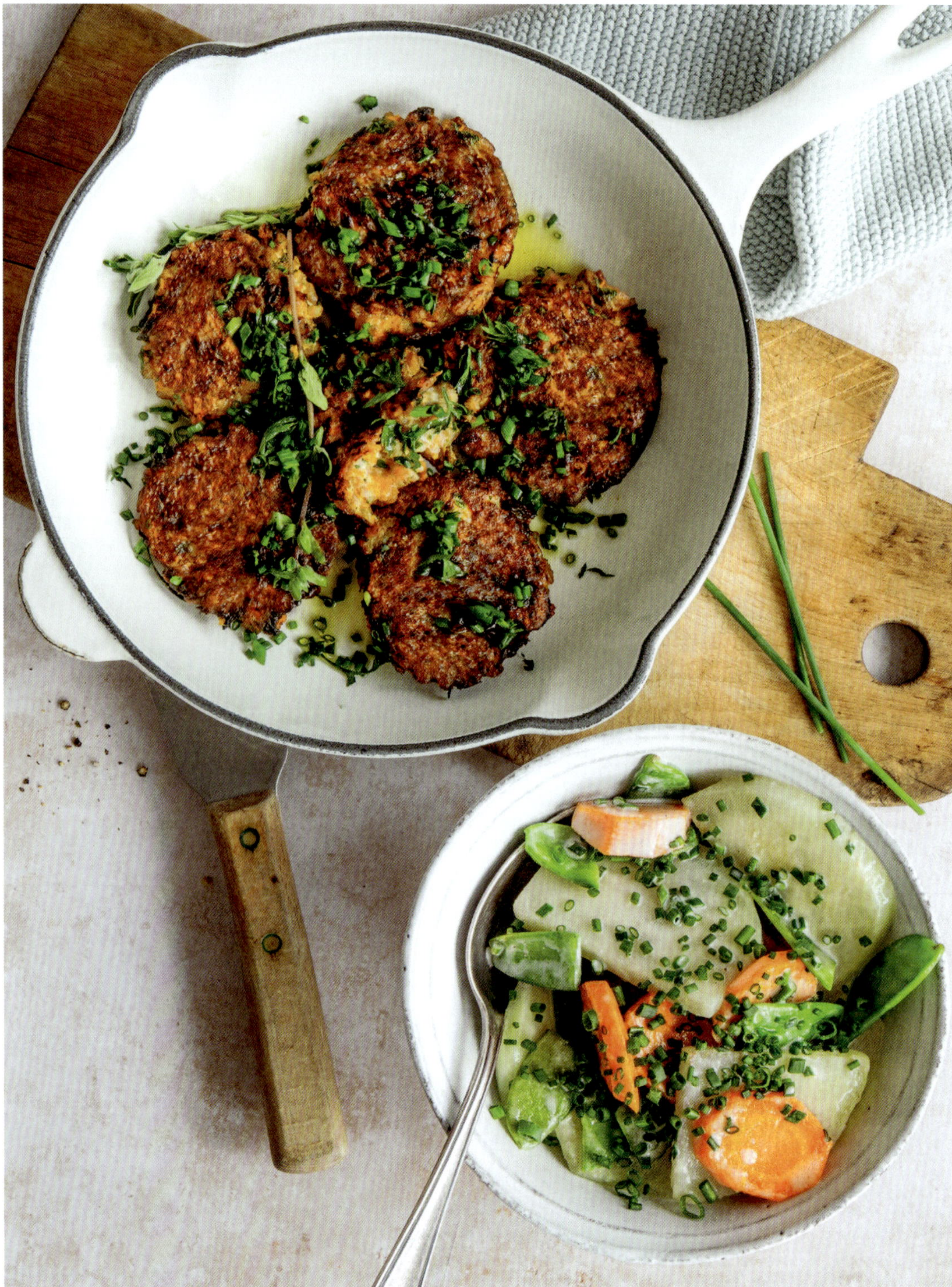

Grünkernbratlinge mit jungem Gemüse

Für 2 Personen
Zubereitung: 45 Minuten

1 kleine weiße Zwiebel
1 Knoblauchzehe
3 EL Olivenöl
100 g geschroteter Grünkern
1 TL getr. Majoran
375 ml Gemüsebrühe
300 g junge Möhren
(z. B. Bundmöhren; mit Grün)
1 junger Kohlrabi
(ca. 250 g; mit Grün)
100 g Zuckerschoten
2 EL gehackte Petersilie
1 Ei (Größe M)
2 TL scharfer Senf
Salz, Pfeffer aus der Mühle
50 g Sojasahne
½ Bund Schnittlauch

Pro Portion: ca. 590 kcal,
16 g EW, 32 g F, 52 g KH, 14 g BST

+ Zwiebel und Knoblauch schälen, fein würfeln und in einem Topf in ½ EL Öl bei mittlerer Hitze etwa 2 Minuten andünsten. Den Grünkern einstreuen, mit Majoran würzen und mit ¼ l Brühe aufgießen. Alles aufkochen und mit geschlossenem Deckel bei schwacher Hitze 10 bis 12 Minuten garen. Danach den Grünkern auf der ausgeschalteten Herdplatte offen etwa 20 Minuten lauwarm abkühlen lassen.

+ Inzwischen die Möhren putzen und schälen, 1 Möhre (ca. 60 g) auf der Gemüsereibe fein raspeln, den Rest schräg in dünne Scheiben schneiden, dabei etwas zartes Grün beiseitelegen. Den Kohlrabi putzen, schälen und das zarte Grün beiseitelegen. Kohlrabi vierteln und quer in etwa ½ cm dicke Scheiben schneiden. Zuckerschoten verlesen, waschen und schräg halbieren.

+ Die Grünkernmasse mit der Petersilie, den Möhrenraspeln, dem Ei und 1 TL Senf mischen, salzen und pfeffern. Aus der Masse mit angefeuchteten Händen 6 kleine Bratlinge formen und diese in einer beschichteten Pfanne in 2 EL Öl bei mittlerer Hitze auf jeder Seite in etwa 5 Minuten hellbraun braten. Herausnehmen, auf Küchenpapier abtropfen lassen und im Backofen bei 80 °C warm halten.

+ Möhren und Kohlrabi in einem großen Topf im übrigen Öl (½ EL) bei mittlerer Hitze etwa 3 Minuten dünsten. Die Sojasahne und die übrige Brühe (125 ml) dazugießen und erhitzen. Alles mit geschlossenem Deckel bei schwacher Hitze etwa 7 Minuten dünsten, dabei nach etwa 5 Minuten Garzeit die Zuckerschoten dazugeben.

+ Inzwischen Schnittlauch, Kohlrabi- und Möhrengrün waschen, trocken tupfen, in feine Röllchen bzw. Streifen schneiden. Das Gemüse mit übrigem Senf (1 TL), Salz und Pfeffer abschmecken und zwei Drittel des Schnittlauchs unterheben. Die Grünkernbratlinge mit dem Gemüse auf Tellern anrichten. Mit dem übrigen Schnittlauch sowie dem Kohlrabi- und Möhrengrün bestreuen.

Gefüllte Paprika mit Linsen-Ajvar-Sugo

Für 2 Personen
Zubereitung: 30 Minuten
Garen: 40 Minuten

1 große Möhre
2 Stangen Staudensellerie (ca. 120 g)
1 Zwiebel
1 Knoblauchzehe
1 EL Olivenöl
120 g rote Linsen
1 Dose stückige Tomaten (400 g)
50 ml Gemüsebrühe
2 EL Ajvar (aus dem Glas)
1 ½ TL getr. italien. Kräuter
Salz, Pfeffer aus der Mühle
Öl für die Form
3 bunte Paprikaschoten (ca. 600 g; rot, gelb, orange)
½ Bund Petersilie
100 g Feta (Schafskäse; Halbfettstufe)

Pro Portion: ca. 540 kcal, 32 g EW, 19 g F, 53 g KH, 13 g BST

+ Möhre und Sellerie putzen, schälen bzw. waschen und in etwa ½ cm große Würfel schneiden. Zwiebel und Knoblauch schälen, in feine Würfel schneiden und in einem großen Topf im Öl bei mittlerer Hitze 2 bis 3 Minuten andünsten. Die Gemüsewürfel hinzufügen und etwa 2 Minuten mitdünsten. Anschließend die Linsen unterrühren und ebenfalls kurz anrösten.

+ Die Tomaten und die Brühe hinzufügen, alles mit Ajvar, Kräutern, Salz und Pfeffer würzen und unter Rühren einmal kurz aufkochen. Danach den Sugo mit geschlossenem Deckel bei schwacher Hitze etwa 15 Minuten köcheln lassen, dabei ab und zu umrühren.

+ Den Backofen rechtzeitig auf 200 °C vorheizen. Eine Auflaufform (ca. 20 x 35 cm) mit Öl einfetten. Die Paprikaschoten der Länge nach halbieren, putzen, waschen und mit der Öffnung nach oben nebeneinander in die Form setzen.

+ Die Petersilie waschen, trocken tupfen, die Blätter abzupfen und fein hacken. Die Hälfte der Petersilie unter den Sugo mischen und alles nochmals mit Salz und Pfeffer abschmecken. Die Paprikahälften mit dem Sugo füllen und im Ofen auf der 2. Schiene von unten 35 bis 40 Minuten garen.

+ Die Paprika aus dem Ofen nehmen, auf Tellern anrichten und mit dem zerbröckelten Feta und der übrigen Petersilie bestreuen.

Tipp: Ajvar stammt aus der Balkanküche und ist ein Mus mit viel Paprika und Auberginen. Je nach persönlicher Vorliebe können Sie für den Linsen-Sugo mildes oder scharfes Ajvar verwenden.

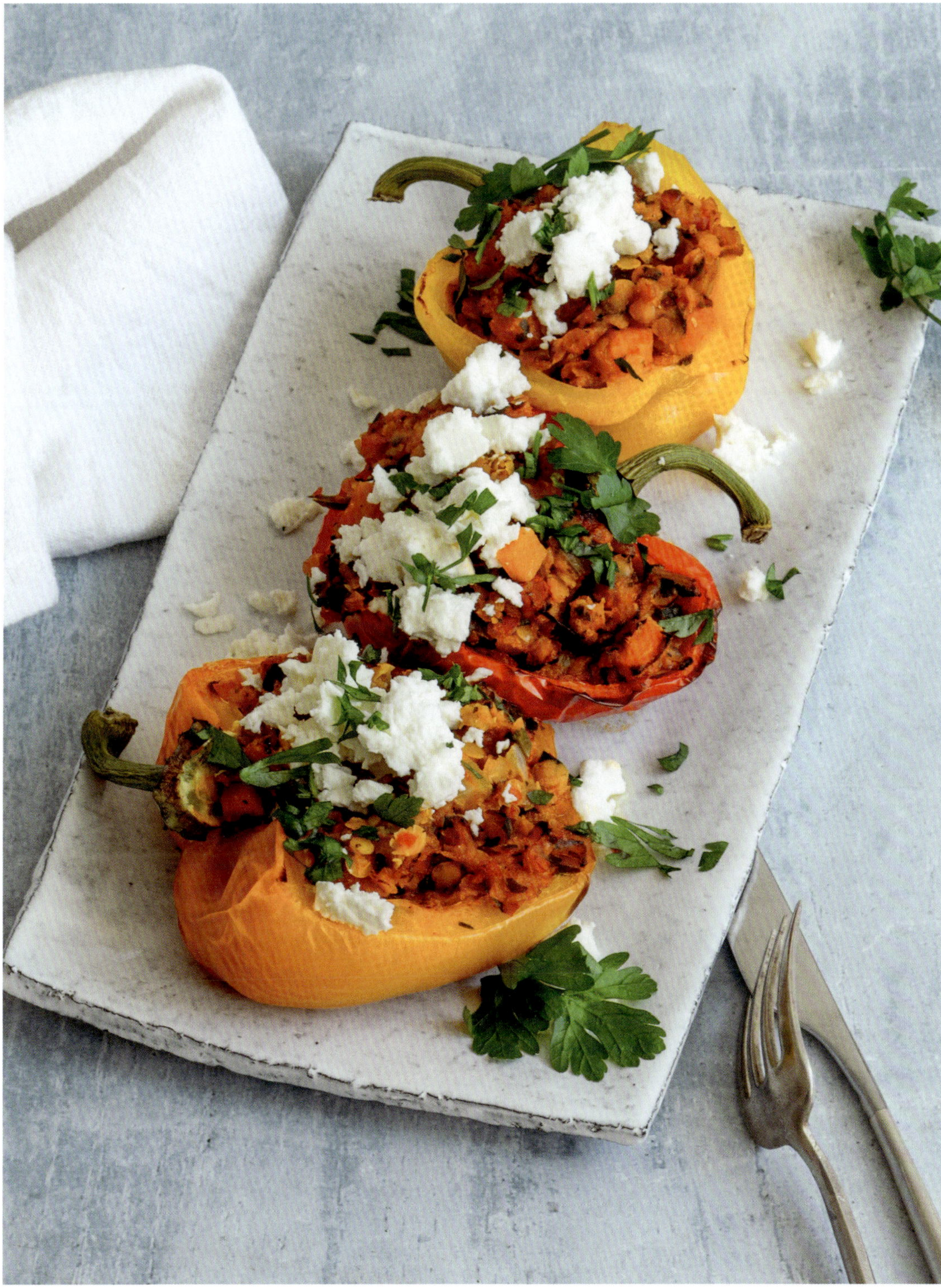

Rotbarsch in Mandelkruste mit Kartoffel-Gurken-Salat

Für 2 Personen
Zubereitung: 50 Minuten
Garen: 10 Minuten

300 g festkochende Kartoffeln
Salz
1 kleine weiße Zwiebel
2 EL Rapsöl
100 ml Gemüsebrühe
Pfeffer aus der Mühle
2 EL Zitronensaft
½ Salatgurke (ca. 200 g)
100 g Radieschen
½ Bund Dill
2 Rotbarschfilets (à ca.160 g)
¼ Bund Petersilie
2 EL Schmand
2 EL gemahlene Mandeln
2 EL zarte Haferflocken
Öl für die Form
2 Bio-Zitronenspalten

Pro Portion: ca. 590 kcal,
37 g EW, 33 g F, 31 g KH, 6 g BST

+ Die Kartoffeln mit der Gemüsebürste gründlich waschen und in einem Topf mit Salzwasser bedeckt mit geschlossenem Deckel bei mittlerer Hitze etwa 20 Minuten garen.

+ Inzwischen die Zwiebel schälen, fein würfeln und in einem Topf in ½ EL Öl bei mittlerer Hitze etwa 3 Minuten dünsten. Die Brühe dazugießen, alles einmal kurz aufkochen und mit Salz, Pfeffer und Zitronensaft kräftig würzen. Die Marinade in eine Schüssel füllen.

+ Kartoffeln abgießen, kurz ausdampfen lassen und pellen. Noch warm in Scheiben schneiden und zur Marinade geben. Die Gurke putzen, waschen, längs halbieren, entkernen und in dünne Scheiben schneiden. Die Radieschen putzen, waschen und ebenfalls in dünne Scheiben schneiden. Den Dill waschen, trocken tupfen, die Spitzen abzupfen und einige zum Garnieren beiseitelegen, den Rest fein hacken. Gurken, Radieschen, Dill und das übrige Öl (1 ½ EL) unter den Salat heben und alles abgedeckt ziehen lassen.

+ Den Backofen rechtzeitig auf 200 °C vorheizen. Eine Auflaufform (ca. 20 x 30 cm) mit Öl einfetten. Die Fischfilets waschen, trocken tupfen, auf jeder Seite mit Salz und Pfeffer würzen und nebeneinander in die Form legen. Petersilie waschen, trocken tupfen, die Blätter abzupfen und fein hacken. Petersilie, Schmand, Mandeln und Haferflocken mischen. Den Flocken-Mix mit Salz und Pfeffer würzen und gleichmäßig auf den Fischfilets verteilen. Den Rotbarsch im Ofen auf der mittleren Schiene etwa 10 Minuten garen.

+ Die Fischfilets aus dem Ofen nehmen und mit dem Kartoffelsalat auf Tellern anrichten. Mit dem beiseitegelegten Dill garnieren und die Zitronenspalten dazu reichen.

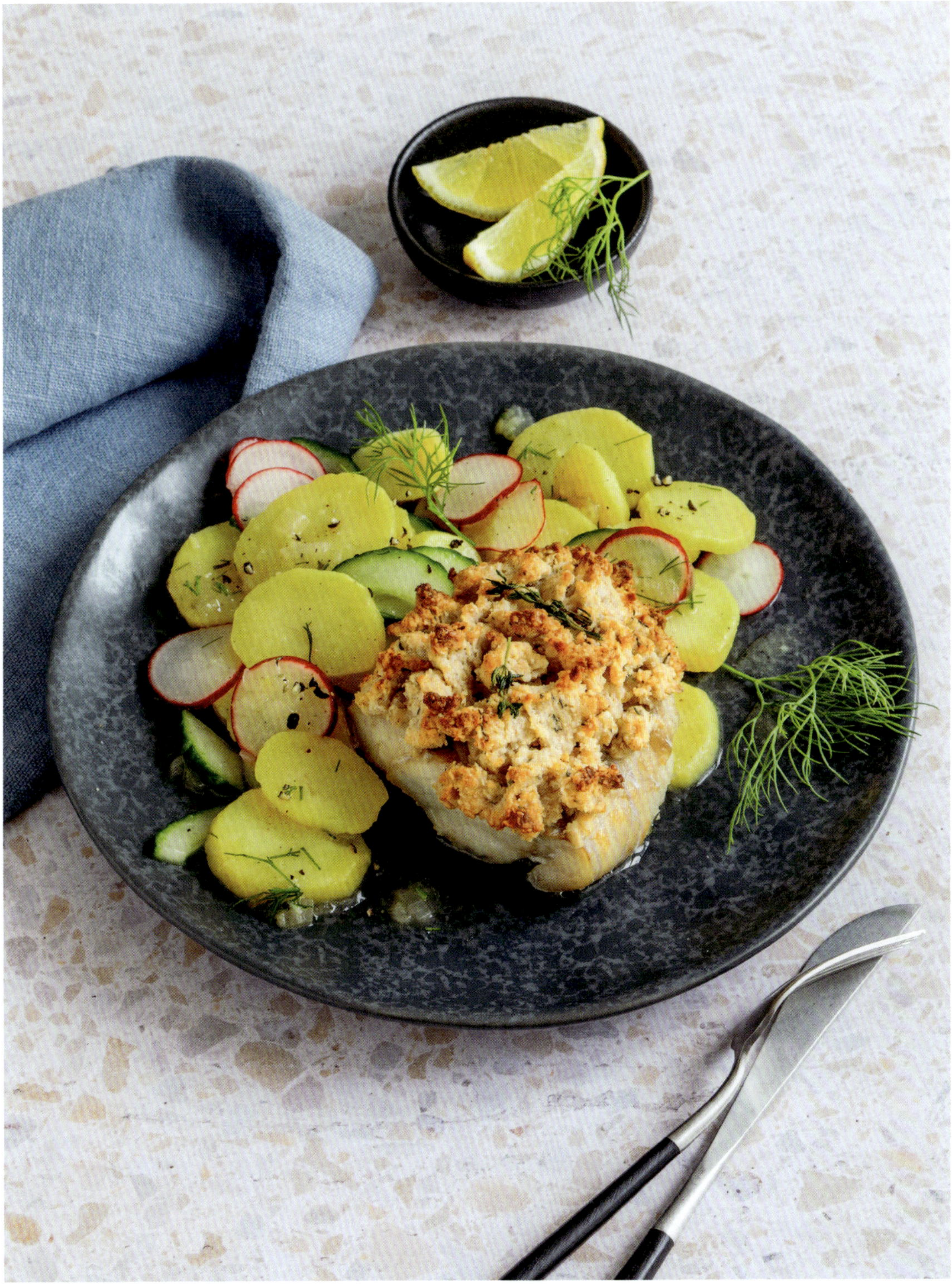

Gebratener Lachs mit Linsen-Lauch-Gemüse

Für 2 Personen
Zubereitung: 35 Minuten

1 Stange Lauch (ca. 400 g)
1 Stange Staudensellerie (mit Grün)
1 Knoblauchzehe
1 kleiner säuerlicher Apfel (z. B. Elstar)
2 EL Zitronensaft
150 g braune Linsen (aus Glas oder Dose)
2 EL Olivenöl
100 g Hafersahne
¼ l Gemüsebrühe
1 TL Currypulver
Salz, Pfeffer aus der Mühle
2 Lachsfilets (à ca. 125 g)
4 Stiele Petersilie

Pro Portion: ca. 600 kcal, 36 g EW, 33 g F, 34 g KH, 9 g BST

+ Den Lauch putzen, längs halbieren und sorgfältig waschen. Den Lauch quer in etwa ½ cm dicke Streifen schneiden. Den Sellerie putzen, waschen und in dünne Scheiben schneiden, das zarte Grün beiseitelegen. Den Knoblauch schälen und in feine Würfel schneiden. Den Apfel waschen, vierteln, entkernen und quer in dünne Scheiben schneiden. Sofort mit 1 EL Zitronensaft beträufeln, damit sie sich nicht bräunlich verfärben. Die Linsen in einem Sieb abbrausen und abtropfen lassen.

+ In einer Pfanne 1 EL Öl erhitzen und Lauch, Sellerie und Knoblauch darin bei mittlerer Hitze 2 bis 3 Minuten dünsten. Dann Linsen, Hafersahne und Brühe dazugeben und alles offen bei mittlerer Hitze 4 bis 5 Minuten unter Rühren cremig einkochen lassen. Mit Curry, Salz und Pfeffer würzen. Die Herdplatte ausschalten, die Apfelstücke zum Linsengemüse geben und abgedeckt warm halten.

+ Inzwischen die Lachsfilets waschen, trocken tupfen und rundum salzen und pfeffern. Das restliche Öl (1 EL) in einer beschichteten Pfanne erhitzen und die Fischfilets darin bei mittlerer Hitze auf jeder Seite etwa 2 Minuten braten. Dann mit geschlossenem Deckel bei schwacher Hitze weitere 5 Minuten garen.

+ Währenddessen die Petersilie waschen, trocken tupfen, die Blätter abzupfen und mit dem beiseitegelegten Selleriegrün fein hacken. Den Lachs mit dem Linsen-Lauch-Gemüse auf Tellern anrichten, mit dem restlichen Zitronensaft beträufeln und mit den gehackten Kräutern bestreuen.

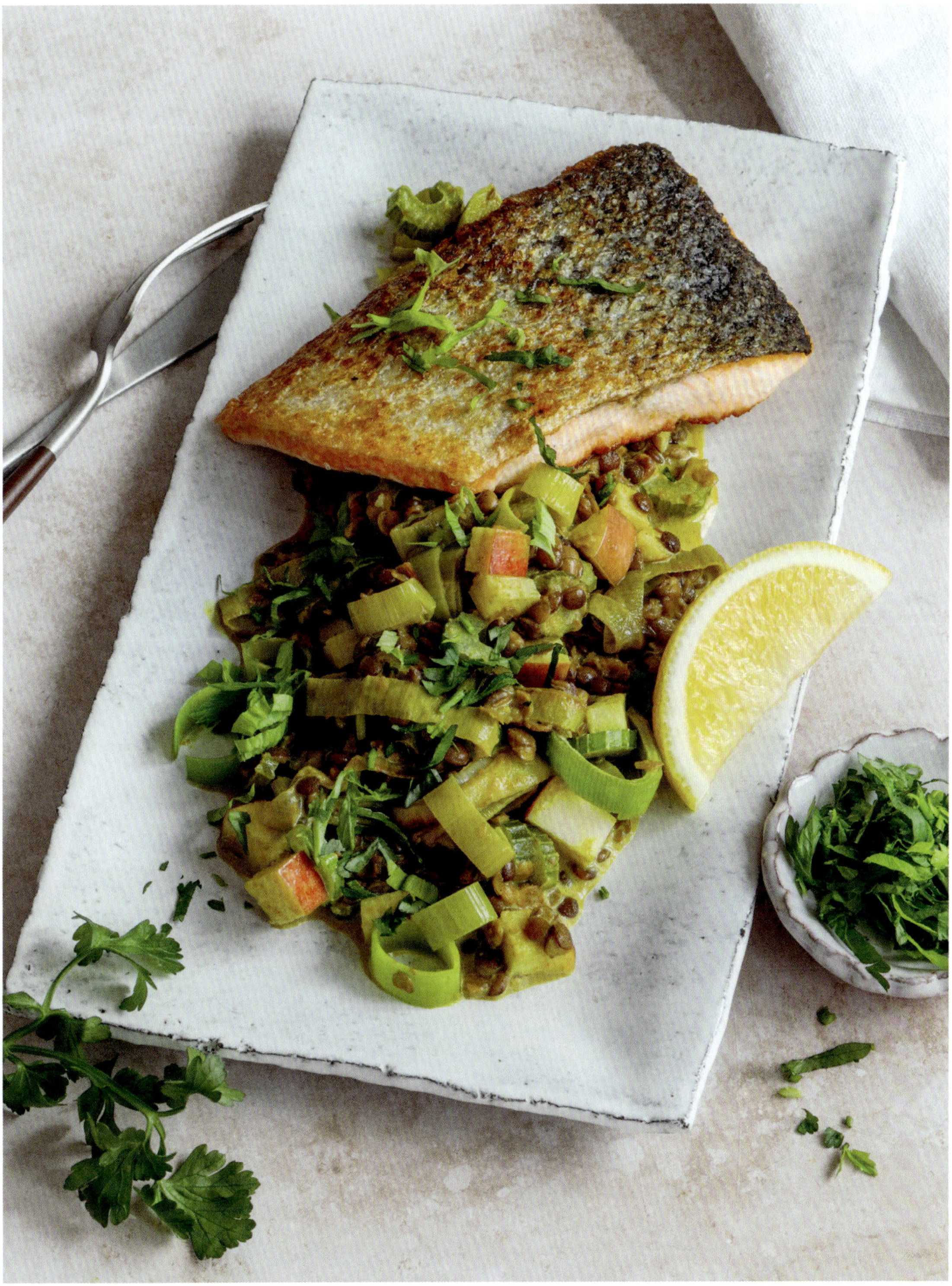

Kabeljau-Kraut-Gulasch mit Kartoffelpüree

Für 2 Personen
Zubereitung: 45 Minuten

600 g mehligkochende Kartoffeln
Salz
250 g frisches Sauerkraut (nicht erhitzt)
1 weiße Zwiebel
je 1 rote und gelbe Paprikaschote
2 EL Olivenöl
Pfeffer aus der Mühle
1 EL Tomatenmark
1 TL edelsüßes Paprikapulver
½ TL rosenscharfes Paprikapulver
300 ml Gemüsebrühe
300 g Kabeljaufilet
½ Bund Dill
100 ml Milch (1,5 % Fett)
frisch geriebene Muskatnuss

Pro Portion: ca. 545 kcal, 38 g EW, 18 g F, 49 g KH, 11 g BST

+ Die Kartoffeln schälen, waschen, in grobe Stücke schneiden und in einem Topf mit Salzwasser bedeckt mit geschlossenem Deckel bei mittlerer Hitze etwa 20 Minuten weich garen.

+ Inzwischen das Sauerkraut in einem Sieb gut abtropfen lassen und zerpflücken. Die Zwiebel schälen und fein würfeln. Die Paprikaschoten vierteln, putzen, waschen und etwa 2 cm groß würfeln. Das Öl in einem Topf erhitzen und Zwiebel und Paprika darin bei mittlerer Hitze etwa 3 Minuten andünsten.

+ Das Sauerkraut dazugeben und etwa 1 Minute mitdünsten, salzen und pfeffern. Das Tomatenmark und beide Paprikapulver hinzufügen und alles unter Rühren etwa 2 Minuten anrösten. Danach die Brühe dazugießen, alles einmal kurz aufkochen und mit geschlossenem Deckel bei schwacher Hitze etwa 10 Minuten garen.

+ Das Fischfilet waschen, trocken tupfen und in etwa 3 cm große Stücke schneiden, salzen und pfeffern. Den Dill waschen, trocken tupfen, die Spitzen abzupfen und fein hacken. 1 EL Dill zum Garnieren beiseitestellen, die Fischstücke im übrigen Dill rundum wenden. Den Eintopf nochmals mit Salz und Pfeffer abschmecken, die Fischstücke daraufsetzen und mit geschlossenem Deckel bei schwacher Hitze 8 bis 10 Minuten gar ziehen lassen.

+ Währenddessen die Kartoffeln abgießen und kurz ausdampfen lassen. Die Milch dazugießen und alles mit dem Kartoffelstampfer zu Püree zerdrücken. Mit Salz, Pfeffer und Muskatnuss würzen. Das Kabeljau-Kraut-Gulasch mit dem Püree auf Tellern anrichten und mit dem beiseitegelegten Dill bestreuen.

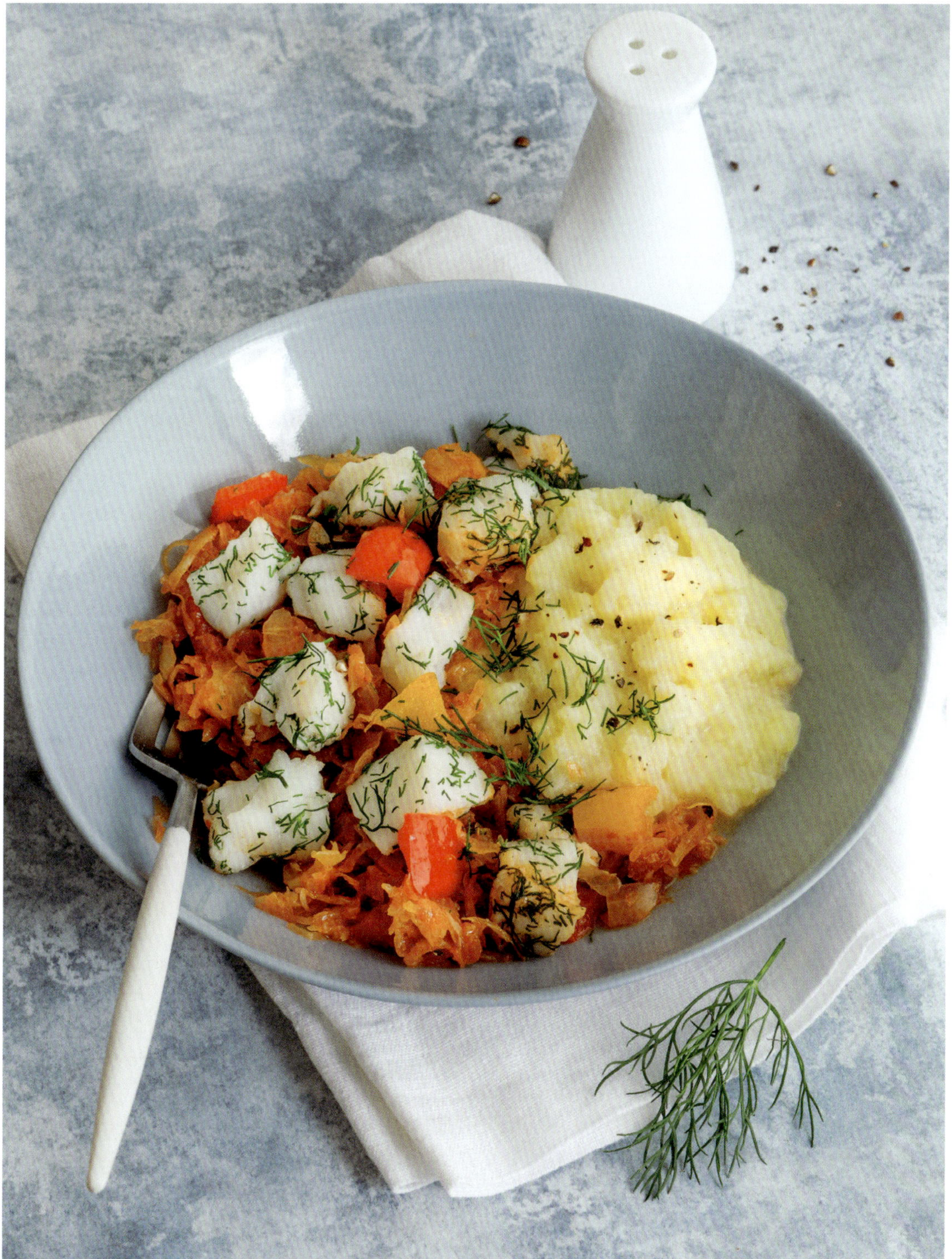

Brokkoli-Garnelen-Pasta Aglio e olio

Für 2 Personen
Zubereitung: 30 Minuten

500 g Brokkoli
2 Schalotten
2 Knoblauchzehen
1 rote Chilischote
½ Bund Petersilie
200 g rohe Garnelen
(ohne Kopf, geschält)
150 g kurze Dinkelvollkornnudeln
(z. B. Spiralen oder Penne)
Salz
2 EL Olivenöl
Pfeffer aus der Mühle
2 TL Zitronensaft

Pro Portion: ca. 530 kcal,
38 g EW, 15 g F, 52 g KH, 13 g BST

+ Den Brokkoli putzen, waschen und in Röschen teilen. Den Strunk schälen und klein würfeln. Die Schalotten schälen und in feine Ringe schneiden. Den Knoblauch schälen und in feine Scheiben schneiden. Die Chilischote längs halbieren, putzen, waschen und klein würfeln. Die Petersilie waschen, trocken tupfen, die Blätter abzupfen und fein hacken. Die Garnelen in einem Sieb abbrausen und abtropfen lassen.

+ Die Nudeln in reichlich kochendem Salzwasser nach Packungsanweisung bissfest garen. Etwa 5 Minuten vor Ende der Garzeit den Brokkoli dazugeben, alles nochmals aufkochen und etwa 3 Minuten weitergaren.

+ Das Öl in einer großen beschichteten Pfanne erhitzen und die Garnelen darin bei mittlerer Hitze auf beiden Seiten 3 bis 4 Minuten braten. Mit Salz und Pfeffer würzen und herausnehmen. Anschließend Schalotten, Knoblauch und Chili in der Pfanne im verbliebenen Bratöl etwa 2 Minuten braten.

+ In der Zwischenzeit die Nudel-Brokkoli-Mischung in ein Sieb abgießen und abtropfen lassen, dabei 150 ml Nudelkochwasser auffangen. Nudel-Brokkoli-Mix und Nudelkochwasser in die Pfanne dazugeben und alles kurz aufkochen. Die Garnelen untermischen und mit Salz, Pfeffer und Zitronensaft abschmecken. Die Nudeln in Schalen oder tiefen Tellern anrichten und mit der Petersilie bestreuen.

DIE ERNÄHRUNGS-DOCS

Brokkoli zählt zu den gesündesten Lebensmitteln überhaupt – auch in der antientzündlichen Abnehmküche gehört er zu den Superstars (siehe Seite 30). Was viele nicht wissen: Brokkoli ist auch ein Top-Lieferant für Vitamin C. Mit einer Portion können Erwachsene fast den Tagesbedarf decken.

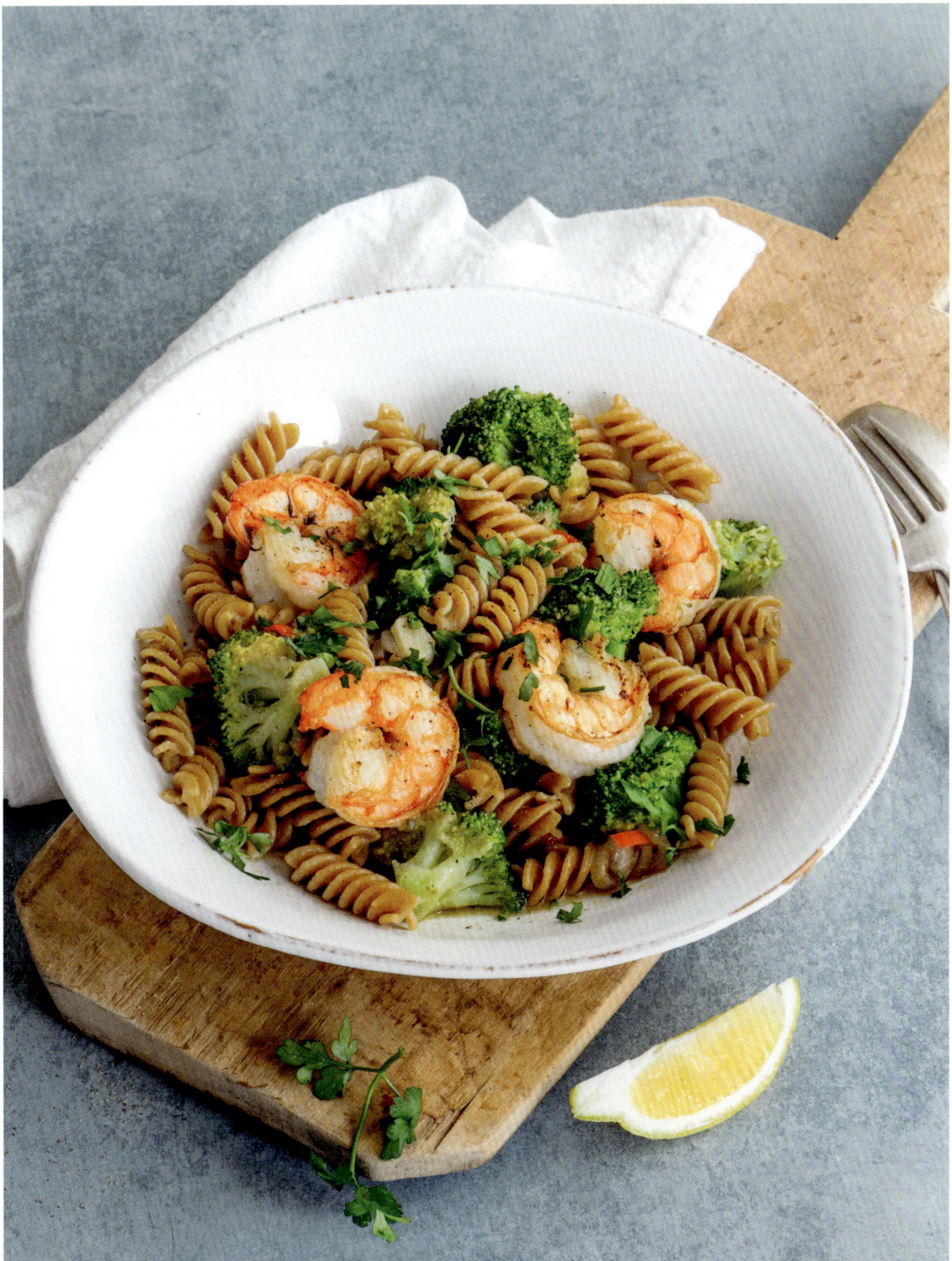

Frühlings-Ratatouille mit Hähnchen und Quinoa

Für 2 Personen
Zubereitung: 50 Minuten

3 Frühlingszwiebeln
1 Knoblauchzehe
250 g grüner Spargel
1 gelbe Paprikaschote
1 Zucchini (ca. 180 g)
100 g Zuckerschoten
6 Zweige Thymian
100 g bunte Quinoa
(z. B. Tricolore)
300 ml Gemüsebrühe
1 EL Olivenöl
Salz, Pfeffer aus der Mühle
1 Dose Cocktailtomaten
(400 g; ersatzweise stückige
Tomaten)
250 g Hähnchenbrustfilet
1 EL Rapsöl

Pro Portion: ca. 580 kcal,
43 g EW, 20 g F, 50 g KH, 13 g BST

+ Frühlingszwiebeln putzen, waschen, die weißen und hellgrünen Teile separat in dünne Ringe schneiden. Den Knoblauch schälen und fein würfeln. Den Spargel waschen, im unteren Drittel schälen und die holzigen Enden abschneiden. Die Spargelstangen schräg in etwa 4 cm lange Stücke schneiden. Die Paprikaschote vierteln, putzen, waschen und in etwa 2 cm große Stücke schneiden. Zucchini putzen, waschen, längs halbieren und in etwa ½ cm dicke Scheiben schneiden. Zuckerschoten verlesen, waschen und schräg halbieren. Thymian waschen, trocken tupfen, die Blätter abzupfen und fein hacken.

+ Quinoa in einem Sieb abbrausen und in 200 ml Brühe in einem Topf mit geschlossenem Deckel bei schwacher Hitze etwa 15 Minuten köcheln lassen. Anschließend auf der abgeschalteten Herdplatte etwa 5 Minuten quellen lassen.

+ In einer großen Pfanne das Olivenöl erhitzen und weiße Frühlingszwiebeln und Knoblauch darin bei mittlerer Hitze etwa 2 Minuten anbraten. Spargel, Paprika und Zucchini hinzufügen und etwa 3 Minuten mitbraten. Die Zuckerschoten dazugeben und etwa 2 Minuten mitbraten. Alles mit Salz, Pfeffer und Thymian würzen, die Cocktailtomaten und die restliche Brühe (100 ml) hinzufügen und alles einmal kurz aufkochen. Dann die Ratatouille mit geschlossenem Deckel bei schwacher Hitze noch etwa 10 Minuten garen.

+ In der Zwischenzeit das Fleisch waschen, trocken tupfen und auf jeder Seite salzen und pfeffern. In einer Pfanne im heißen Rapsöl auf jeder Seite 4 bis 5 Minuten braten. Das Hähnchenfilet aus der Pfanne nehmen und schräg in Scheiben schneiden.

+ Die Ratatouille mit Quinoa und Fleisch auf Tellern anrichten und mit den grünen Frühlingszwiebeln bestreuen.

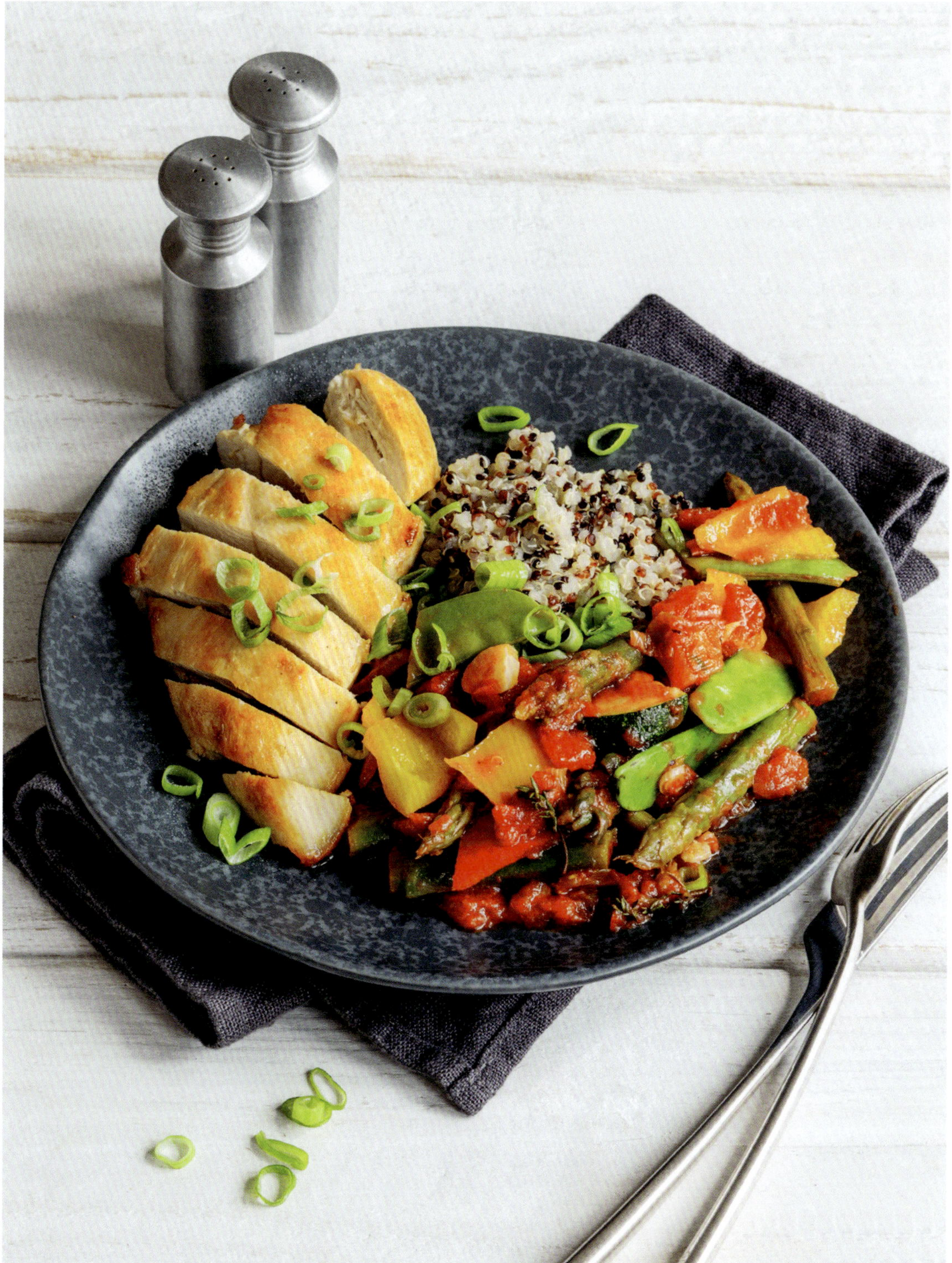

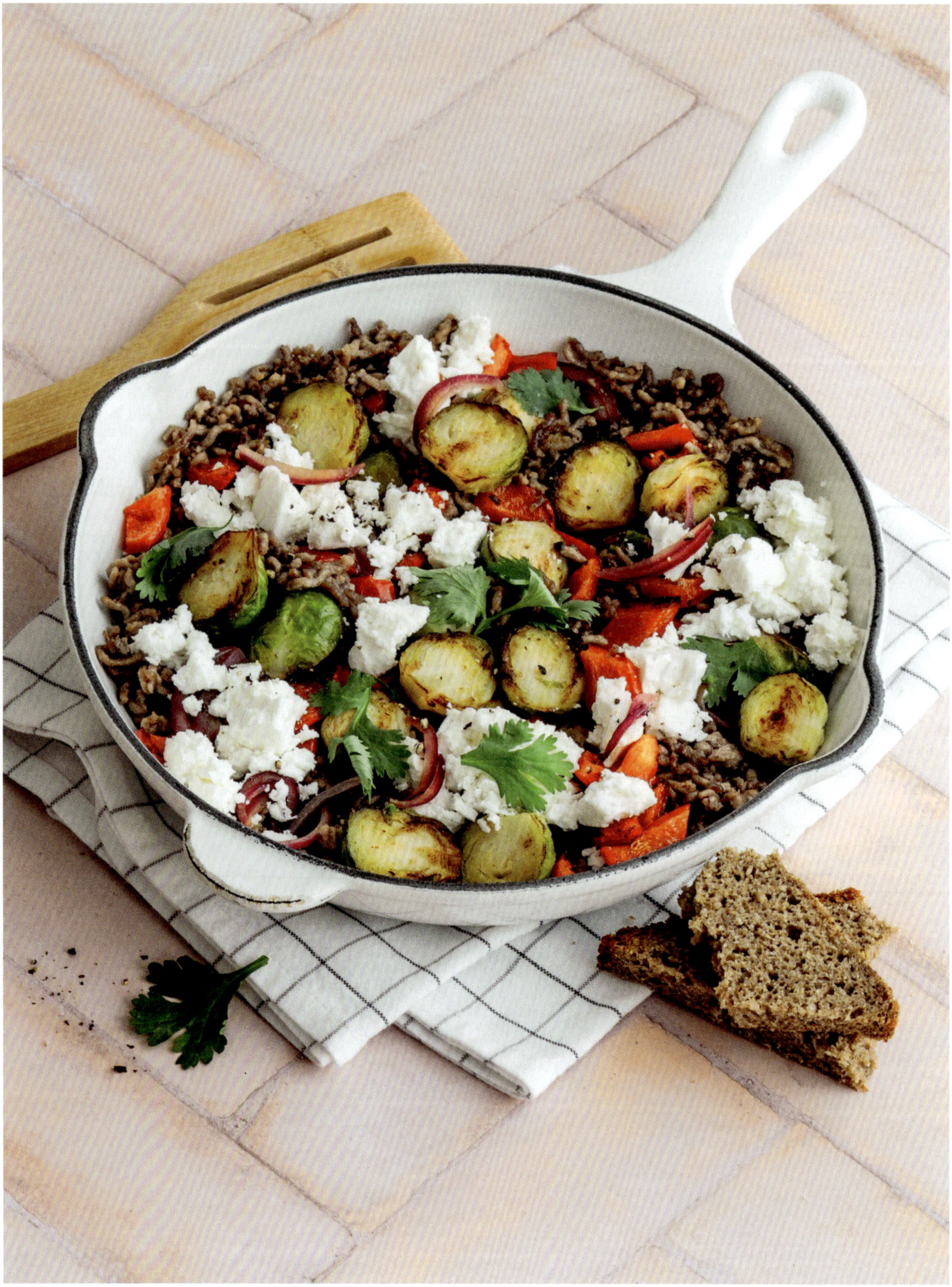

Rosenkohl-Hack-Pfanne mit Schafskäse

Für 2 Personen
Zubereitung: 40 Minuten

500 g Rosenkohl (ersatzweise 400 g tiefgekühlt und aufgetaut)
1 große rote Paprikaschote
1 kleine rote Zwiebel
2 EL Rapsöl
200 g mageres Rinderhackfleisch (z. B. Tatar)
Salz, Pfeffer aus der Mühle
1 TL gemahlener Kreuzkümmel
1 TL abgeriebene Bio-Zitronenschale
200 ml Gemüsebrühe
6 Stiele Koriandergrün
100 g Feta (Schafskäse; Halbfettstufe)
2 Scheiben feines Roggenvollkornbrot (à ca. 50 g; siehe Seite 62; oder ein anderes Roggenvollkornbrot)

Pro Portion: ca. 560 kcal, 47 g EW, 26 g F, 29 g KH, 5 g BST

+ Den Rosenkohl putzen und die äußeren Blätter entfernen, den Rosenkohl waschen und halbieren. Die Paprikaschote vierteln, putzen, waschen und in etwa 2 cm große Stücke schneiden. Die Zwiebel schälen, halbieren und in feine Streifen schneiden.

+ Das Öl in einer großen beschichteten Pfanne erhitzen und das Hackfleisch darin bei mittlerer Hitze etwa 3 Minuten unter Wenden krümelig braten. Rosenkohl, Paprika und Zwiebel dazugeben und 2 bis 3 Minuten mitbraten. Alles mit Salz, Pfeffer, Kreuzkümmel und Zitronenschale würzen. Mit der Brühe ablöschen, alles einmal kurz aufkochen und mit geschlossenem Deckel bei mittlerer Hitze 7 bis 8 Minuten köcheln lassen, dabei ab und zu umrühren.

+ Inzwischen das Koriandergrün waschen, trocken tupfen, die Blätter abzupfen und fein hacken. Die Rosenkohl-Hack-Pfanne salzen und pfeffern, auf Tellern anrichten und den Schafskäse darüberbröckeln. Mit dem Koriander bestreuen und das Brot dazu reichen.

Tipp: Für eine vegetarische Variante können Sie das Hackfleisch durch 100 g Sojagranulat ersetzen. Dafür das Granulat einfach in einer Schüssel mit ¼ l kochend heißem Wasser oder Gemüsebrühe übergießen und etwa 10 Minuten quellen lassen. Dann durch ein Sieb abgießen, ausdrücken und wie das Hackfleisch verwenden.

DIE ERNÄHRUNGS-DOCS

Peppen Sie Ihre Gerichte möglichst oft mit Kräutern auf! Petersilie, Basilikum, Koriandergrün und Co. sorgen nicht nur für Aroma, sondern liefern auch eine Extraportion sekundäre Pflanzenstoffe. Dabei ragen vor allem Chlorophyll und Vitamin C heraus, die antioxidativ und entzündungshemmend wirken.

Gebratene Putenschnitzel mit Spitzkohl-Sprossen-Gemüse

Für 2 Personen
Zubereitung: 40 Minuten

125 g Vollkorn-Basmatireis
Salz
300 g Spitzkohl
1 große Möhre
100 g kleine Kräuterseitlinge
15 g Ingwer
1 Knoblauchzehe
1 rote Pfefferschote (Peperoni)
100 g Mungobohnensprossen
2 Putenschnitzel (à ca.150 g)
Pfeffer aus der Mühle
2 ½ EL helles Sesamöl
(ersatzweise Rapsöl)
2 EL Sojasauce
1 EL Hoisin-Sauce
100 ml Gemüsebrühe

Pro Portion: ca. 570 kcal,
22 g EW, 23 g F, 62 g KH, 9 g BST

+ Den Reis in einem Sieb abbrausen und in einem Topf mit 300 ml kochendem Salzwasser einmal kurz aufkochen. Dann mit geschlossenem Deckel bei schwacher Hitze nach Packungsanweisung etwa 30 Minuten köcheln lassen.

+ Inzwischen den Spitzkohl putzen, waschen und in etwa 1 cm breite Streifen schneiden. Die Möhre putzen, schälen, längs halbieren und schräg in dünne Scheiben schneiden. Pilze putzen, falls nötig, trocken abreiben und längs halbieren. Ingwer und Knoblauch schälen und fein würfeln. Die Peperoni längs halbieren, putzen, waschen und in feine Streifen schneiden. Die Sprossen in einem Sieb abbrausen und abtropfen lassen. Die Schnitzel waschen, trocken tupfen und quer halbieren, auf jeder Seite pfeffern.

+ Im Wok oder in einer tiefen Pfanne 2 EL Öl erhitzen und Spitzkohl, Möhre, Pilze, Ingwer, Knoblauch und Peperoni darin unter Rühren bei mittlerer Hitze 3 bis 4 Minuten braten. Die Sprossen untermischen und etwa 1 Minute mitbraten. Danach alles mit 1 EL Sojasauce, der Hoisin-Sauce und der Brühe würzen und mit geschlossenem Deckel bei schwacher Hitze noch etwa 2 Minuten dünsten.

+ Inzwischen das übrige Öl (½ EL) in einer Grillpfanne erhitzen und die Schnitzel darin bei mittlerer Hitze auf jeder Seite etwa 2 Minuten braten. Mit der übrigen Sojasauce (1 EL) ablöschen und das Fleisch auf der abgeschalteten Herdplatte mit geschlossenem Deckel noch etwa 2 Minuten ziehen lassen.

+ Das Gemüse nochmals mit Salz und Pfeffer abschmecken und mit Reis und Schnitzeln auf Tellern anrichten.

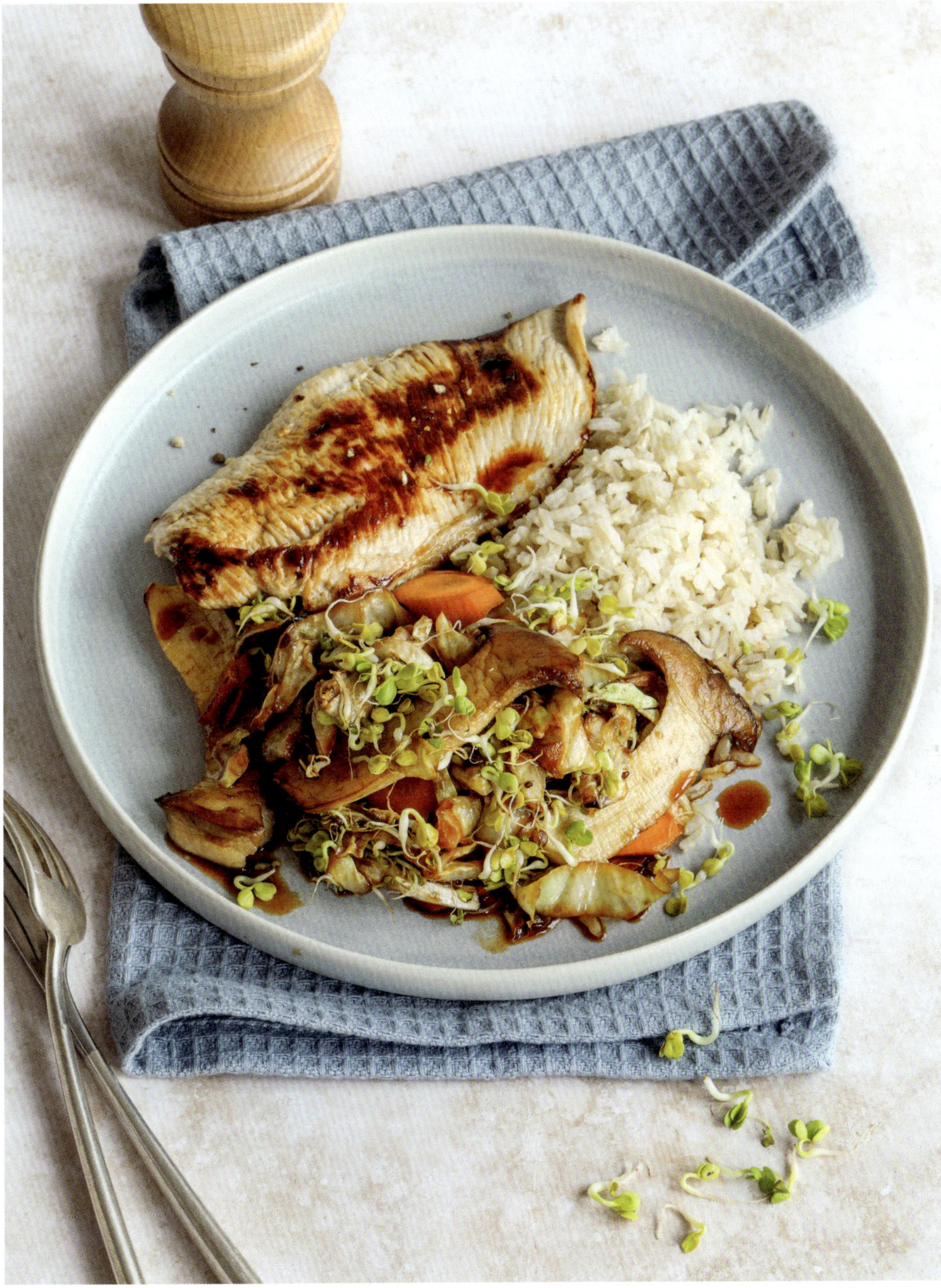

Schneller & günstiger geht es kaum

Keine Zeit? Kein Problem! Ob Minestrone mit Nudeln, Hähnchen-Curry oder Feta-Päckchen aus dem Ofen: Diese Blitzrezepte sind extragesund und stehen im Nu auf dem Tisch. Der Trick sind clevere „Küchenhelden" wie Dosentomaten, tiefgekühlter Gemüse-Mix und Schnellkochreis.

Minestrone mit Bohnen und Nudeln

Für 2 Personen: In einem Topf ½ l **Gemüsebrühe** und **1 Dose stückige Tomaten** (400 g) aufkochen. **160 g weiße Bohnen** (z. B. Cannellini; aus Glas oder Dose) in einem Sieb abbrausen und mit **600 g tiefgekühltem italien. Gemüse-Mix** (ohne Zusätze), **1 TL getr. italien. Kräutern** und **100 g kurzen Vollkornnudeln** (z. B. Spiralen) dazugeben. Alles mit geschlossenem Deckel bei schwacher Hitze 10 bis 12 Minuten garen, dabei ab und zu umrühren. Die Minestrone mit **Salz** und **Pfeffer** würzen, auf tiefe Teller verteilen und mit **40 g geriebenem Montello** und nach Belieben einigen Basilikumblättern garnieren.

Pro Portion: ca. 510 kcal,
27 g EW, 13 g F, 60 g KH, 18 g BST

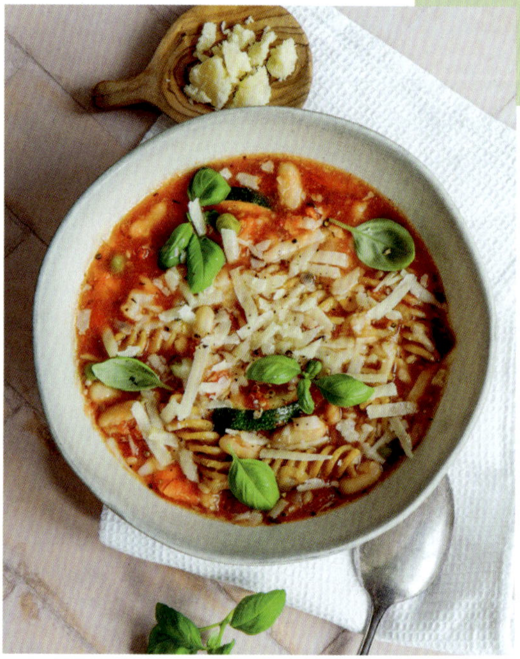

DIE ERNÄHRUNGS-DOCS

Wer wenig Zeit zum Kochen hat, weicht gern mal auf Fertigprodukte aus. Leider wird diesen häufig viel Ungesundes wie Emulgatoren, Aroma-, Farb- oder Konservierungsstoffe zugesetzt. Eine gesunde Alternative bietet reines Gemüse aus dem Tiefkühlfach – es wird direkt nach der Ernte eingefroren und enthält oftmals mehr Vitamine als Ware, die lange transportiert wurde. Wichtig ist allerdings, dass der Gemüse-Mix keinerlei Gewürze oder andere Zusätze enthält.

Thai-Curry mit Hähnchen

Für 2 Personen: **10 g Ingwer** und **1 Knoblauchzehe** schälen und fein würfeln. **2 Frühlingszwiebeln** putzen, waschen und in dünne Ringe schneiden. **80 g 10-Minuten-Naturreis** in Salzwasser nach Packungsanweisung garen. Ingwer, Knoblauch und Frühlingszwiebeln im Wok oder in der Pfanne in **1 EL Rapsöl** kurz anbraten. **400 g tiefgekühlten Asia-Gemüse-Mix** (ohne Zusätze) und **2 TL rote Thai-Currypaste** dazugeben, mit **200 g fettarmer Kokosmilch** und **100 ml Gemüsebrühe** aufkochen und offen bei mittlerer Hitze etwa 10 Minuten garen. Inzwischen **250 g Hähnchenbrustfilet** waschen, trocken tupfen und in Streifen schneiden, nach etwa 5 Minuten Garzeit zum Curry geben und mitgaren. Mit **Salz, Pfeffer** und **2 TL Limettensaft** abschmecken und zuletzt mit **2 TL ungeschälten Sesamsamen** bestreuen. Mit dem Reis anrichten.

Pro Portion: ca. 510 kcal,
38 g EW, 17 g F, 46 g KH, 7 g BST

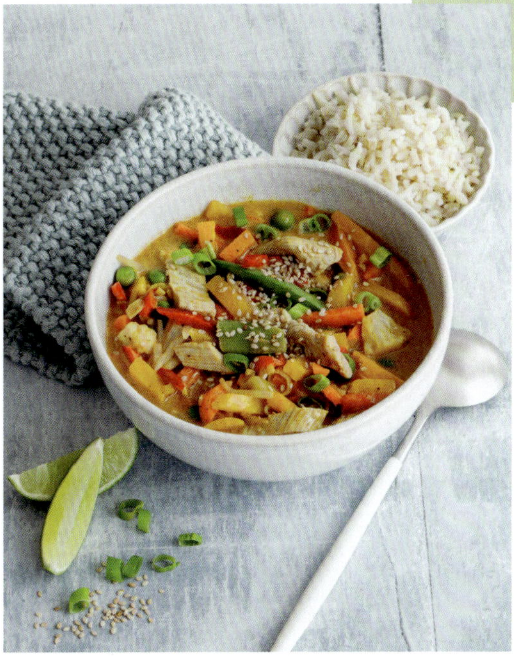

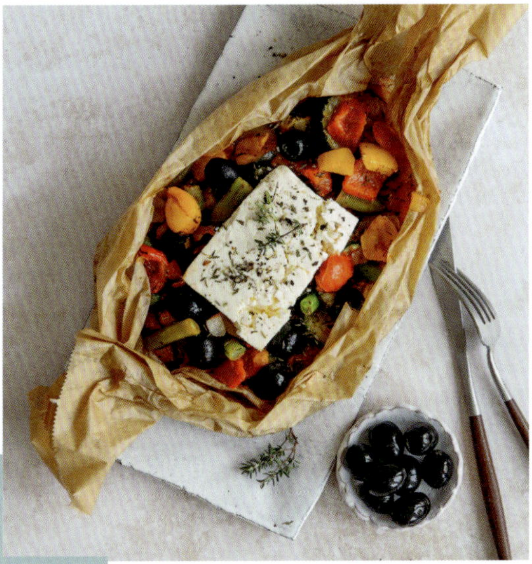

Feta-Ratatouille-Päckchen

Für 2 Personen: Den Backofen mit einem Backblech auf der mittleren Schiene auf 180 °C vorheizen. 2 Bögen Backpapier (à ca. 42 x 38 cm) vorbereiten. **500 g tiefgekühltes Ratatouille-Gemüse** (ohne Zusätze) mit **2 EL Olivenöl, 1 TL getr. Thymian, Salz** und **Pfeffer** mischen und mittig auf die Backpapiere setzen. **200 g Feta** (Schafskäse) quer halbieren und und mit **10 schwarzen Oliven** (ohne Stein) darauf verteilen. Das Papier jeweils über der Füllung zusammenfalten und die Enden verdrehen. Die Päckchen auf dem Blech im Ofen auf der mittleren Schiene etwa 20 Minuten garen. Danach mit **je 2 Scheiben Vollkornbaguette** (à ca. 25 g) servieren.

Pro Portion: ca. 520 kcal,
28 g EW, 29 g F, 32 g KH, 8 g BST

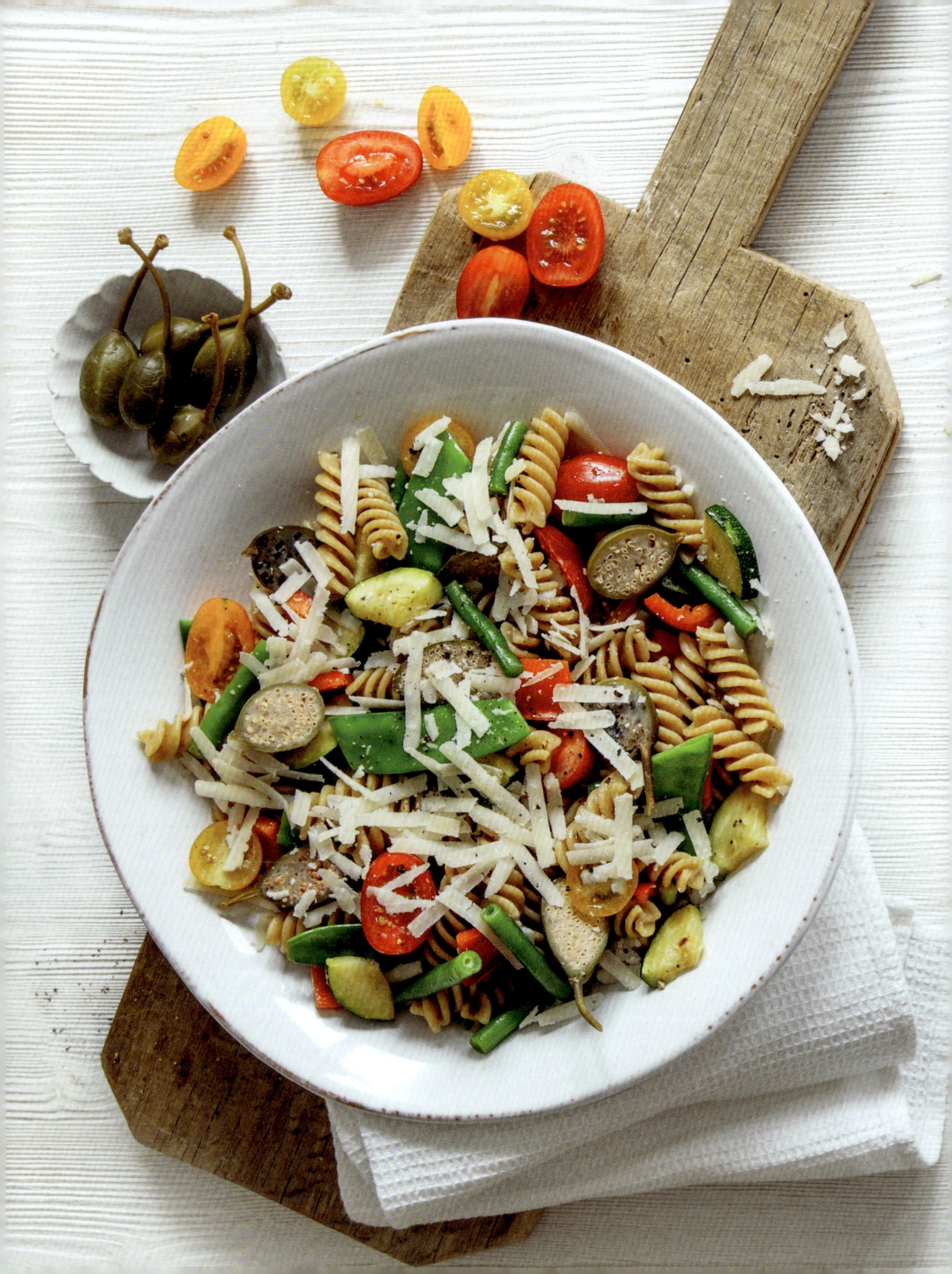

KLEINE GERICHTE

Wer nur eine kleine Mahlzeit sucht oder gezielt Kalorien sparen möchte, wird in diesem Kapitel fündig. Hier gibt es Salate in allen Variationen, leichte Suppen, Low-Carb-Pasta und raffinierte Ideen mit Fleisch oder Geflügel. Alle Gerichte unterstützen den Stoffwechsel und wirken sanft entzündungshemmend. Und: Sie sind perfekt für den Abend, wenn man den Körper nicht mit zu vielen Kohlenhydraten belasten sollte.

Bunter Kräutersalat mit Blumenkohlbällchen

Für 2 Personen
Zubereitung: 50 Minuten

130 g Kichererbsen (aus Glas oder Dose)
100 g Blumenkohl (ohne Grün)
1 kleine Knoblauchzehe
½ TL gemahlener Kreuzkümmel
½ TL edelsüßes Paprikapulver
2 EL Kichererbsenmehl
3 EL Zitronensaft
Salz, Pfeffer aus der Mühle
30 g ungeschälte Sesamsamen
150 g kleine Rote Bete (vorgegart und vakuumiert)
2 kleine Tomaten
1 Römersalatherz
30 g gemischte Kräuter (z. B. Dill, Minze, Koriandergrün, Petersilie)
1 EL Aceto balsamico
3 EL Olivenöl

Pro Portion: ca. 400 kcal, 11 g EW, 27 g F, 23 g KH, 9 g BST

+ Die Kichererbsen in einem Sieb abbrausen und gut abtropfen lassen. Blumenkohl putzen, waschen und in Röschen teilen, den Strunk schälen und klein würfeln. Knoblauch schälen und fein würfeln.

+ Kichererbsen, Blumenkohl und Knoblauch im Blitzhacker oder in einem hohen Rührbecher mit dem Stabmixer fein zerkleinern. Den Mix in eine Schüssel füllen, mit Kreuzkümmel und Paprikapulver würzen, das Kichererbsenmehl, je 1 EL Zitronensaft und Wasser hinzufügen und alles gut mischen, mit Salz und Pfeffer kräftig würzen.

+ Den Backofen auf 180 °C vorheizen und ein Backblech mit Backpapier belegen. Den Sesam auf einen Teller geben. Aus der Blumenkohlmasse mit angefeuchteten Händen 10 etwa walnussgroße Bällchen formen und im Sesam wälzen. Nebeneinander auf das Blech setzen und im Ofen auf der 2. Schiene von unten in etwa 25 Minuten goldbraun backen.

+ Inzwischen die Rote Bete in dünne Scheiben schneiden (Achtung, sie färbt stark ab!). Die Tomaten waschen und in Spalten schneiden, dabei die Stielansätze entfernen. Den Salat in die einzelnen Blätter teilen, waschen, trocken schleudern und quer in etwa 1 cm breite Streifen schneiden. Die Kräuter waschen, trocken tupfen, die Blätter abzupfen und grob hacken.

+ Für das Dressing in einer Salatschüssel den restlichen Zitronensaft (2 EL) mit Essig, 2 EL Wasser, Salz, Pfeffer und Öl gründlich verrühren. Rote Bete, Tomaten, Salat und gehackte Kräuter dazugeben und locker untermischen.

+ Die Blumenkohlbällchen aus dem Ofen nehmen und mit dem Kräutersalat auf Tellern anrichten.

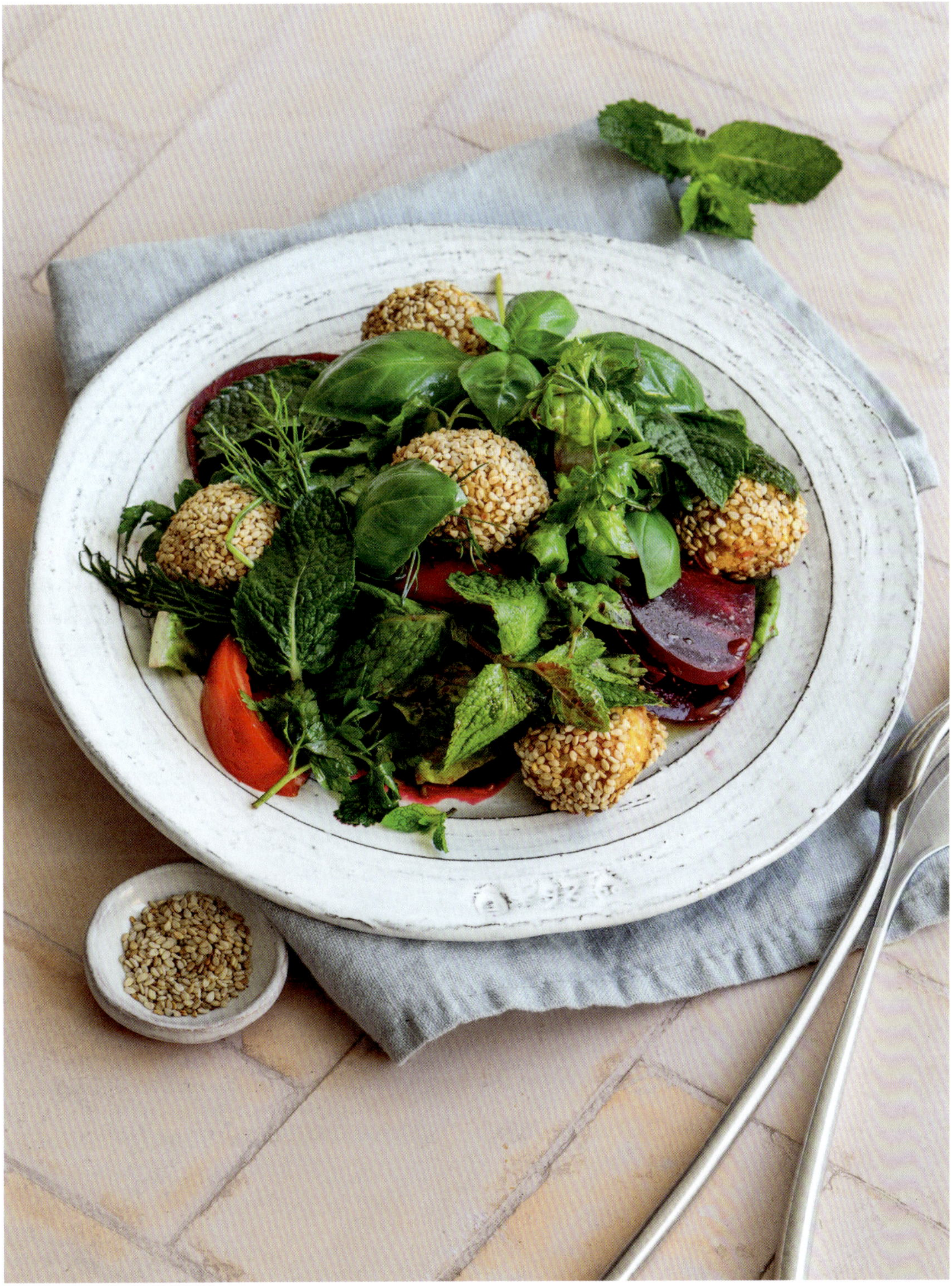

Radicchio-Chicorée-Salat mit Feta und Feigen

Für 2 Personen
Zubereitung: 25 Minuten

20 g Walnusskerne
100 g Radicchio
1 kleiner Chicorée
60 g Wildkräutersalat-Mix (z. B. roter und grüner Batavia, roter Mangold, Mizuna, junger Spinat)
2 Feigen (à ca. 60 g)
2 EL ungesüßter Sanddornsaft (aus Bioladen oder Reformhaus)
2 TL flüssiger Honig
Salz, Pfeffer aus der Mühle
3 EL Olivenöl
10 g Ingwer
100 g Feta (Schafskäse; Halbfettstufe)
2 Scheiben Vollkornbaguette (à 25 g; siehe Seite 64; oder ein anderes Vollkornbaguette)

Pro Portion: ca. 490 kcal, 17 g EW, 32 g F, 29 g KH, 7 g BST

+ Die Walnüsse in einer Pfanne ohne Fett hell anrösten. Anschließend herausnehmen, abkühlen lassen und grob hacken.

+ Den Radicchio und Chicorée in die einzelnen Blätter teilen, waschen, trocken schleudern und in mundgerechte Stücke zupfen. Die Wildkräuter verlesen, waschen und trocken schleudern. Die Feigen waschen und in Spalten schneiden, dabei die Stielansätze entfernen.

+ Für das Dressing den Sanddornsaft mit dem Honig, 4 EL kaltem Wasser, Salz, Pfeffer und Öl in einer kleinen Schüssel verrühren. Den Ingwer schälen und dazureiben.

+ Radicchio, Chicorée und Wildkräuter in einer Salatschüssel mit den Feigen locker mischen und auf Tellern anrichten. Den Salat mit dem Dressing beträufeln und mit den Nüssen bestreuen. Den Feta darüberbröckeln und den Salat mit dem Vollkornbaguette servieren.

Tipp: Falls keine frischen Feigen im Angebot sind, können Sie alternativ dunkle Pflaumen oder Weinbergpfirsiche nehmen.

DIE ERNÄHRUNGS-DOCS

Radicchio und Chicorée gehören zu den Top-Lieferanten von Bitterstoffen, die mit vielen Gesundheits-Benefits punkten können. Sie unterstützen nicht nur die Verdauung und regulieren den Blutzuckerspiegel, sondern fördern auch den Fettabbau, vor allem am Bauch. Außerdem wirken die Pflanzenstoffe wie natürliche Appetitzügler, weil sie Hungergefühle dämpfen und die Lust auf Süßes reduzieren.

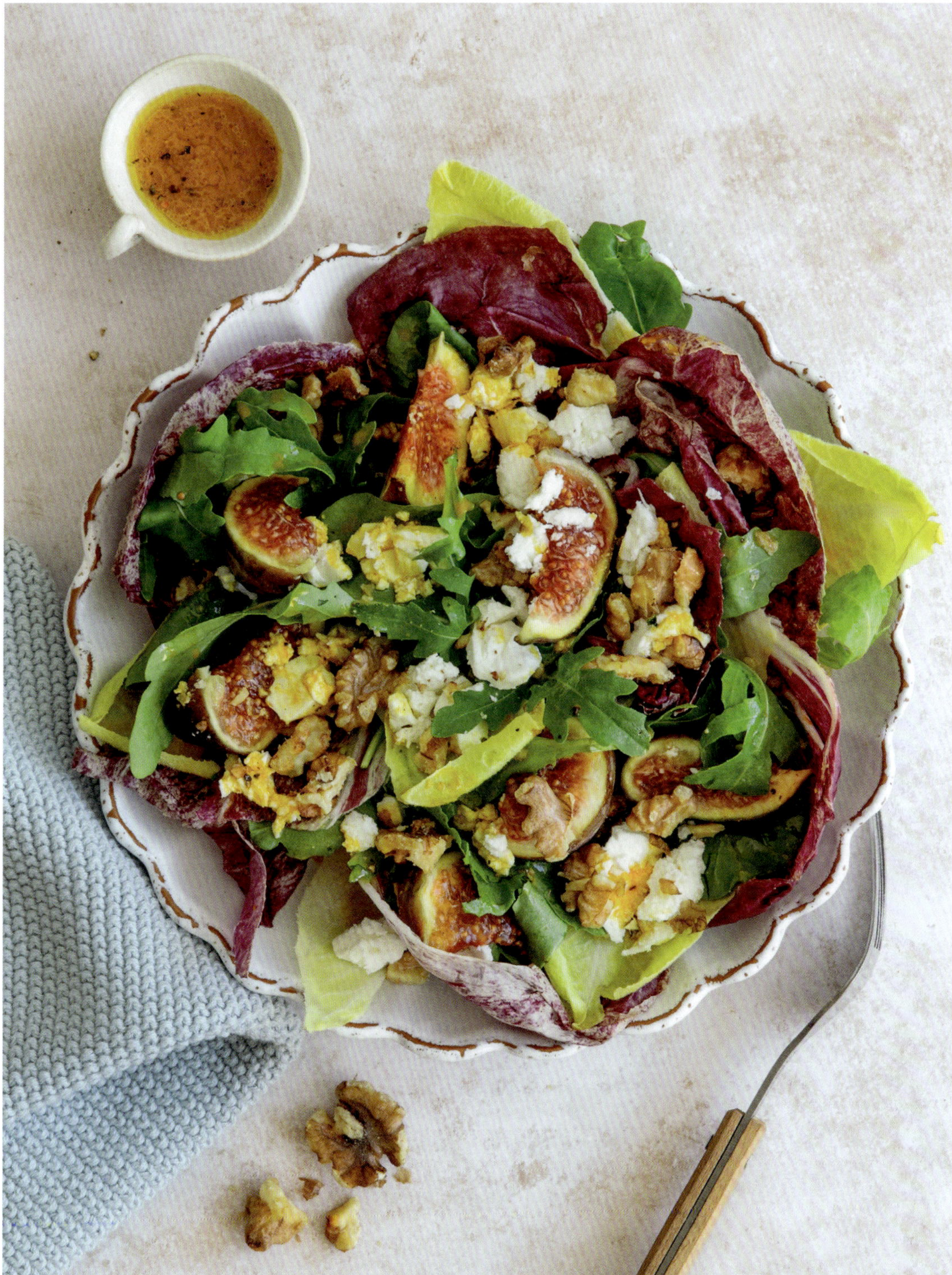

Fenchel-Möhren-Salat mit Nüssen und Pfeffermakrele

Für 2 Personen
Zubereitung: 40 Minuten

1 Fenchelknolle (ca. 250 g)
Salz
1 große Möhre
1 Frühlingszwiebel
1 Romanasalatherz
60 g roter Eichblattsalat
1 festkochende Kartoffel (ca.120 g)
2 EL Olivenöl
2 EL Weißweinessig
Pfeffer aus der Mühle
1 kleiner säuerlicher Apfel (ca.125 g)
¼ Bund Schnittlauch
20 g Pekannusskerne (ersatzweise Walnusskerne)
100 g geräucherte Pfeffermakrele

Pro Portion: ca. 490 kcal, 16 g EW, 34 g F, 27 g KH, 7 g BST

+ Den Fenchel putzen, waschen und vierteln, den harten Strunk entfernen und die Viertel quer in dünne Streifen schneiden. Die Fenchelstreifen mit etwas Salz bestreuen und 1 bis 2 Minuten mit den Händen kneten.

+ Die Möhre putzen, schälen und in Stifte schneiden oder hobeln. Die Frühlingszwiebel putzen, waschen und in dünne Ringe schneiden. Den Romana- und Eichblattsalat in die einzelnen Blätter teilen, waschen, trocken schleudern und in mundgerechte Stücke zupfen.

+ Die Kartoffel schälen und in etwa 1 cm große Würfel schneiden. 1 EL Öl in einer beschichteten Pfanne erhitzen und die Kartoffelwürfel darin bei mittlerer Hitze in etwa 10 Minuten rundum knusprig und goldbraun braten. Herausnehmen und auf Küchenpapier abtropfen lassen, dann salzen.

+ Für die Vinaigrette in einer Salatschüssel Essig, 2 EL Wasser, Salz, Pfeffer und das übrige Öl (1 EL) verrühren. Den Apfel waschen, vierteln, entkernen und in etwa ½ cm große Würfel schneiden. Den Schnittlauch waschen, trocken tupfen und in feine Röllchen schneiden. Apfelwürfel und zwei Drittel des Schnittlauchs unter die Vinaigrette mischen.

+ Die Nüsse grob hacken, die Makrele in grobe Stücke zupfen. Salate, Möhre und Fenchel unter die Apfel-Vinaigrette heben und den Salat mit der Makrele auf Tellern anrichten. Mit den Kartoffel-Croûtons, Nüssen, Frühlingszwiebeln und restlichen Schnittlauchröllchen bestreuen.

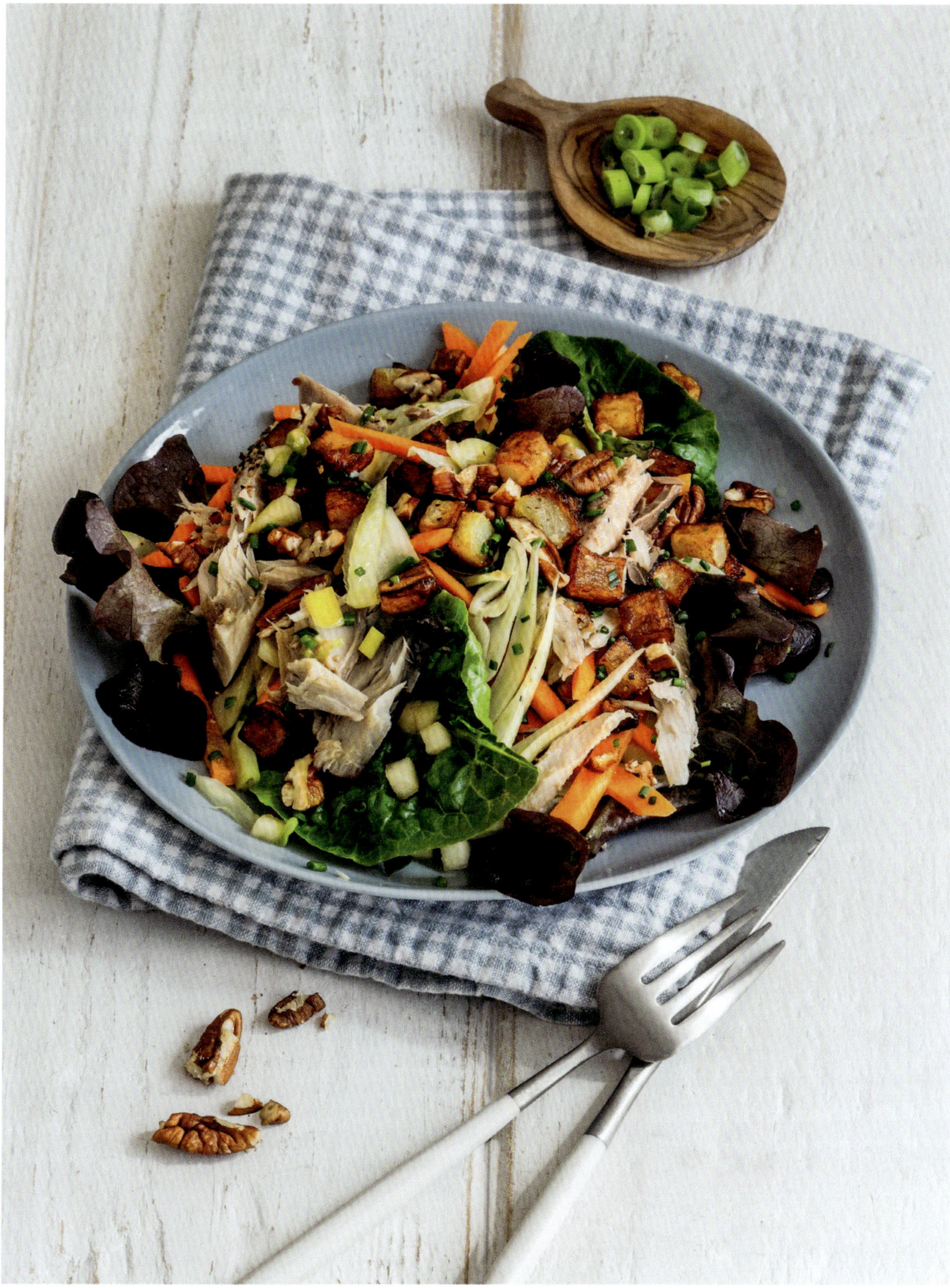

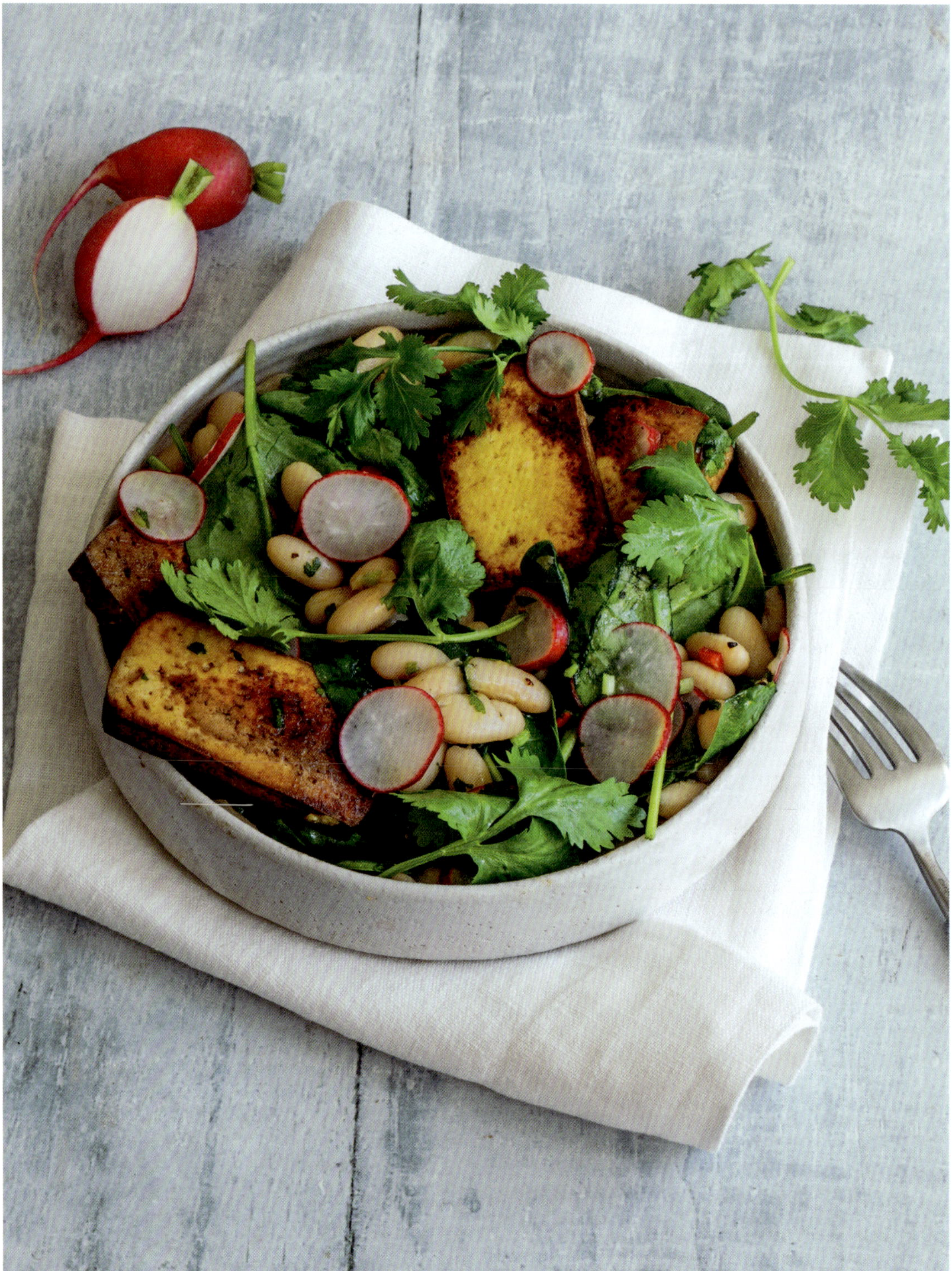

Bohnen-Spinat-Salat mit Knoblauch-Tofu

Für 2 Personen
Zubereitung: 35 Minuten

½ rote Chilischote
½ Bio-Zitrone
½ Bund Koriandergrün
1 TL Agavendicksaft
Salz, Pfeffer aus der Mühle
1 EL Olivenöl
1 EL Lein- oder Hanföl
130 g weiße Bohnen
(z. B. Cannellini; aus Glas
oder Dose)
50 g junger Spinat
100 g Radieschen
200 g geräucherter Tofu
1 Knoblauchzehe
1 EL helles Sesamöl
(ersatzweise Rapsöl)
1 EL Sojasauce

Pro Portion: ca. 410 kcal,
24 g EW, 25 g F, 20 g KH, 5 g BST

+ Die Chilischote der Länge nach halbieren, putzen, waschen und fein würfeln. Die Zitrone heiß waschen, abtrocknen und 1 TL Schale fein abreiben. Den Koriander waschen, trocken tupfen, die Blätter abzupfen und einige zum Garnieren beiseitelegen, Rest fein hacken.

+ Für das Dressing 2 EL Zitronensaft auspressen, mit 2 EL Wasser, Agavendicksaft, Salz, Pfeffer, Zitronenschale und Chili in einer Salatschüssel verrühren. Oliven- und Lein- oder Hanföl mit dem Schneebesen unterrühren. Den Koriander ebenfalls untermischen.

+ Die Bohnen in einem Sieb abbrausen und gut abtropfen lassen. Den Spinat verlesen, waschen und trocken schleudern, dabei grobe Stiele entfernen. Radieschen putzen, waschen und in dünne Scheiben hobeln oder schneiden. Bohnen, Spinat und Radieschen zum Dressing geben und vorsichtig unterheben.

+ Den Tofu trocken tupfen und in etwa ½ cm dicke Scheiben schneiden. Den Knoblauch schälen und in dünne Scheiben schneiden. Das Sesamöl in einer beschichteten Pfanne erhitzen und Tofu und Knoblauch darin bei mittlerer Hitze auf beiden Seiten in 3 bis 4 Minuten hellbraun braten. Mit der Sojasauce ablöschen und kurz schwenken.

+ Den Tofu herausnehmen und mit dem Salat auf Tellern anrichten. Mit den beiseitegelegten Korianderblättern bestreuen.

DIE ERNÄHRUNGS-DOCS

Es gibt viele gute Gründe, häufiger Radieschen zu essen: Die roten Kugeln haben kaum Kalorien, strotzen aber nur so vor Vitaminen. Vor allem punkten sie mit Senfölglykosiden – sekundären Pflanzenstoffen, die gegen Viren und Bakterien wirken und Entzündungen im Körper eindämmen können.

Mediterraner Nudelsalat mit Kapern und Montello

Für 2 Personen
Zubereitung: 35 Minuten

150 g grüne Bohnen
Salz
100 g Zuckerschoten
1 Zucchini (ca.150 g)
1 rote Paprikaschote
100 g bunte Cocktailtomaten (rot, gelb)
3 EL Olivenöl
Salz, Pfeffer aus der Mühle
80 g kurze Vollkornnudeln (z. B. Spirelli oder Muscheln)
50 g Kapernäpfel (aus dem Glas)
30 g Montello (am Stück)
2 EL Balsamico bianco
1 TL scharfer Senf

Pro Portion: ca. 480 kcal, 18 g EW, 24 g F, 42 g KH, 12 g BST

+ Die Bohnen putzen, halbieren und in einem Topf in kochendem Salzwasser 5 bis 6 Minuten bissfest garen. Inzwischen die Zuckerschoten verlesen, waschen und schräg halbieren, etwa 2 Minuten vor Ende der Garzeit zu den Bohnen geben und mitgaren. Alles in ein Sieb abgießen, kalt abschrecken und gut abtropfen lassen.

+ Die Zucchini putzen, waschen, längs vierteln und quer in etwa 1 cm große Stücke schneiden. Die Paprika vierteln, putzen, waschen und etwa ½ cm klein würfeln. Die Tomaten waschen und halbieren. Die Zucchini in einer beschichteten Pfanne in 1 EL Öl bei mittlerer Hitze 2 bis 3 Minuten unter Wenden braten. Mit Salz und Pfeffer würzen, herausnehmen und abkühlen lassen.

+ Die Nudeln in reichlich kochendem Salzwasser nach Packungsanweisung bissfest garen. Dann in ein Sieb abgießen, kalt abschrecken und gut abtropfen lassen. In der Zwischenzeit die Kapernäpfel abtropfen lassen, größere Kapernäpfel halbieren, dabei grobe Stiele entfernen. Den Käse in Späne hobeln.

+ Für die Vinaigrette den Essig, 5 EL Wasser, Senf, Salz, Pfeffer und das übrige Öl (2 EL) in einer Salatschüssel verquirlen. Grüne Bohnen, Zuckerschoten, Zucchini, Paprika, Tomaten, Nudeln und Kapernäpfel dazugeben und vorsichtig unter die Vinaigrette mischen.

+ Den Salat nochmals mit Salz und Pfeffer abschmecken, auf Tellern anrichten und mit dem Käse bestreuen.

Tipp: Anstelle von Montello können Sie auch Parmesan verwenden. Montello ist ein italienischer Hartkäse und ähnelt dem Parmigiano Reggiano. Da er aber – anders als Parmesan – nicht mit tierischem, sondern mit mikrobiellem Lab hergestellt wird, gilt nur er streng genommen als echtes vegetarisches Produkt.

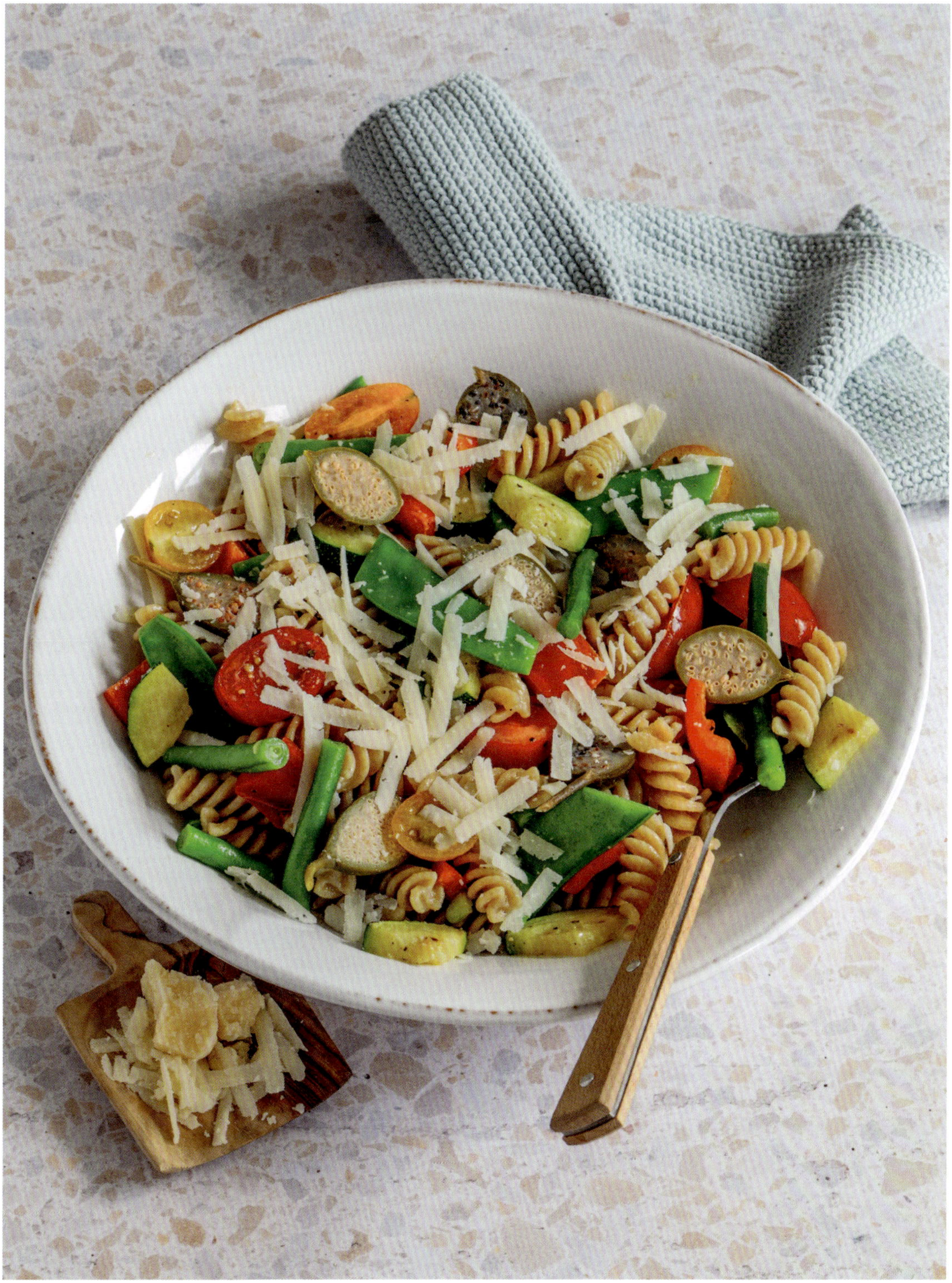

Wirsing-Quinoa-Salat mit Butternusskürbis

Für 2 Personen
Zubereitung: 35 Minuten

75 g bunte Quinoa (z. B. Tricolore)
Salz
250 g Butternusskürbis
2 EL Olivenöl
Pfeffer aus der Mühle
150 g Wirsing
10 g Ingwer
1 EL Cashewmus
2 EL Apfelessig
1 EL Zitronensaft
20 g getr. Cranberrys
30 g Cashewkerne

Pro Portion: ca. 490 kcal, 13 g EW, 28 g F, 44 g KH, 7 g BST

+ Die Quinoa in einem Sieb abbrausen und in 200 ml Salzwasser in einem Topf einmal kurz aufkochen. Dann mit geschlossenem Deckel bei schwacher Hitze etwa 15 Minuten köcheln lassen, bis das Wasser fast vollständig aufgenommen wurde, dabei ab und zu umrühren. Die Quinoa von Herd nehmen und abkühlen lassen.

+ Inzwischen den Kürbis schälen, die Kerne mit einem Löffel entfernen und das Kürbisfleisch in etwa 1 cm große Würfel schneiden. Das Öl in einer beschichteten Pfanne erhitzen und die Kürbiswürfel darin bei mittlerer Hitze 5 bis 7 Minuten bissfest braten, dabei ab und zu wenden. Den Kürbis vom Herd nehmen, salzen und pfeffern und abkühlen lassen.

+ Den Wirsing waschen, putzen und den harten Strunk entfernen, die Blätter in kleine Stücke schneiden. Den Ingwer schälen und fein reiben, mit dem Cashewmus, Essig, Zitronensaft und 4 EL kaltem Wasser in einem hohen Rührbecher mit dem Stabmixer feincremig pürieren. Mit Salz und Pfeffer abschmecken. Die Cashewsauce in eine Salatschüssel füllen, den Wirsing hinzufügen und mit den Händen 2 bis 3 Minuten kneten, bis er weicher wird.

+ Anschließend Quinoa, Kürbiswürfel und Cranberrys dazugeben und untermischen. Den Salat mit Salz und Pfeffer abschmecken und etwa 5 Minuten ziehen lassen. Inzwischen die Cashewkerne in einer Pfanne ohne Fett hell anrösten. Herausnehmen, etwas abkühlen lassen und grob hacken. Den Salat auf Tellern anrichten und mit den Cashewkernen bestreuen.

Tipp: Während der Saison können Sie den Wirsing auch gut durch Grünkohl ersetzen – dabei die Blätter vom harten Strunk und von den dicken Rippen zupfen und in kleine Stücke schneiden. Dann wie beschrieben verarbeiten.

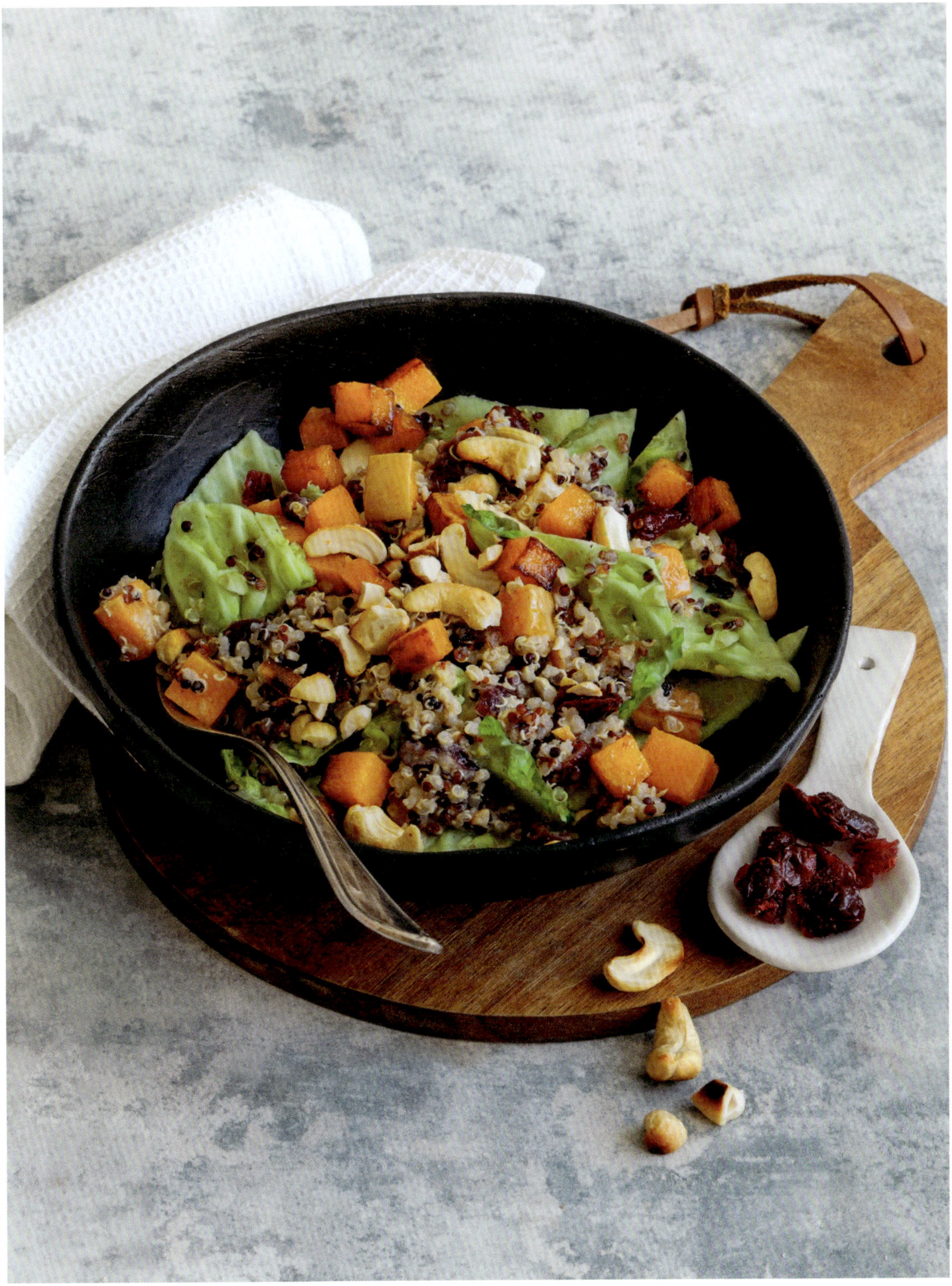

Schüsselweise Vitamine

Knackig, frisch und voller Nährstoffe: Hier ist jeder Salat ein Hit! Mit zarten Blättern, Gemüse, Nüssen und feinen Dressings eignen sich diese Salate nicht nur perfekt als Beilage. Wenn man sie noch mit einer Portion Käsewürfeln, Croûtons oder Hähnchenstreifen toppt, verwandeln sie sich im Nu in leichte „Sattmacher“.

Bunter Salat mit Sojajoghurt und Sprossen

Für 2 Personen: **100 g hellen Eichblattsalat** und **30 g jungen Spinat** waschen, trocken schleudern und in mundgerechte Stücke zupfen. **1 Möhre** putzen, schälen und auf der Gemüsereibe in dünne Scheiben hobeln. **100 g Radieschen** putzen, waschen und in dünne Scheiben schneiden. Für das Dressing **100 g ungesüßten Sojajoghurt, 1 EL Zitronensaft, 2 EL Wasser, Salz** und **Pfeffer** in einer Salatschüssel verrühren. **½ Bund Schnittlauch** in feine Röllchen schneiden und mit Salat, Spinat, Möhre und Radieschen unter das Dressing mischen. Mit **20 g Sprossen** (z. B. von Alfalfa oder Radieschen) und **1 EL gerösteten Sonnenblumenkernen** anrichten.

Pro Portion: ca. 95 kcal,
6 g EW, 3 g F, 8 g KH, 4 g BST

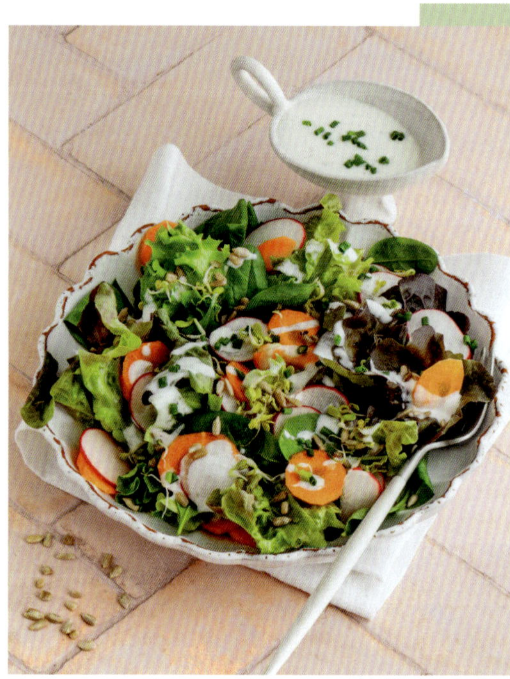

DIE ERNÄHRUNGS-DOCS

Jeder dieser Salate wird zum „Sattmacher“, wenn Sie ihn noch um eine Extraportion Eiweiß ergänzen. Das können gekochte Eier oder gebratene Fisch- oder Hähnchenstreifen ebenso sein wie fettarme Mozzarella- oder Fetawürfel. Noch gesünder sind pflanzliche Toppings wie Nüsse, Samen, gegarte Hülsenfrüchte, Tofu, Tempeh oder Eiweißbrot-Croûtons. So machen Sie aus jedem „Grünzeug“ echte Protein-Booster!

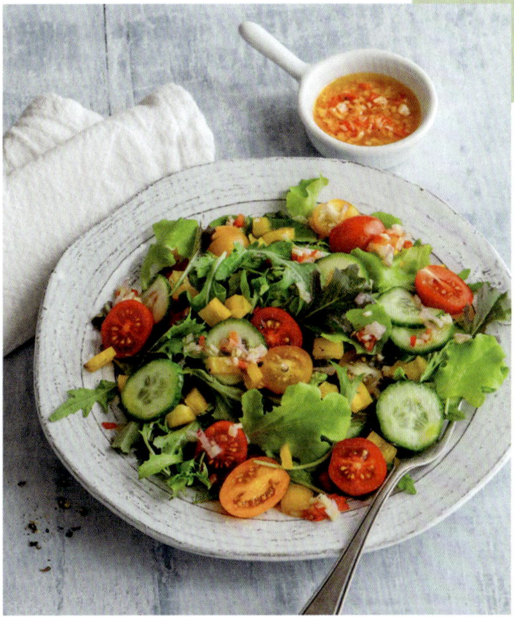

Italo-Salat mit Chili-Ingwer-Vinaigrette

Für 2 Personen: **100 g junge Blattsalate** (z. B. Frisée, roter Mangold, Rucola) verlesen, waschen und trocken schleudern. **100 g bunte Cocktailtomaten** (rot, gelb) waschen und halbieren. **1 gelbe Spitzpaprikaschote** längs halbieren, putzen, waschen und klein würfeln. **1 Mini-Salatgurke** putzen, waschen und in dünne Scheiben schneiden. In einer Salatschüssel **2 EL Aceto balsamico, 2 EL Wasser, Salz, Pfeffer** und **3 EL Olivenöl** verrühren. **1 kleine Schalotte** und **10 g Ingwer schälen, ½ Chilischote** längs halbieren, putzen und waschen. Schalotte, Ingwer und Chili fein würfeln und mit den vorbereiteten Salatzutaten unter die Vinaigrette heben.

Pro Portion: ca. 220 kcal,
2 g EW, 19 g F, 8 g KH, 3 g BST

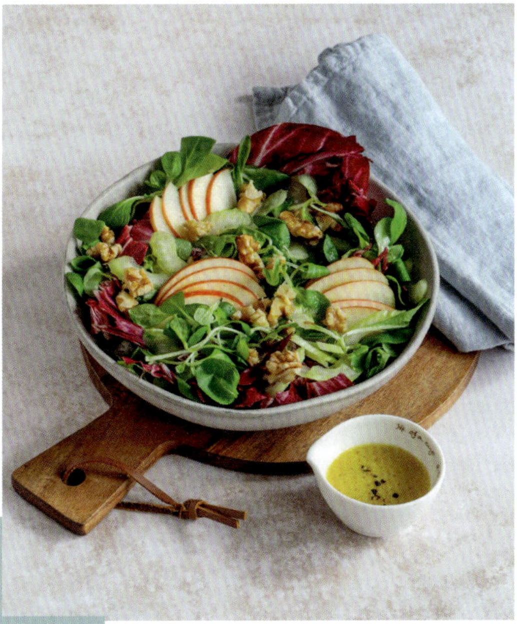

Wintersalat mit Apfel und Sellerie

Für 2 Personen: **200 g gemischte Salatblätter** (z. B. Chicorée, Endivien, Feldsalat, Radicchio) waschen, trocken schleudern und in mundgerechte Stücke zupfen. **1 Stange Staudensellerie** putzen, waschen und schräg in dünne Scheiben schneiden. **½ säuerlichen Apfel** (z. B. Elstar) waschen, halbieren, entkernen und in dünne Scheiben schneiden, mit **2 TL Zitronensaft** beträufeln. In einer Salatschüssel **2 EL Weißweinessig, 2 EL Wasser, 1 TL scharfen Senf, Salz, Pfeffer, 1 EL Rapsöl** und **1 EL Walnussöl** verrühren. Salate, Sellerie und Apfel vorsichtig unter die Vinaigrette mischen. Den Salat zum Servieren mit **1 EL gehackten Walnusskernen** bestreuen.

Pro Portion: ca. 210 kcal,
3 g EW, 18 g F, 8 g KH, 3 g BST

Gemüsespaghetti mit Spinat-Käse-Sauce

Für 2 Personen
Zubereitung: 40 Minuten

2 EL Pinienkerne
2 große Möhren (ca. 200 g)
2 Petersilienwurzeln (ca.150 g)
2 Zucchini (ca. 300 g)
100 g junger Spinat
30 g Montello (am Stück)
1 Schalotte
2 EL Olivenöl
125 ml Gemüsebrühe
100 g Kochsahne (15 % Fett)
Salz, Pfeffer aus der Mühle
1 TL getr. Thymian

Pro Portion: ca. 450 kcal, 17 g EW, 33 g F, 14 g KH, 9 g BST

+ Die Pinienkerne in einer Pfanne ohne Fett hell anrösten. Herausnehmen und abkühlen lassen. Die Möhren und Petersilienwurzeln putzen und schälen. Die Zucchini putzen und waschen. Das Gemüse mit dem Spiralschneider in spaghettidünne Streifen schneiden. Den Spinat verlesen, waschen und trocken schleudern, dabei grobe Stiele entfernen. Den Käse fein reiben.

+ Für die Sauce die Schalotte schälen, fein würfeln und in einem Topf in 1 EL Öl bei mittlerer Hitze andünsten. Die Brühe dazugießen und etwa auf die Hälfte einkochen. Mit der Sahne auffüllen und offen weitere 4 bis 5 Minuten köcheln lassen, dabei ab und zu umrühren. Den geriebenen Käse in die Sauce geben und alles im Topf mit dem Stabmixer glatt pürieren. Die Sauce mit Salz und Pfeffer abschmecken und abgedeckt warm halten.

+ In einer großen beschichteten Pfanne das übrige Öl (1 EL) erhitzen und die Gemüsespaghetti darin bei mittlerer Hitze etwa 3 Minuten unter Wenden garen, mit Thymian, Salz und Pfeffer würzen.

+ Die Käsesauce nochmals kurz aufkochen, den Spinat dazugeben und mit geschlossenem Deckel bei schwacher bis mittlerer Hitze zusammenfallen lassen. Die Gemüsespaghetti mit der Spinat-Käse-Sauce auf Tellern anrichten und mit den Pinienkernen bestreuen.

DIE ERNÄHRUNGS-DOCS

Im Vergleich zu herkömmlicher Pasta sind Gemüsenudeln eine clevere Möglichkeit, weniger Kohlenhydrate und mehr Nährstoffe auf den Teller zu bringen. Dank ihrer Ballaststoffe fördern Gemüsenudeln die Sättigung und helfen so beim Abnehmen. Zum „Spiralizing“ eignen sich übrigens auch Kürbis oder Kohlrabi.

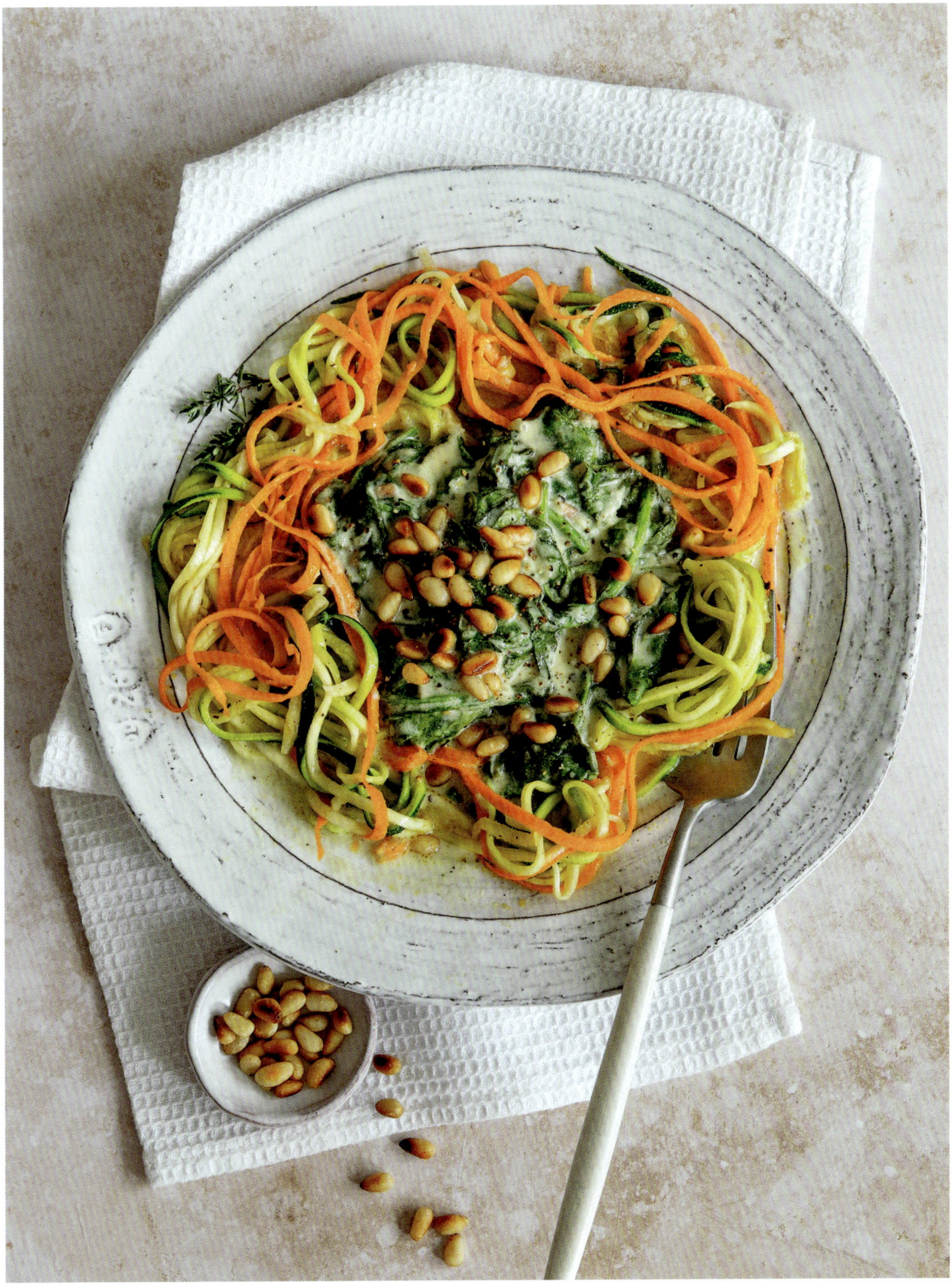

Antipasti-Pfannengemüse mit Ziegenkäse

Für 2 Personen
Zubereitung: 35 Minuten

2 Zucchini (ca. 300 g)
250 g Aubergine
je 1 kleine rote und gelbe Paprikaschote
150 g Champignons
2 Knoblauchzehen
2 Zweige Rosmarin
4 Zweige Thymian
3 EL Olivenöl
2 EL Aceto balsamico
Salz, Pfeffer aus der Mühle
75 g Rucola
2 Ziegenfrischkäsetaler (z. B. Picandou; à ca. 40 g)
2 Scheiben Vollkornbaguette (à 25 g; siehe Seite 64; oder ein anderes Vollkornbaguette)

Pro Portion: ca. 420 kcal, 15 g EW, 26 g F, 27 g KH, 9 g BST

+ Die Zucchini und Aubergine putzen und waschen. Die Zucchini in etwa 1 cm breite Scheiben schneiden, die Aubergine längs halbieren und ebenfalls in etwa 1 cm breite Scheiben schneiden. Die Paprikaschoten vierteln, putzen, waschen und in etwa 2 cm breite Streifen schneiden. Die Champignons putzen, falls nötig, trocken abreiben und halbieren oder vierteln. Den Knoblauch schälen und in dünne Scheiben schneiden. Rosmarin und Thymian waschen, trocken tupfen und grob schneiden.

+ Das Öl in einer großen Pfanne erhitzen und Gemüse, Pilze und Knoblauch darin bei mittlerer Hitze 4 bis 5 Minuten braten, dabei ab und zu wenden. Rosmarin und Thymian hinzufügen und alles mit Essig und 2 EL Wasser ablöschen. Das Gemüse mit Salz und Pfeffer würzen, vom Herd nehmen und lauwarm abkühlen lassen.

+ Inzwischen den Rucola verlesen, waschen und trocken schleudern, dabei grobe Stiele entfernen. Den Rucola unter das Antipasti-Gemüse heben und auf Tellern anrichten. Den Ziegenkäse in groben Stücken darüberbröckeln und das Baguette dazu reichen.

Tipp: Das Pfannengemüse lässt sich prima vorbereiten und mitnehmen – ideal für eine mediterrane Mittagspause.

DIE ERNÄHRUNGS-DOCS

Man erkennt es schon an der Schale, was Auberginen in puncto Gesundheit besonders auszeichnet: Für die violette Farbe sind nämlich Anthocyane zuständig, Pflanzenstoffe, die unsere Zellen vor freien Radikalen schützen, Entzündungen bekämpfen und die Gefäße elastisch halten. Weil sie reichlich Ballaststoffe liefern, bringen Auberginen außerdem die Verdauung auf Trab und machen gut satt – bei gerade mal 17 Kalorien pro 100 Gramm.

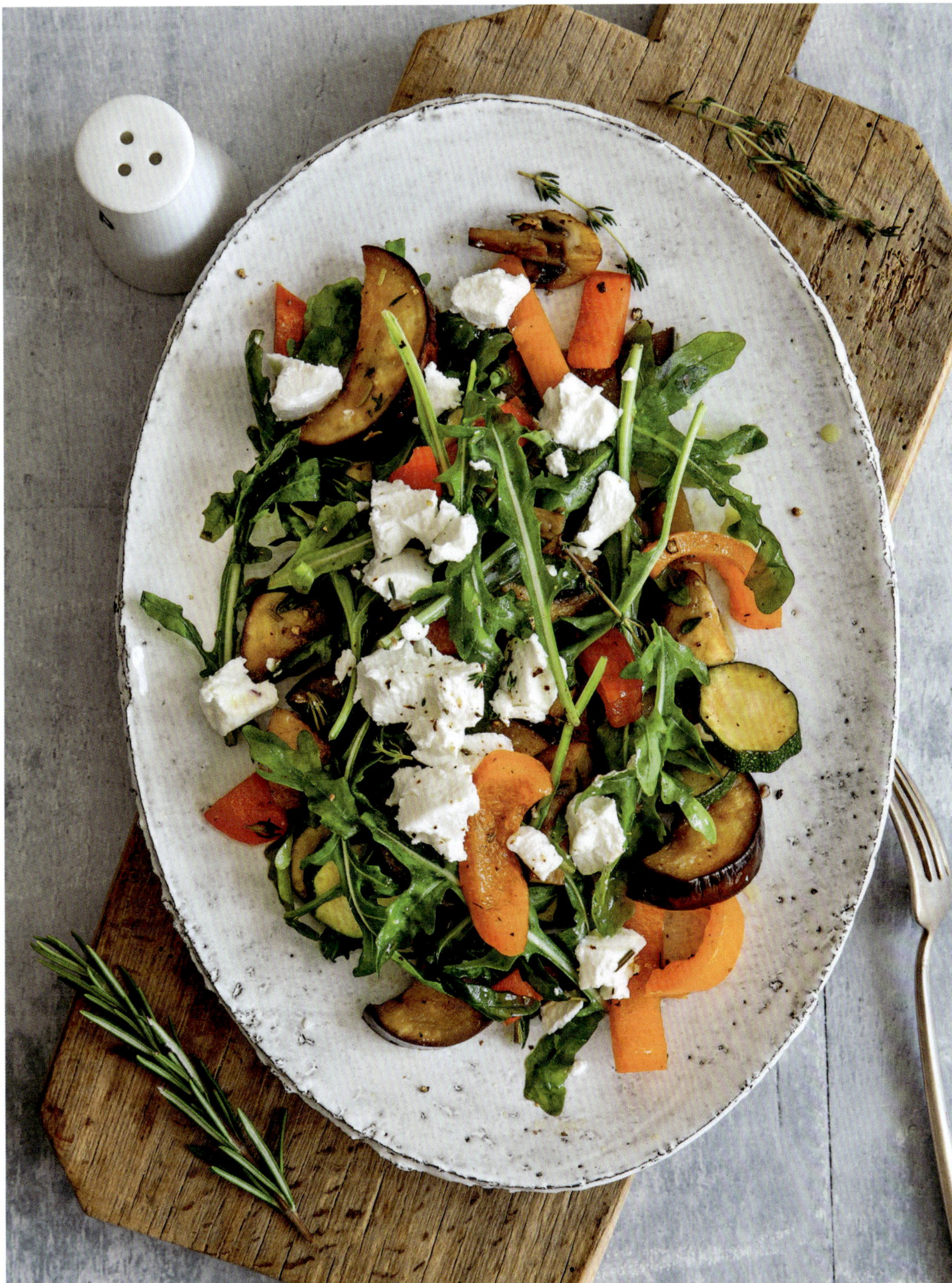

Kohlrabi-Carpaccio mit Hüttenkäse

Für 2 Personen
Zubereitung: 25 Minuten

1 Bio-Limette
2 getr. Aprikosen
20 g Pistazienkerne (ungesalzen)
Salz, Pfeffer aus der Mühle
1 TL flüssiger Honig
2 EL Olivenöl
1 EL Leinöl
1 Kohlrabi (ca. 350 g; mit Grün)
40 g Feldsalat
150 g körniger Frischkäse (Hüttenkäse)
2 Scheiben Pumpernickel (à ca. 40 g)

Pro Portion: ca. 465 kcal, 16 g EW, 27 g F, 33 g KH, 8 g BST

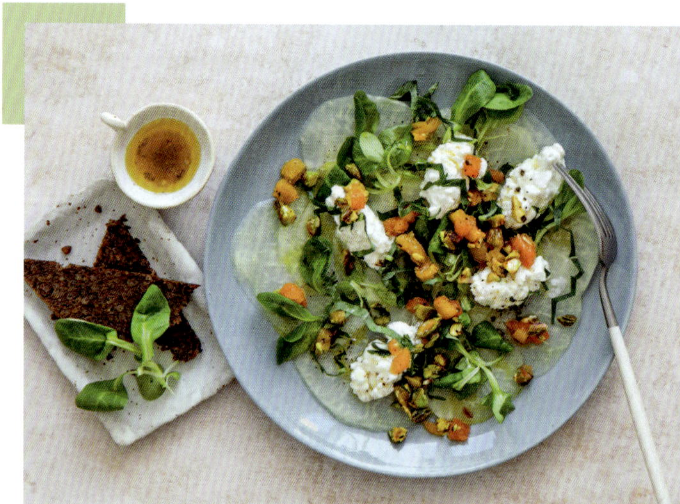

+ Die Limette heiß waschen, abtrocknen und 1 TL Schale fein abreiben, dann die Limette halbieren und 2 EL Limettensaft auspressen. Die Aprikosen in möglichst kleine Würfel schneiden, die Pistazien hacken. Aprikosen und Pistazien mit Limettenschale, Salz und Pfeffer mischen. Für das Dressing den Limettensaft mit 2 EL Wasser, Honig, Salz, Pfeffer verrühren und Oliven- und Leinöl unterschlagen.

+ Den Kohlrabi putzen, schälen und in 1 bis 2 mm dünne Scheiben hobeln oder schneiden, dabei das zarte Grün beiseitelegen. Feldsalat verlesen, waschen und trocken schleudern, dabei grobe Stiele entfernen. Das Kohlrabigrün waschen und in Streifen schneiden.

+ Die Teller jeweils mit etwa 1 EL Dressing bestreichen, die Kohlrabischeiben darauf leicht überlappend auslegen und den Feldsalat daraufsetzen. Vom Hüttenkäse mithilfe von zwei Teelöffeln kleine Nocken abstechen und auf das Carpaccio setzen. Das Dressing über Kohlrabi und Salat träufeln und alles mit dem Kohlrabigrün und dem Aprikosen-Pistazien-Mix bestreuen. Den Pumpernickel dazu reichen.

Papaya-Tomaten-Salsa auf Mozzarella

+ Die Pinienkerne in einer kleinen Pfanne ohne Fett hell anrösten, herausnehmen und abkühlen lassen. Die Papaya entkernen, schälen und etwa 1 cm groß würfeln. Die Tomaten waschen und vierteln. Die Zwiebel schälen und fein würfeln. Die Peperoni längs aufschneiden, putzen, waschen und in sehr kleine Würfel schneiden.

+ Die Limettenhälfte auspressen und den Saft in einer Salatschüssel mit 2 EL Wasser, Salz, Pfeffer und Öl gründlich verrühren. Das Basilikum waschen, trocken tupfen und die Blätter abzupfen, einige Blätter zum Garnieren beiseitelegen, den Rest in feine Streifen schneiden. Papaya, Tomaten, Zwiebel- und Peperoniwürfel sowie Basilikumstreifen vorsichtig unter das Dressing heben.

+ Den Mozzarella abtropfen lassen, in dünne Scheiben schneiden und auf Tellern leicht überlappend auslegen. Die Papaya-Tomaten-Salsa darauf anrichten. Alles mit den Pinienkernen bestreuen und mit dem beiseitegelegten Basilikum garnieren. Das Vollkornbaguette dazu reichen.

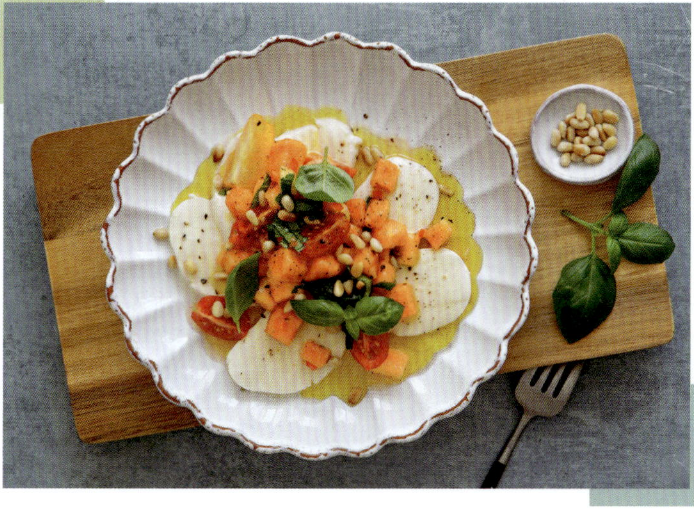

Für 2 Personen
Zubereitung: 20 Minuten

1 EL Pinienkerne
200 g Papaya
150 g bunte Cocktailtomaten (rot, gelb)
1 kleine rote Zwiebel
1 rote Pfefferschote (Peperoni)
½ Limette
Salz, Pfeffer aus der Mühle
3 EL Olivenöl
2 Stiele Basilikum
150 g Mozzarella (Halbfettstufe)
4 Scheiben Vollkornbaguette (à 25 g; siehe Seite 64; oder ein anderes Vollkornbaguette)

Pro Portion: ca. 480 kcal, 19 g EW, 27 g F, 35 g KH, 7 g BST

Avocado-Pancakes mit Brokkoli-Kimchi und Kresse

Für 2 Personen
Zubereitung: 35 Minuten

200 g Brokkoli
Salz
1 Mini-Salatgurke
100 g scharfes Kimchi (aus dem Glas)
60 g tiefgekühlte Erbsen
1 kleine Avocado (ca. 130 g)
2 TL Limettensaft
1 Ei (Größe M)
Pfeffer aus der Mühle
½ TL gemahlene Kurkuma
30 g Dinkelvollkornmehl
¼ TL Weinsteinbackpulver
1 EL helles Sesamöl (ersatzweise Rapsöl)
4 EL körniger Frischkäse (Hüttenkäse)
½ Beet Gartenkresse
2 TL dunkle Sesamsamen

Pro Portion: ca. 320 kcal, 13 g EW, 18 g F, 23 g KH, 9 g BST

+ Den Brokkoli putzen, waschen und in Röschen teilen, den Strunk schälen und klein würfeln. Beides in reichlich kochendem Salzwasser 2 bis 3 Minuten bissfest garen. Dann in ein Sieb abgießen, kalt abschrecken und abtropfen lassen. Die Gurke putzen, waschen und klein würfeln, mit Brokkoli und Kimchi mischen.

+ Die Erbsen in einer Tasse mit kochend heißem Wasser übergießen und etwa 5 Minuten ziehen lassen, dann in ein Sieb abgießen und gut abtropfen lassen. Die Avocado halbieren, entkernen und das Fruchtfleisch aus den Schalen lösen. Mit dem Limettensaft in einen hohen Rührbecher geben und mit dem Stabmixer fein pürieren. Das Ei, ¼ TL Salz, Pfeffer und Kurkuma dazugeben und kurz untermixen. Mehl und Backpulver in einer Rührschüssel mischen und die Avocadomasse unterrühren. Zuletzt die Erbsen unterheben und, falls nötig, noch 1 bis 2 EL Wasser dazugeben.

+ Das Öl in einer großen beschichteten Pfanne erhitzen. Aus dem Teig 4 Pancakes nebeneinander in die Pfanne setzen und bei mittlerer Hitze 3 bis 4 Minuten braten. Dann vorsichtig wenden und nochmals 2 bis 3 Minuten braten.

+ Die Pancakes herausnehmen, auf vorgewärmte Teller legen und mit dem Hüttenkäse bestreichen. Die Brokkoli-Kimchi-Mischung und die Kresse darauf verteilen. Mit dem Sesam bestreuen.

DIE ERNÄHRUNGS-DOCS

Kimchi ist nichts anderes als eine Art Sauerkraut auf Koreanisch. Dabei hobelt man traditionell meist Chinakohl, Möhren und Rettich in sehr feine Streifen und legt sie mit einer würzigen Paste aus Knoblauch, Ingwer, Chili und Fischsauce ein. Die natürlich vorkommenden Milchsäurebakterien fermentieren das Gemüse, machen es haltbar und liefern uns Probiotika, die unser Darmmikrobiom unterstützen.

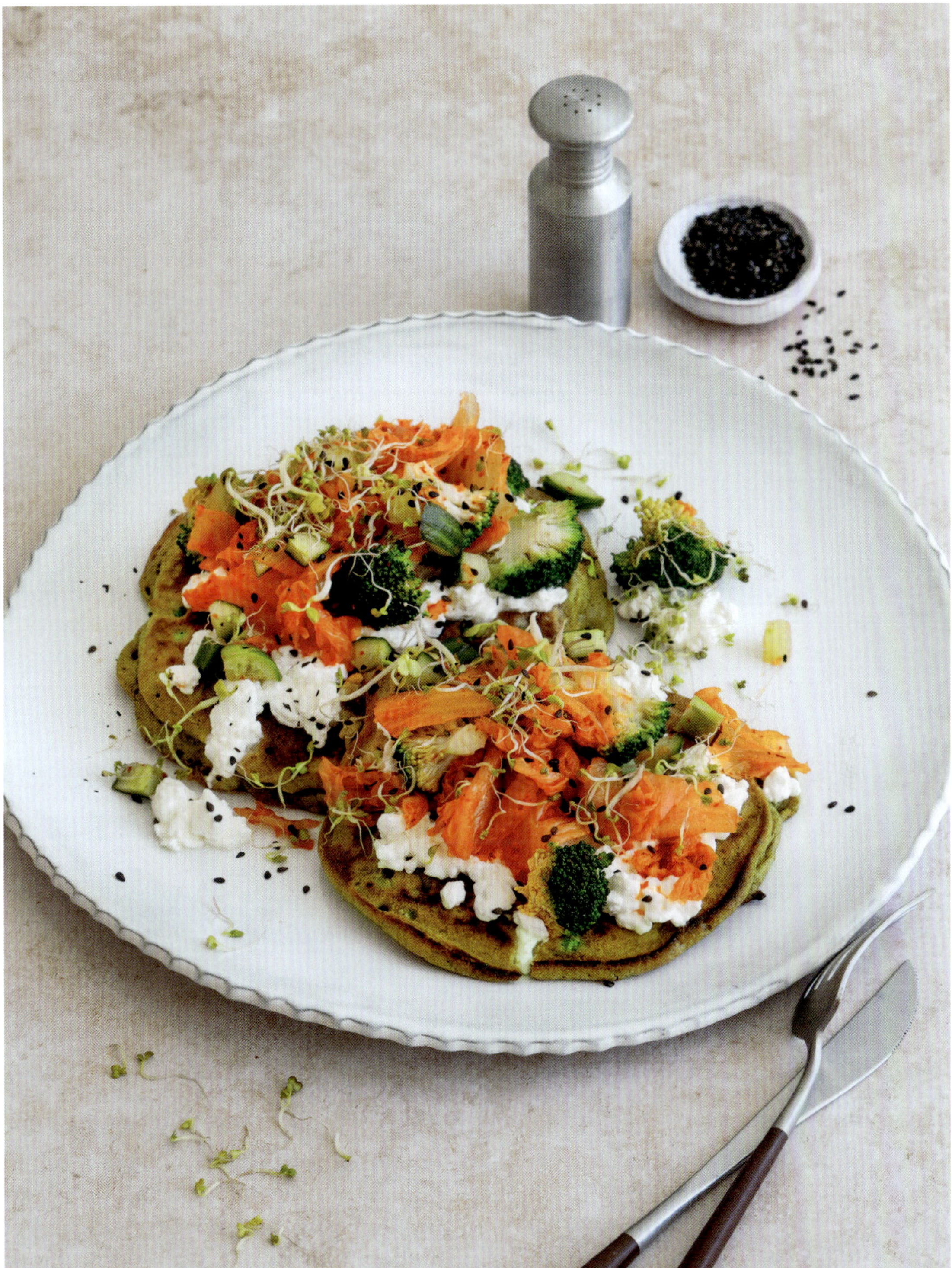

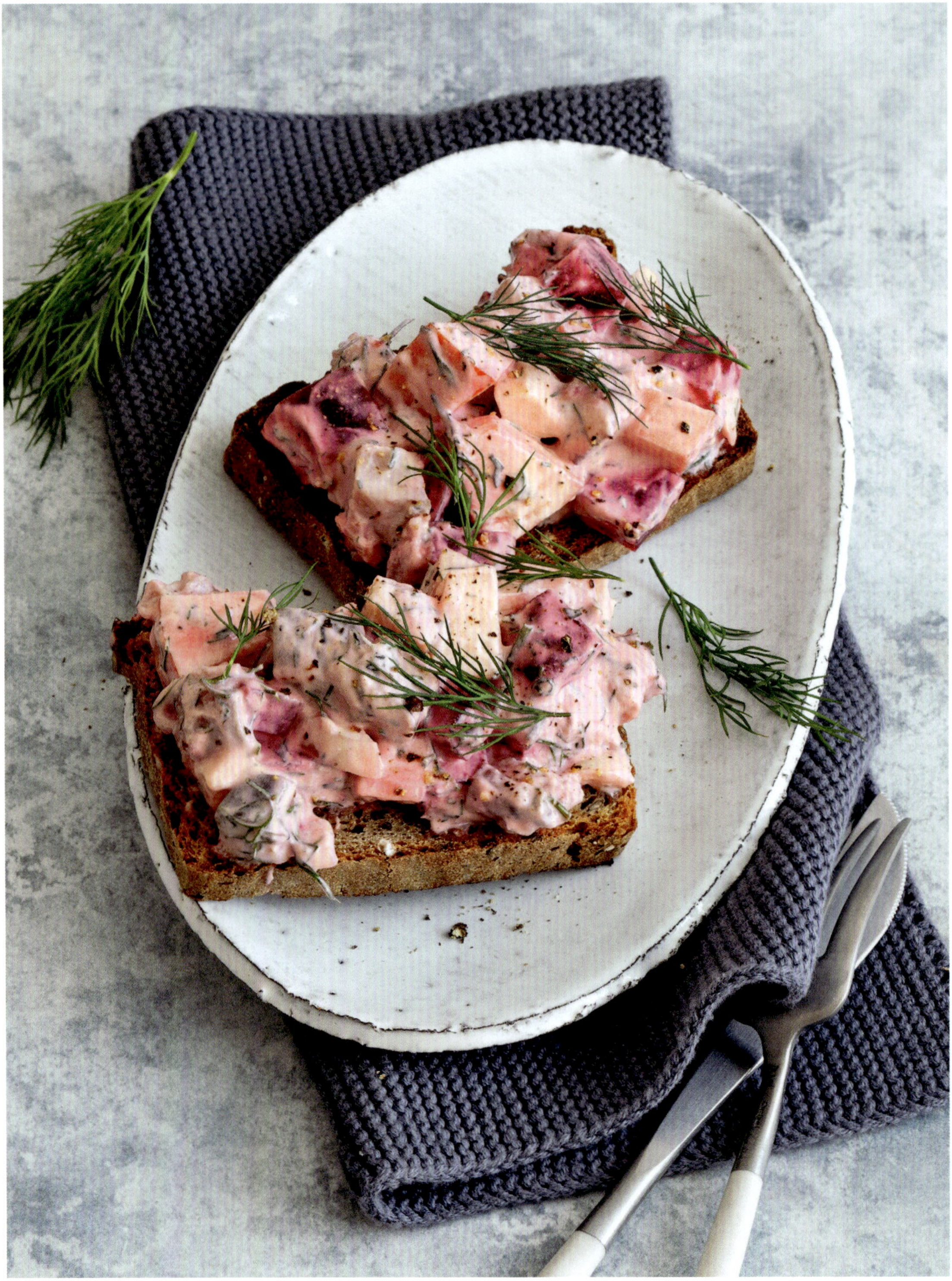

Roter Matjessalat mit Vollkornbrot

Für 2 Personen
Zubereitung: 20 Minuten

200 g Rote Bete
(vorgegart und vakuumiert)
125 g Matjesfilets
1 Stange Staudensellerie
½ kleiner säuerlicher Apfel
(z. B. Elstar; ca.100 g)
½ kleine rote Zwiebel
½ Bund Dill
150 g Joghurt (1,5 % Fett)
1 EL saure Sahne (10 % Fett)
1 EL Rotweinessig
1 TL scharfer Senf
Salz, Pfeffer aus der Mühle
2 Scheiben feines Roggen-vollkornbrot (à ca. 50 g; siehe Seite 62; oder ein anderes Roggenvollkornbrot)

Pro Portion: ca. 430 kcal,
20 g EW, 20 g F, 37 g KH, 8 g BST

+ Die Rote Bete etwa 1 cm groß würfeln (Achtung, sie färbt stark ab!). Die Matjesfilets trocken tupfen und in kleine Würfel schneiden. Den Sellerie putzen und waschen. Den Apfel waschen, halbieren und entkernen. Die Zwiebel schälen. Sellerie, Apfel und Zwiebel ebenfalls in kleine Würfel schneiden. Den Dill waschen, trocken tupfen, die Spitzen abzupfen und fein hacken.

+ In einer Salatschüssel den Joghurt mit der sauren Sahne verrühren. Rote Bete, Matjes, Sellerie, Apfel und Zwiebel sowie etwa zwei Drittel des Dills untermischen und den Matjessalat mit Essig, Senf, Salz und Pfeffer abschmecken.

+ Die Brote in einer beschichteten Pfanne ohne Fett auf jeder Seite knusprig rösten. Herausnehmen, halbieren und auf Teller verteilen. Den Roten Matjessalat daraufsetzen und mit übrigem Dill bestreuen.

Tipp: Statt der Matjesfilets können Sie auch die gleiche Menge Bismarckheringe, eine sauer eingelegte Heringsspezialität, verwenden. Matjes wird nur gesalzen oder in Salzlake eingelegt und erhält so seinen charakteristischen Geschmack.

DIE ERNÄHRUNGS-DOCS

Zu den effektivsten Helfern im Kampf gegen Entzündungen gehören Omega-3-Fettsäuren – und die besten Lieferanten hierfür sind kalte Meeresfische. Dazu zählen neben Matjes auch frischer Hering sowie Lachs, Makrele und Sardelle. Bringen Sie am besten zwei Portionen Meeresfisch pro Woche auf den Tisch, um von den gesundheitlichen Vorteilen zu profitieren. Gute pflanzliche Omega-3-Quellen sind Leinsamen, Walnüsse, Hanf und Algen.

Paprika-Tomaten-Suppe mit Chili-Quinoa

Für 2 Personen
Zubereitung: 45 Minuten

3 rote Paprikaschoten (ca. 500 g)
3 Frühlingszwiebeln
1 Knoblauchzehe
6 Zweige Thymian
2 EL Olivenöl
1 Dose stückige Tomaten (400 g)
½ l vegane Gemüsebrühe
40 g rote Linsen
Salz, Pfeffer aus der Mühle
60 g helle Quinoa
2 TL Zitronensaft
½ TL Chiliflocken

Pro Portion: ca. 440 kcal,
14 g EW, 20 g F, 45 g KH, 11 g BST

+ Die Paprikaschoten vierteln, putzen und waschen, 4 Paprikaviertel etwa ½ cm klein würfeln und zum Garnieren beiseitestellen, die restlichen Paprikaviertel grob in Stücke schneiden. Die Frühlingszwiebeln putzen, waschen und das Weiße und Hellgrüne separat in dünne Ringe schneiden. Den Knoblauch schälen und in feine Würfel schneiden. Den Thymian waschen, trocken tupfen, die Blätter abzupfen und fein hacken.

+ Das Öl in einem Topf erhitzen und grobe Paprikastücke und weiße Frühlingszwiebeln darin bei mittlerer Hitze etwa 3 Minuten andünsten. Den Knoblauch hinzufügen und kurz mitdünsten. Tomaten, Brühe, Linsen und Thymian dazugeben und alles einmal kurz aufkochen. Salzen und pfeffern und die Suppe mit geschlossenem Deckel bei schwacher Hitze noch etwa 20 Minuten garen.

+ Inzwischen die Quinoa in einem Sieb abbrausen und in einem Topf in 125 ml Salzwasser mit geschlossenem Deckel bei schwacher Hitze 15 bis 20 Minuten köcheln lassen. Die Paprikasuppe im Topf mit dem Stabmixer fein pürieren und mit Salz, Pfeffer und Zitronensaft abschmecken. Die beiseitegestellten Paprikawürfel und grüne Frühlingszwiebeln unter die Quinoa mischen und mit Chili würzen.

+ Die Suppe in Schalen oder tiefen Tellern anrichten und mit dem Quinoa-Mix garnieren. Wer will, serviert noch pro Person 1 Scheibe Vollkornbaguette (ca. 25 g; siehe Seite 64) dazu.

DIE ERNÄHRUNGS-DOCS

Diese Suppe wirkt gleich doppelt gut gegen Entzündungen, weil Chiliflocken und Paprikaschoten Capsaicin beisteuern. Der „Scharfmacher" kurbelt auch den Stoffwechsel an und fördert die Bildung von braunem Fett (siehe Seite 16). Einen ähnlichen Effekt haben Ingwer, grüner Tee und Omega-3-Fettsäuren aus Fischöl.

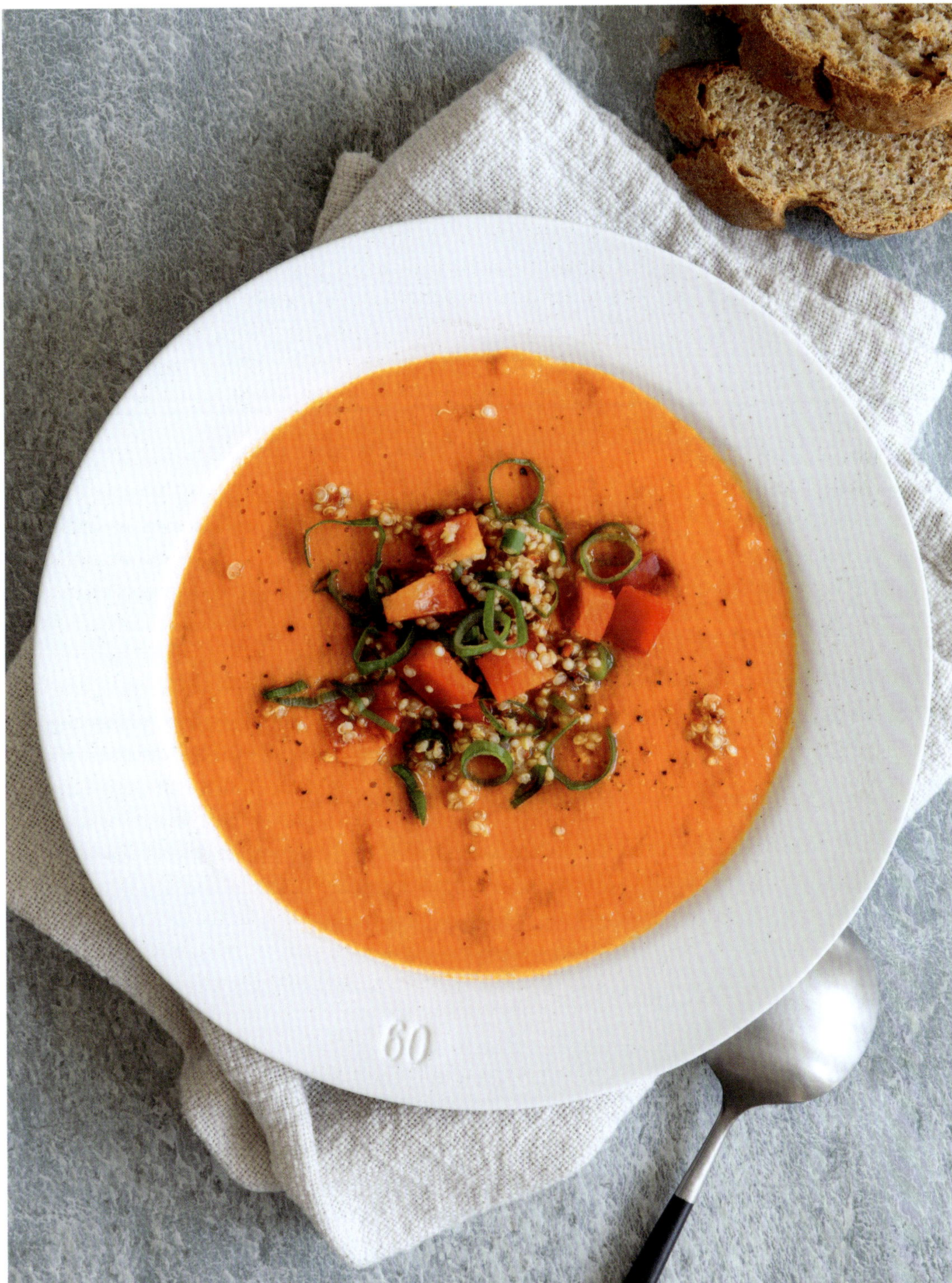

Erbsen-Wasabi-Suppe mit Möhrennudeln

Für 2 Personen
Zubereitung: 30 Minuten

1 kleine Zwiebel
1 Knoblauchzehe
1 mehligkochende Kartoffel (ca.150 g)
2 EL helles Sesamöl (ersatzweise Rapsöl)
½ l vegane Gemüsebrühe
1 große Möhre (ca. 100 g)
200 g tiefgekühlte Erbsen
100 ml ungesüßter Sojadrink
Salz, Pfeffer aus der Mühle
2 TL Wasabi-Paste (ersatzweise geriebener Meerrettich)
2 TL Limettensaft
2 TL dunkle Sesamsamen

Pro Portion: ca. 380 kcal, 12 g EW, 19 g F, 33 g KH, 10 g BST

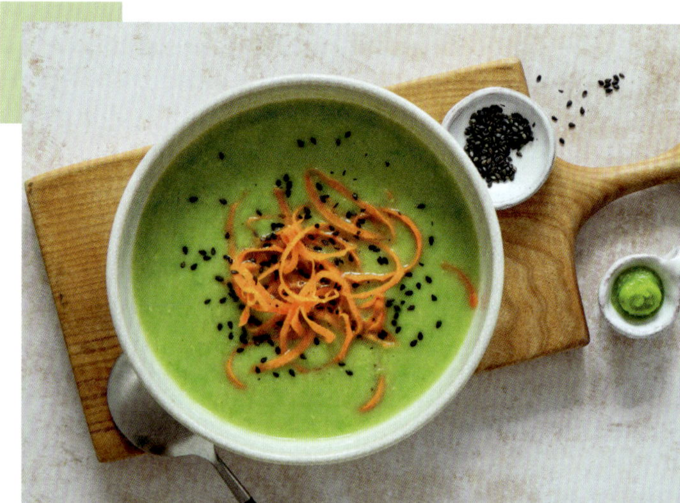

+ Zwiebel und Knoblauch schälen und separat fein würfeln. Kartoffel schälen, waschen und 1 bis 2 cm groß würfeln. 1 EL Öl in einem Topf erhitzen und die Zwiebel darin bei mittlerer Hitze andünsten. Knoblauch und Kartoffel hinzufügen und 1 bis 2 Minuten mitdünsten. Die Brühe angießen, alles einmal aufkochen und mit geschlossenem Deckel bei schwacher Hitze etwa 10 Minuten köcheln lassen.

+ Inzwischen Möhre putzen, schälen und mit dem Spiralschneider in spaghettidünne Streifen schneiden, nach Belieben noch kleiner schneiden. Erbsen und Sojadrink in die Suppe geben, alles kurz aufkochen und bei schwacher Hitze etwa 5 Minuten garen. Die Möhrennudeln in einer beschichteten Pfanne im übrigen Öl (1 EL) bei mitt-lerer Hitze 2 bis 3 Minuten bissfest dünsten. Salzen und pfeffern.

+ Die Suppe vom Herd nehmen, im Topf mit dem Stabmixer fein pürieren und mit Wasabi, Limettensaft, Salz und Pfeffer abschmecken. In Schalen oder tiefen Tellern anrichten, die Möhrennudeln daraufgeben und mit Sesam bestreuen.

Kürbis-Kokos-Suppe mit Wakame-Algen

Für 2 Personen
Zubereitung: 40 Minuten

350 g Hokkaidokürbis
1 kleine weiße Zwiebel
15 g Ingwer
1 Knoblauchzehe
1 ½ EL helles Sesamöl (ersatzweise Rapsöl)
1 TL gemahlene Kurkuma
200 g fettarme Kokosmilch
400 ml vegane Gemüsebrühe
40 g gelbe Linsen
Salz, Pfeffer aus der Mühle
100 g frische Wakame-Algen (aus dem Asienladen oder vom Fischhändler)
3 TL Limettensaft
2 TL dunkle Sesamsamen
30 g Sprossen (z. B. von Alfalfa, Mungobohnen, Rettich)

Pro Portion: ca. 350 kcal, 10 g EW, 21 g F, 26 g KH, 7 g BST

+ Den Kürbis waschen, entkernen und etwa 1 ½ cm groß würfeln. Zwiebel, Ingwer und Knoblauch schälen, fein würfeln und mit dem Kürbis in einem Topf in 1 EL Öl bei mittlerer Hitze etwa 2 Minuten andünsten. Die Kurkuma dazugeben und etwa 1 Minute mitdünsten, dann Kokosmilch und Brühe dazugießen und die Linsen einstreuen. Die Suppe mit Salz und Pfeffer würzen, kurz aufkochen und mit geschlossenem Deckel bei mittlerer Hitze etwa 15 Minuten garen.

+ Inzwischen die Wakame-Algen in einem Sieb abbrausen und gut abtropfen lassen. Anschließend mit 1 TL Limettensaft, Sesam und dem übrigen Öl (½ EL) mischen. Die Sprossen in einem Sieb abbrausen und abtropfen lassen.

+ Die Suppe vom Herd nehmen und im Topf mit dem Stabmixer fein pürieren. Mit dem übrigen Limettensaft (2 TL), Salz und Pfeffer abschmecken. Auf tiefe Teller oder Schalen verteilen, die Wakame-Algen daraufgeben und mit den Sprossen bestreuen.

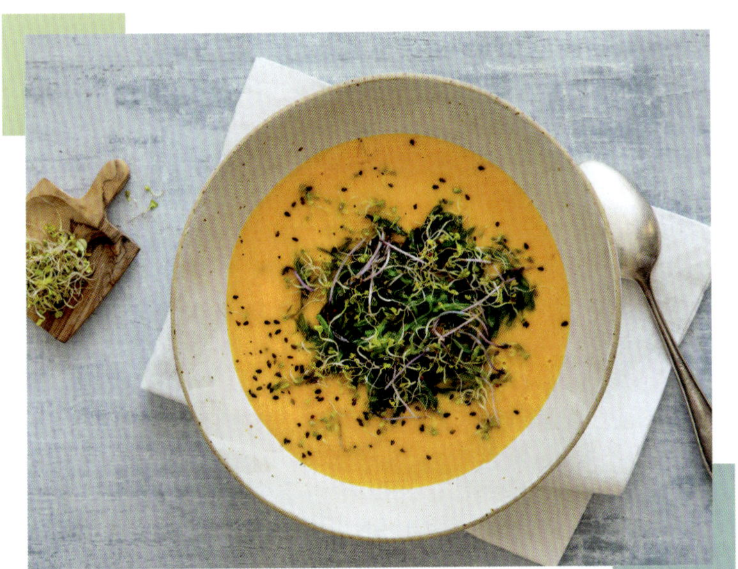

Spargel-Lauch-Cremesuppe mit gebratenen Garnelen

Für 2 Personen
Zubereitung: 40 Minuten

1 Schalotte
1 Stange Lauch (ca. 200 g)
250 g weißer Spargel
2 EL Rapsöl
1 EL Dinkelvollkornmehl
½ l Gemüsebrühe
150 g rohe Garnelen
(ohne Kopf, geschält)
4 Zweige Majoran
1 Knoblauchzehe
100 g Kochsahne (15 % Fett)
Salz, Pfeffer aus der Mühle
½ TL abgeriebene Bio-Zitronenschale
2 TL Zitronensaft

Pro Portion: ca. 370 kcal,
20 g EW, 26 g F, 12 g KH, 4 g BST

+ Die Schalotte schälen und in feine Würfel schneiden. Den Lauch putzen, gründlich waschen und in dünne Ringe schneiden. Den Spargel waschen, schälen und die holzigen Enden abschneiden. Die Spargelstangen in etwa 3 cm lange Stücke schneiden.

+ In einem Topf 1 EL Öl erhitzen und die Schalotte darin bei mittlerer Hitze andünsten. Den Lauch hinzufügen und etwa 3 Minuten mitdünsten. Das Mehl darüberstäuben und kurz anrösten. Die Brühe dazugießen und alles einmal kurz unter Rühren aufkochen. Anschließend den Spargel in die Suppe geben und alles mit geschlossenem Deckel bei schwacher bis mittlerer Hitze 12 bis 15 Minuten köcheln lassen, bis der Spargel weich ist.

+ Inzwischen die Garnelen in einem Sieb kalt abbrausen, abtropfen lassen und gut trocken tupfen. Den Majoran waschen, trocken tupfen, die Blätter abzupfen und fein hacken. Den Knoblauch schälen und fein würfeln. Das übrige Öl (1 EL) in einer kleinen Pfanne erhitzen und die Garnelen darin bei mittlerer Hitze etwa 2 Minuten unter Rühren braten. Dabei nach etwa 1 Minute Garzeit den Knoblauch dazugeben und mitbraten. Zuletzt alles mit Majoran würzen und abgedeckt warm halten.

+ Die Suppe vom Herd nehmen und im Topf mit dem Stabmixer feincremig pürieren. Die Kochsahne dazugeben und ebenfalls kurz untermixen. Die Suppe nochmals mit Salz, Pfeffer, Zitronenschale und Zitronensaft abschmecken und in tiefen Tellern oder Schalen anrichten. Die Garnelen daraufsetzen und nach Belieben mit Majoranblättchen garnieren.

Tipp: Zur Suppe können Sie pro Person noch 1 Scheibe Vollkornbaguette (ca. 25 g; siehe Seite 64) servieren.

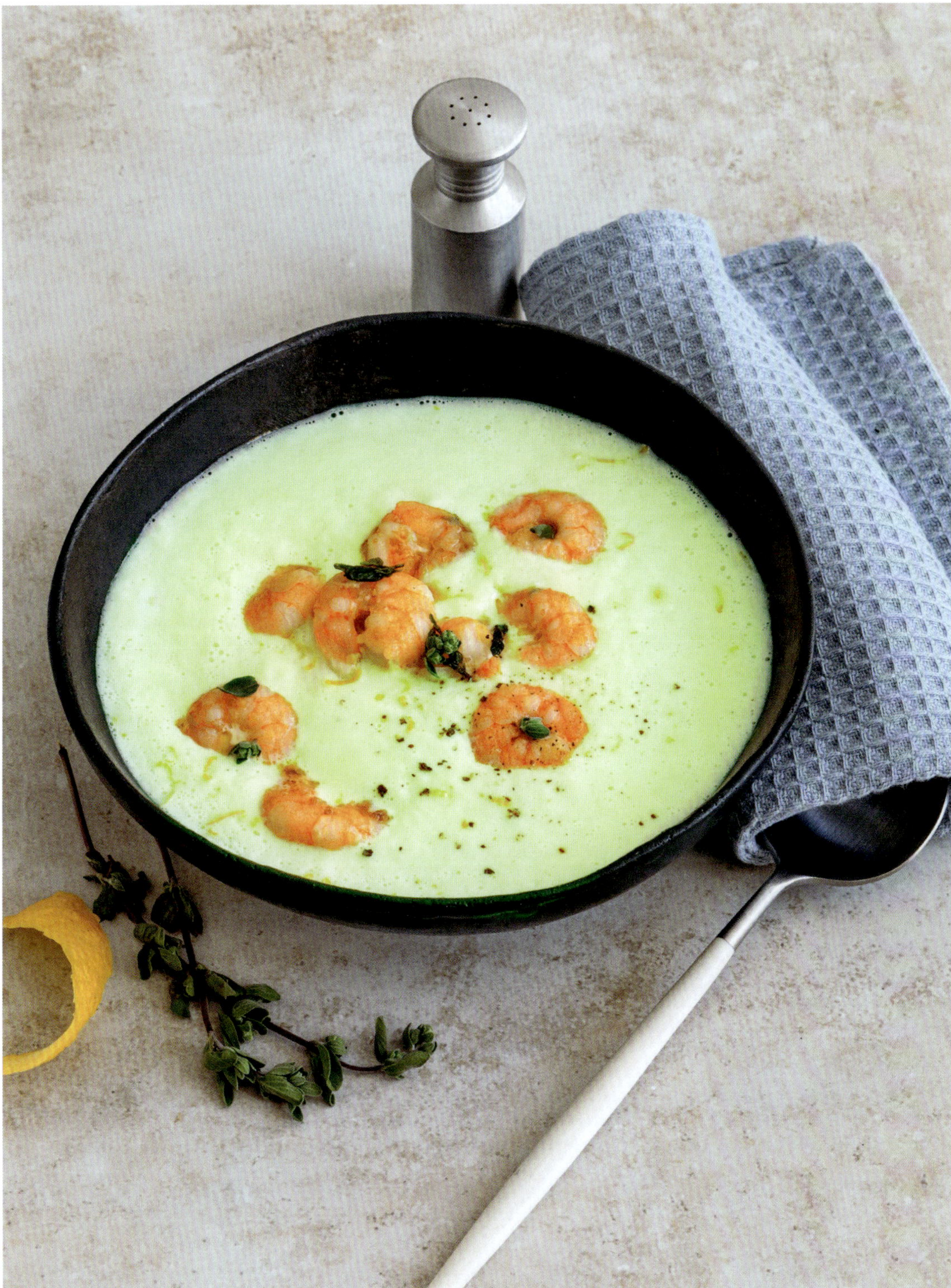

Harissa-Hähnchen auf Rucola-Brokkoli-Salat

Für 2 Personen
Zubereitung: 35 Minuten
Marinieren: 30 Minuten

200 g Hähnchenbrustfilet
1 Schalotte
1 EL Rapsöl
2 TL Harissa-Paste
Salz
250 g Brokkoli
50 g Rucola
130 g Kichererbsen (aus Glas oder Dose)
3 EL Zitronensaft
1 TL flüssiger Honig
Pfeffer aus der Mühle
½ TL gemahlener Kreuzkümmel
2 EL Olivenöl
75 g Feta (Schafskäse; Halbfettstufe)

Pro Portion: ca. 470 kcal, 40 g EW, 24 g F, 19 g KH, 6 g BST

+ Das Hähnchenfilet waschen, trocken tupfen und quer in etwa 1 cm breite Streifen schneiden. Die Schalotte schälen und fein würfeln. Rapsöl, Harissa und Salz verrühren, Fleisch und Schalotte im Würzöl wenden und etwa 30 Minuten marinieren.

+ Inzwischen den Brokkoli putzen, waschen und in Röschen teilen, den Strunk schälen und klein würfeln. Beides in reichlich kochendem Salzwasser etwa 3 Minuten blanchieren. In ein Sieb abgießen, kalt abschrecken und abtropfen lassen. Rucola verlesen, waschen und trocken schleudern, dabei grobe Stiele entfernen. Die Kichererbsen in einem Sieb abbrausen und abtropfen lassen.

+ Eine Pfanne ohne Fett erhitzen und die marinierten Hähnchenstreifen darin bei mittlerer Hitze in etwa 6 Minuten goldbraun braten, dabei ab und zu umrühren.

+ Währenddessen für das Dressing den Zitronensaft mit 2 EL Wasser, Honig, Salz, Pfeffer, Kreuzkümmel und Olivenöl verrühren. Brokkoli, Rucola und Kichererbsen mischen und auf Teller verteilen. Den Schafskäse darüberbröckeln und alles mit dem Dressing beträufeln. Zuletzt die Hähnchenstreifen auf den Salat setzen.

DIE ERNÄHRUNGS-DOCS

Der Geschmack von gebratenem Fleisch lässt sich durch pflanzliche Lebensmittel kaum erreichen. Trotz bekannter gesundheitlicher Risiken spricht nichts gegen ein bis zwei kleine Portionen pro Woche. Wir empfehlen Ihnen mageres Fleisch, am besten von Geflügel aus artgerechter Haltung. Rotes Fleisch von Schwein, Kalb, Rind oder Lamm enthält mehr Arachidonsäure, eine mehrfach ungesättigte Omega-6-Fettsäure, die Entzündungsprozesse im Körper fördert.

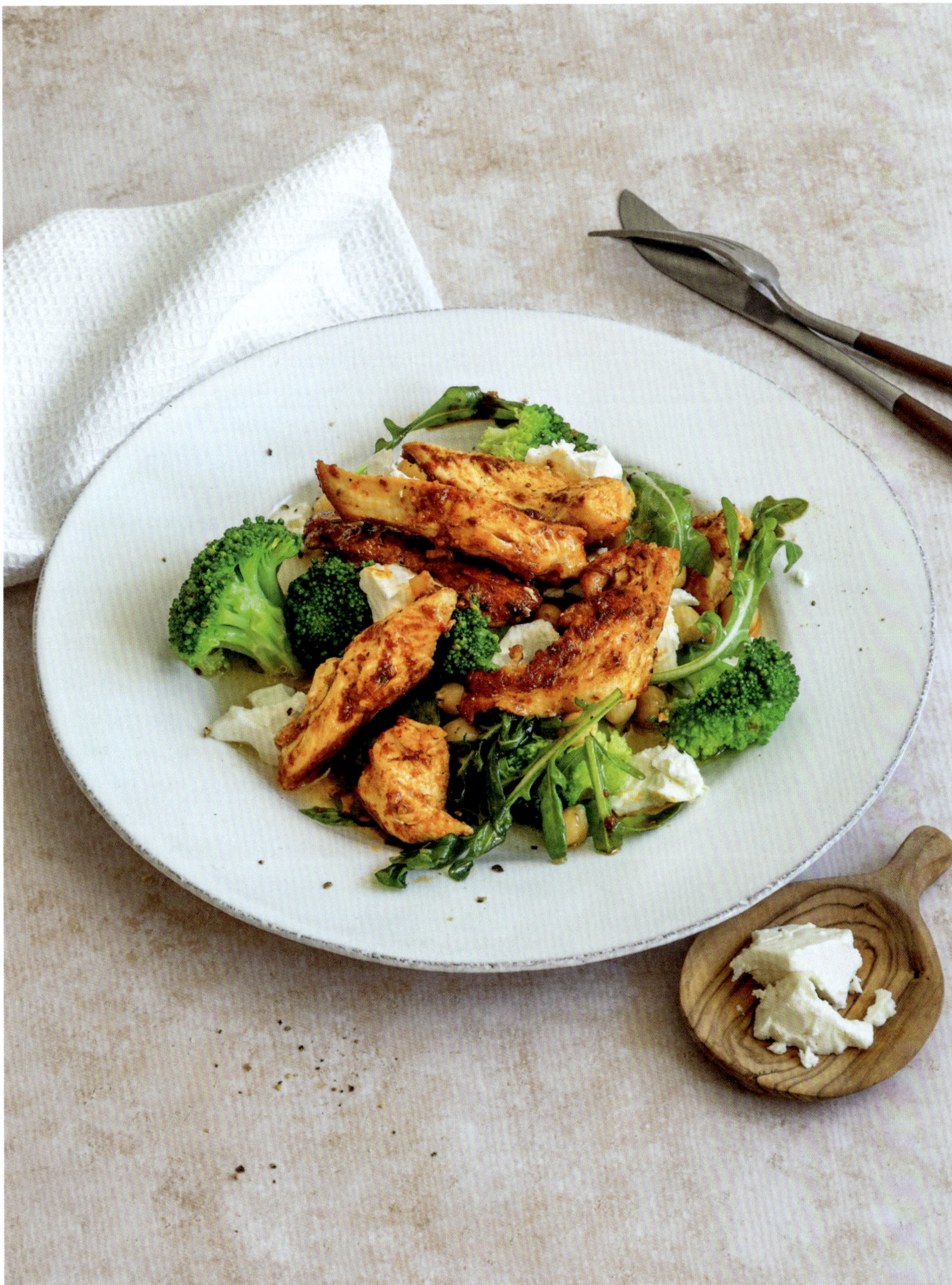

Rotkohl-Cole-Slaw mit Curryputenschnitzel

Für 2 Personen
Zubereitung: 35 Minuten

300 g Rotkohl
Salz
½ Salatgurke (ca. 200 g)
1 kleine rote Zwiebel
1 Orange
1 EL Rotweinessig
3 EL griech. Joghurt (5 % Fett)
2 EL Rapsöl
1 TL Koriandersamen
Pfeffer aus der Mühle
2 Putenschnitzel (à ca.150 g)
1 TL Currypulver
¼ Bund Petersilie

Pro Portion: ca. 400 kcal,
42 g EW, 16 g F, 18 g KH, 7 g BST

+ Den Rotkohl putzen, waschen und bis auf den harten Strunk auf der Gemüsereibe in feine Streifen hobeln oder schneiden. Die Rotkohlstreifen in einer Schüssel mit ½ TL Salz bestreuen und mit den Händen 2 bis 3 Minuten kräftig kneten, bis sie weicher werden.

+ Die Gurke putzen, waschen, streifig schälen, längs vierteln und entkernen. Die Viertel quer in dünne Scheiben schneiden. Die Zwiebel schälen, halbieren und in feine Streifen schneiden. Gurke und Zwiebel zum Rotkohl geben.

+ Die Orange so großzügig schälen, dass auch die weiße Haut mit entfernt wird. Die Filets zwischen den einzelnen Trennhäuten herausschneiden, dabei den austretenden Saft auffangen. Den Rest der Orange gut ausdrücken.

+ Für das Dressing in einer Salatschüssel den Essig mit 2 EL aufgefangenem Orangensaft, dem Joghurt und 1 EL Öl glatt verrühren. Die Koriandersamen im Mörser fein zerstoßen und unter das Dressing mischen, alles mit Salz und Pfeffer abschmecken. Den Rotkohl samt Gurke und Zwiebel unter das Dressing mischen. Die Orangenfilets ebenfalls vorsichtig unterheben und den Salat noch etwa 10 Minuten ziehen lassen.

+ Währenddessen die Putenschnitzel waschen, trocken tupfen und auf jeder Seite mit Curry, Salz und Pfeffer würzen. In einer Pfanne das übrige Öl (1 EL) erhitzen und das Fleisch darin bei mittlerer Hitze auf jeder Seite etwa 3 Minuten braten.

+ Die Petersilie waschen, trocken tupfen, die Blätter abzupfen und grob hacken. Den Salat mit den Schnitzeln auf Tellern anrichten und mit der Petersilie bestreuen.

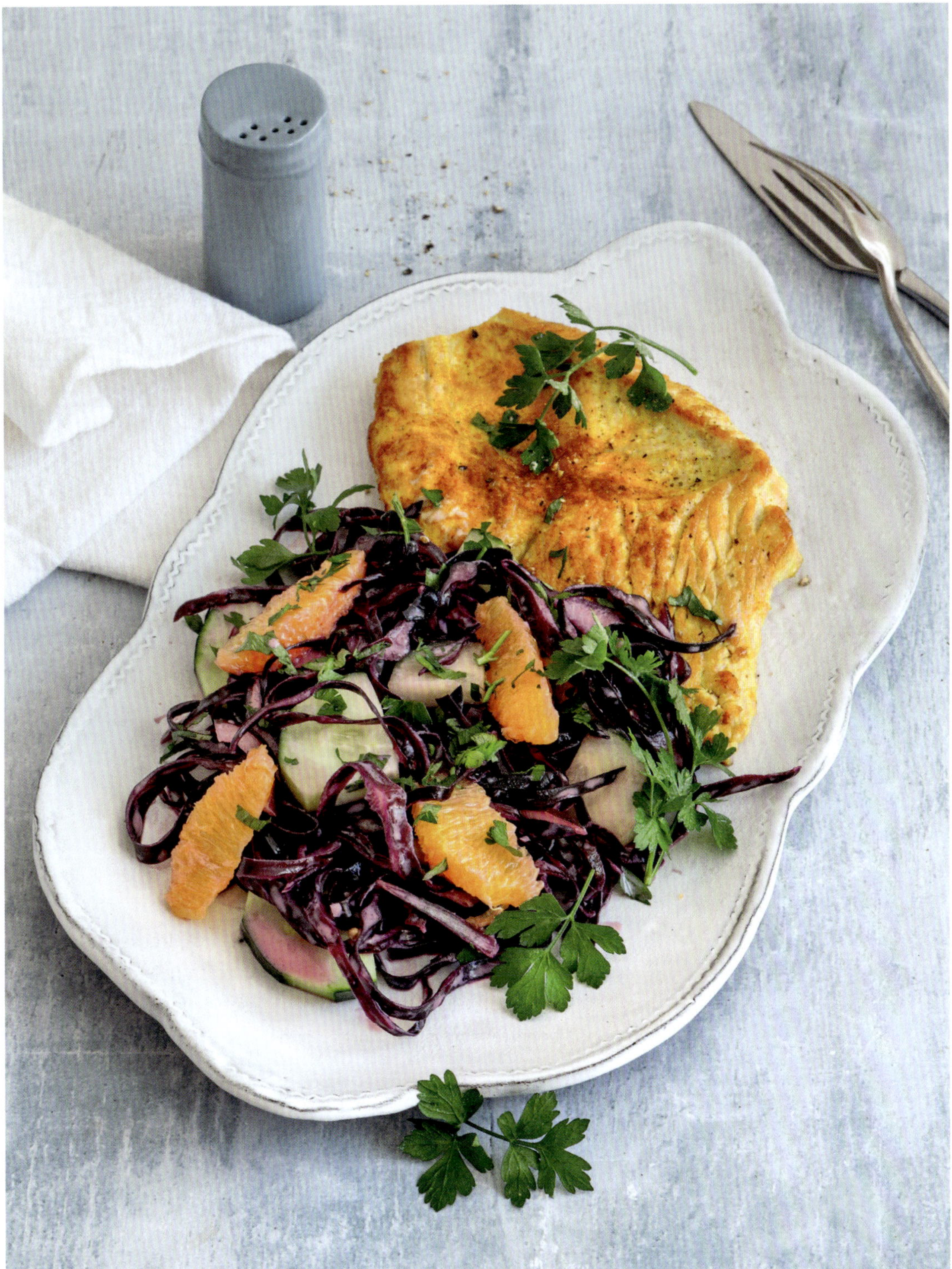

Gebäck im Mini-Format

Manchmal braucht man einfach eine kleine Süßigkeit! Da kommen diese Minis gerade recht: Sie haben nur wenig Kalorien, kommen ganz ohne weißen Zucker aus und werden mit vielen gesunden Zutaten gebacken. Da können Sie in Maßen, aber ohne Bedenken zugreifen und tun dabei sogar Ihrem Stoffwechsel etwas Gutes.

Johannisbeer-Muffins

Für 12 Stück: Den Backofen auf 180 °C vorheizen und 12 Mulden eines Muffinblechs mit Papierförmchen auslegen. **250 g Rote Johannisbeeren** verlesen, waschen und trocken tupfen, von den Rispen zupfen. **1 Ei** (Größe M) mit **1 TL abgeriebener Bio-Zitronenschale, 2 EL Zitronensaft, 100 ml Rapsöl, 100 g flüssigem Honig, 1 TL gemahlener Vanille, 1 Prise Salz** und **150 g reiner Buttermilch** (max. 1 % Fett) verrühren. **250 g Dinkelvollkornmehl** und **2 TL Weinsteinbackpulver** mischen und mit den Beeren unterheben. Den Teig auf die Mulden verteilen und die Muffins im Ofen auf der mittleren Schiene etwa 25 Minuten backen. Herausnehmen, auf einem Kuchengitter abkühlen lassen und aus der Form nehmen.

Pro Stück: ca. 195 kcal,
4 g EW, 10 g F, 21 g KH, 2 g BST

Dattel-Haselnuss-Cookies

Für 15 Stück: Den Backofen auf 180 °C vorheizen, ein Backblech mit Backpapier belegen. **30 g natives Kokosöl** zerlassen. **40 g getr. Soft-Datteln** in kleine Würfel schneiden. Beides im Mixer fein pürieren und mit **100 g gemahlenen Haselnüssen, 75 g Dinkelvollkornmehl, 25 g Chiasamen, 2 Msp. Zimtpulver** und **50 ml Zuckerrübensirup** verkneten. **20 g Pistazienkerne** (ungesalzen) hacken und ebenfalls unterkneten. Aus der Masse mit angefeuchteten Händen etwa 15 Kugeln formen, leicht flach drücken und nebeneinander auf das Blech setzen. Im Ofen auf der mittleren Schiene 15 bis 20 Minuten backen. Herausnehmen und auf einem Kuchengitter abkühlen lassen. Kühl gelagert halten sie sich etwa 4 Wochen.

Pro Stück: ca. 110 kcal,
2 g EW, 8 g F, 8 g KH, 2 g BST

Schoko-Vollkorn-Haferkekse

Für 20 Stück: Den Backofen auf 180 °C vorheizen, ein Backblech mit Backpapier belegen. **75 g Butter** mit **1 EL Ahornsirup** in einer Pfanne zerlassen und darin **100 g kernige Haferflocken** unter Rühren etwa 5 Minuten rösten. Abkühlen lassen. **1 Ei** (Größe M), **2 EL Ahornsirup** und **1 Prise Salz** mit den Schneebesen des Handrührgeräts aufschlagen. **40 g Dinkelvollkornmehl** und **1 TL Weinsteinbackpulver** mit dem Flocken-Mix und **30 g Kakao-Nibs** unter das Ei heben. Aus der Hafermasse mit einem Teelöffel etwa 20 kleine Kekse nebeneinander auf das Blech setzen und im Ofen auf der mittleren Schiene etwa 10 Minuten goldbraun backen. Herausnehmen und auf einem Kuchengitter abkühlen lassen. Kühl gelagert halten sich die Haferkekse etwa 4 Wochen.

Pro Stück: ca. 75 kcal,
1 g EW, 5 g F, 6 g KH, 1 g BST

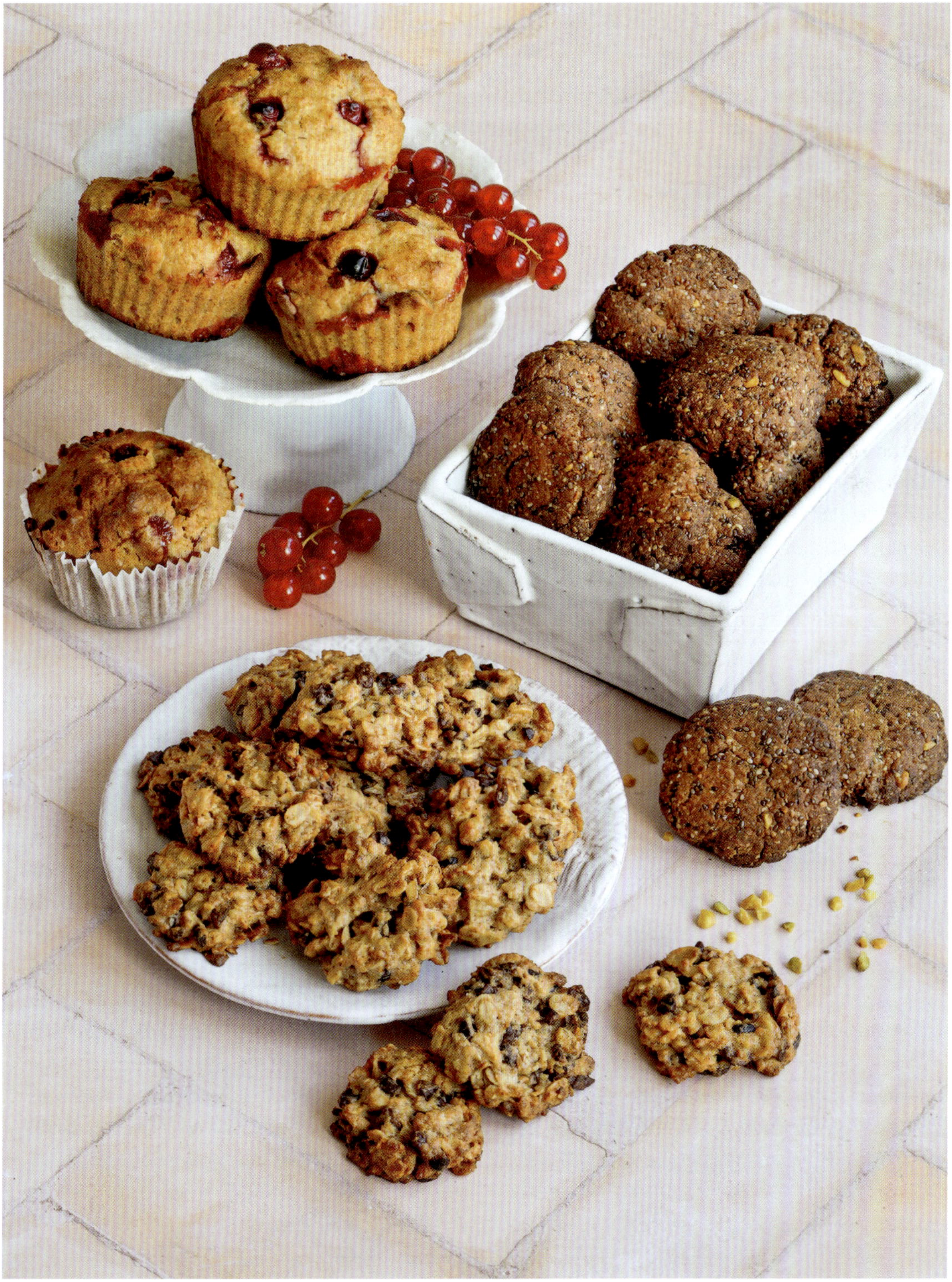

Cremes & Eis

Wer abnehmen möchte, muss auf Desserts nicht verzichten! Vor allem, wenn sie wie hier mit wenig Kalorien, viel Eiweiß und entzündungshemmenden Zutaten daherkommen. Gönnen Sie sich den kleinen süßen Luxus am besten direkt nach einer Mahlzeit, dann sind Insulin- und Blutzuckerspiegel eh erhöht.

Seidige Mousse au Chocolat

Für 2 Personen: **35 g Zartbitterschokolade** (mind. 70 % Kakaoanteil) grob hacken und über dem heißen Wasserbad unter Rühren schmelzen. Etwas abgekühlt mit **200 g Seidentofu, 15 g schwach entöltem Kakaopulver, 1 EL Ahornsirup** und **½ TL gemahlener Vanille** cremig pürieren. Die Schokomousse auf Schalen verteilen und gut 2 Stunden kühl stellen. **1 Nektarine** waschen, vierteln, entkernen und in Spalten schneiden. Die Mousse mit der Nektarine und **2 TL geraspelter Zartbitterschokolade** garnieren.

Pro Portion: ca. 250 kcal,
9 g EW, 11 g F, 25 g KH, 6 g BST

Beeren-Ricotta mit Zitrone

Für 2 Personen: **250 g Himbeeren** verlesen, waschen und trocken tupfen. Die Hälfte mit **1 EL Zitronensaft** und **1 TL abgeriebener Bio-Zitronenschale** fein pürieren und auf Gläser verteilen. **150 g Ricotta** mit **1 TL flüssigem Honig** und **50 g Joghurt** (1,5 % Fett) glatt rühren. Zwei Drittel der Masse auf das Himbeerpüree setzen, dann die restlichen Himbeeren und zuletzt die übrige Creme daraufgeben. Mit **2 TL gehackten Pistazienkernen** (ungesalzen) garnieren.

Pro Portion: ca. 180 kcal,
5 g EW, 4 g F, 22 g KH, 6 g BST

Blitz-Kirsch-Frozen-Yoghurt

Für 4 Personen: **250 g tiefgekühlte Sauerkirschen** 10 bis 15 Minuten antauen lassen. **1 grüne, etwas unreife Banane** schälen und in Stücke schneiden. Mit den Kirschen, **150 g griech. Joghurt** (10 % Fett), **2 EL Ahornsirup** und **1 EL Limettensaft** im Standmixer oder in einem hohen Rührbecher mit dem Stabmixer fein pürieren. Den Frozen Yoghurt auf Gläser verteilen und mit **2 TL Kokosraspeln** und **Minzeblättern** garnieren.

Pro Portion: ca. 150 kcal,
2 g EW, 6 g F, 20 g KH, 2 g BST

Veganes Espressoeis

Für 4 Personen: **100 g blanchierte Mandeln** etwa 4 Stunden, am besten über Nacht, in Wasser einweichen. Dann abgießen, in einem Sieb abbrausen und abtropfen lassen. Mit **90 ml Espresso, 125 ml ungesüßtem Mandeldrink** und **4 EL Ahornsirup** im Mixer feincremig pürieren. Die Masse in der Eismaschine 20 bis 30 Minuten gefrieren. Das Espressoeis auf Dessertschalen verteilen und mit **2 TL Kakao-Nibs** bestreuen. Alternativ in einer Gefrierbox mit Deckel im Tiefkühlfach lagern – dann wird es auch fester.

Pro Portion: ca. 240 kcal,
7 g EW, 16 g F, 15 g KH, 4 g BST

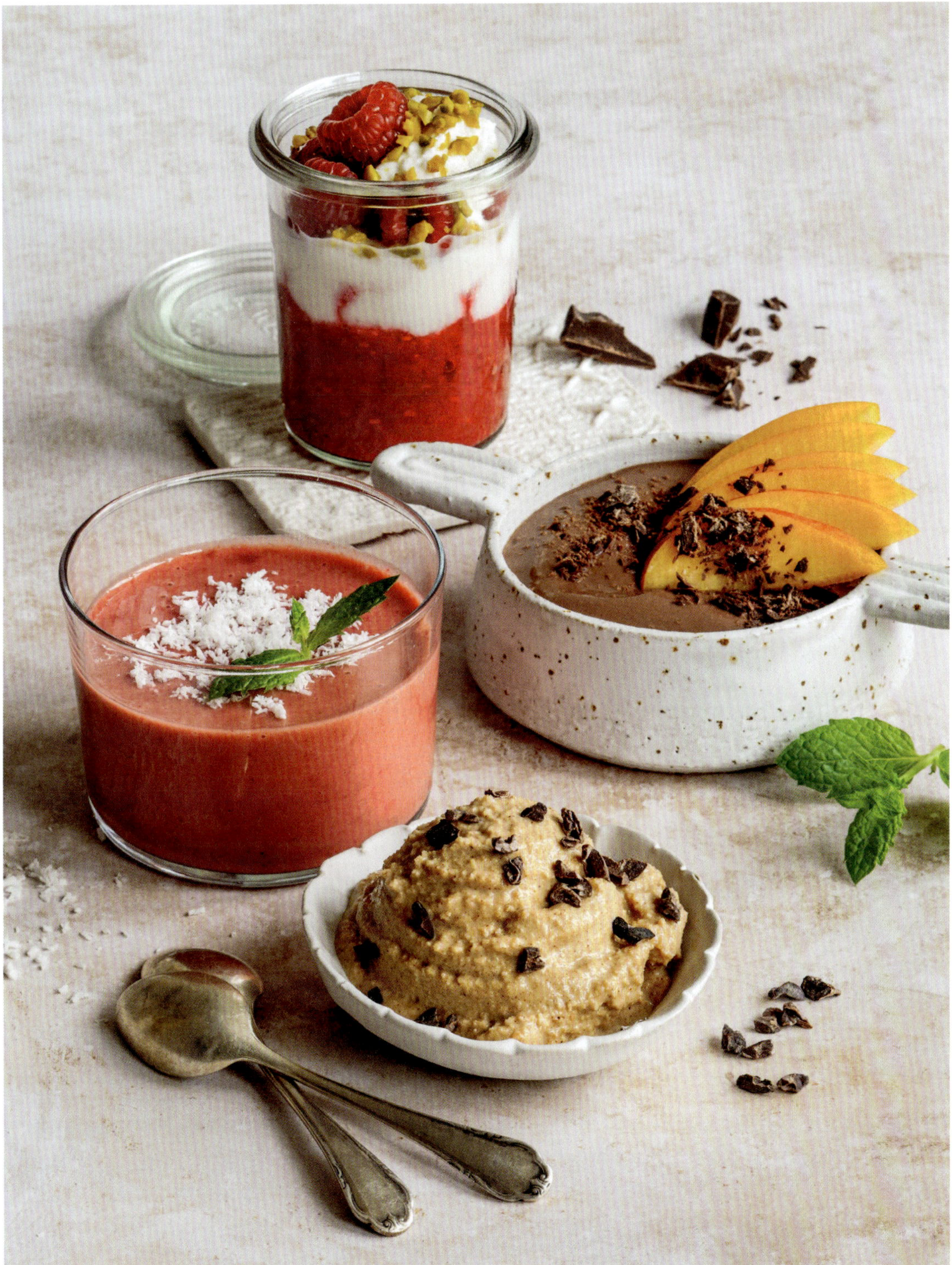

Der Kickstart-Wochenplan

Sie möchten gleich loslegen und mit unserem Abnehmprogramm Pfunde verlieren und Entzündungen im Körper bekämpfen? Dann erleichtert Ihnen dieser Wochenplan den Einstieg: Freuen Sie sich auf drei leckere Mahlzeiten am Tag, die zusammen rund 1500 Kalorien liefern und die Stars der Anti-Entzündungs-Küche auf Ihren Teller bringen.

FRÜHSTÜCK | **HAUPTGERICHT** | **KLEINES GERICHT**

1.

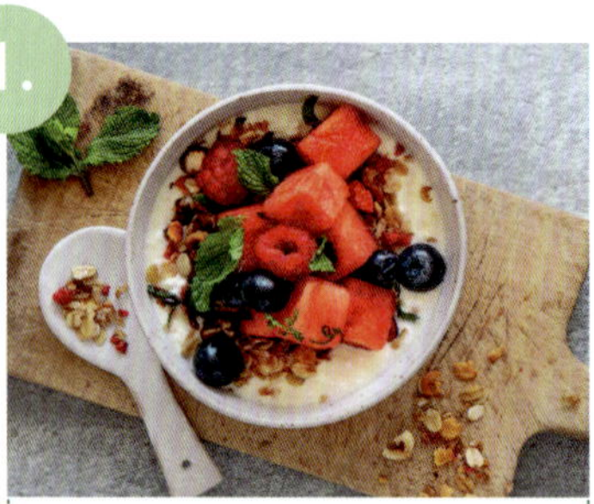

Hüttenkäsecreme mit Crunch und Melone (Seite 58), 495 kcal

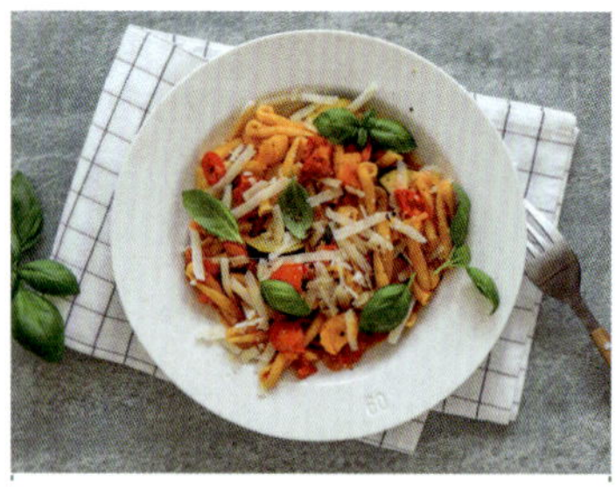

Gemüse-Pasta Arrabiata (Seite 88), 520 kcal

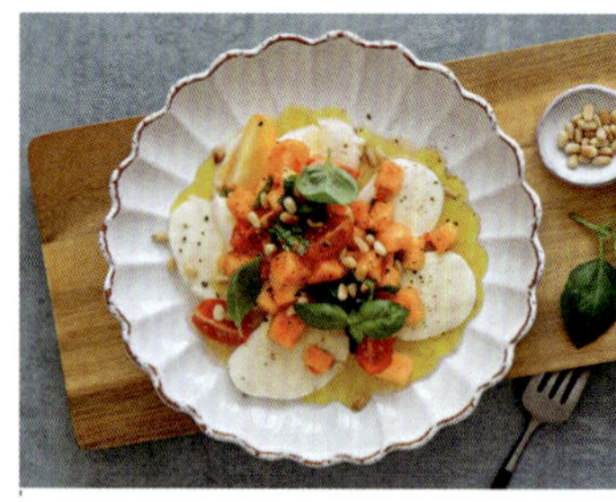

Papaya-Tomaten-Salsa auf Mozzarella (Seite 139), 480 kcal

2.

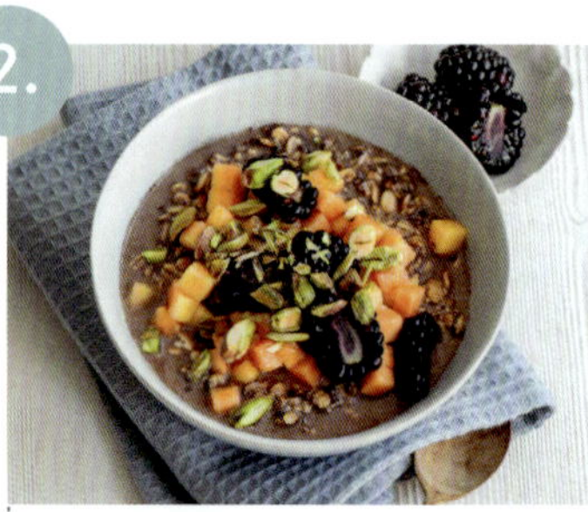

Overnight Oats mit Pistazien und Papaya (Seite 50), 450 kcal

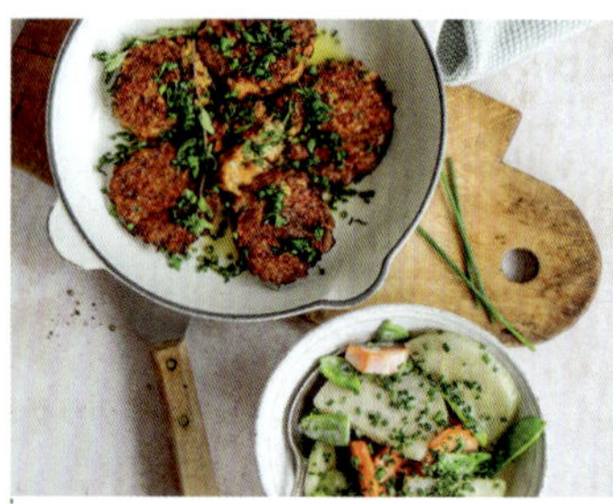

Grünkernbratlinge mit jungem Gemüse (Seite 99), 590 kcal

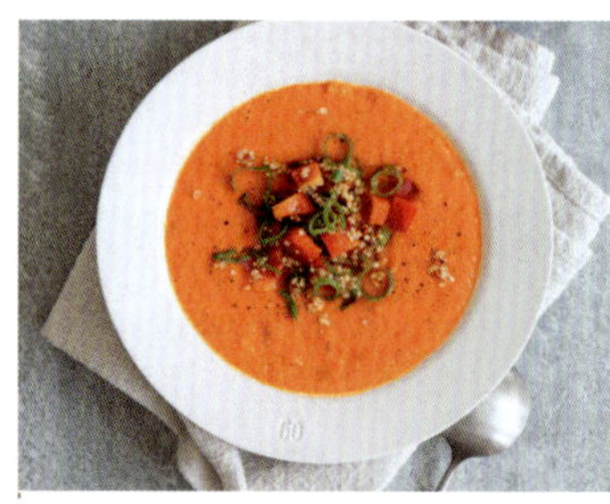

Paprika-Tomaten-Suppe mit Quinoa (Seite 144), 440 kcal

3.

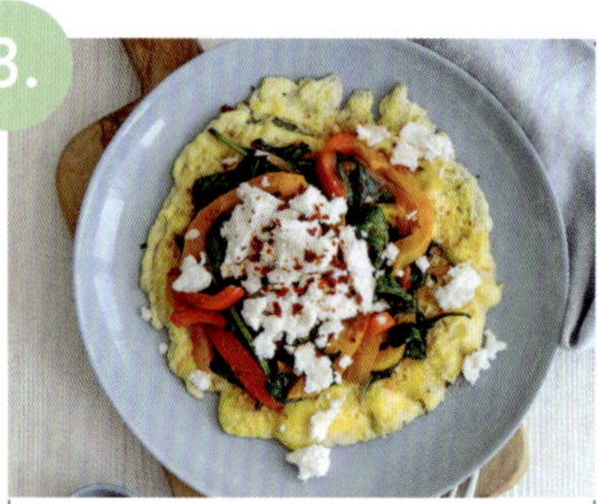

Fitness-Omelett mit Gemüse (Seite 72), 420 kcal

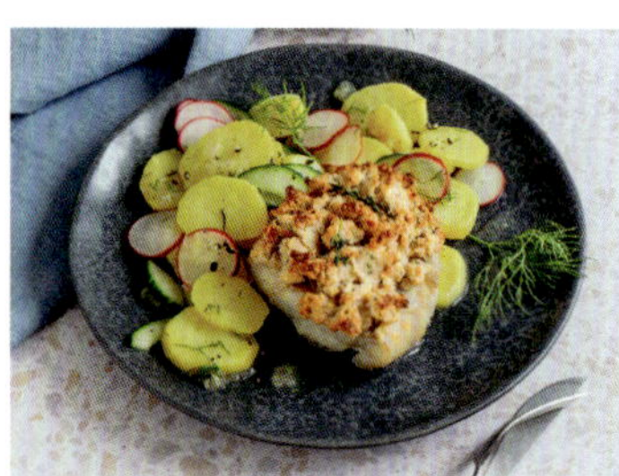

Rotbarsch mit Kartoffel-Gurken-Salat (Seite 102), 590 kcal

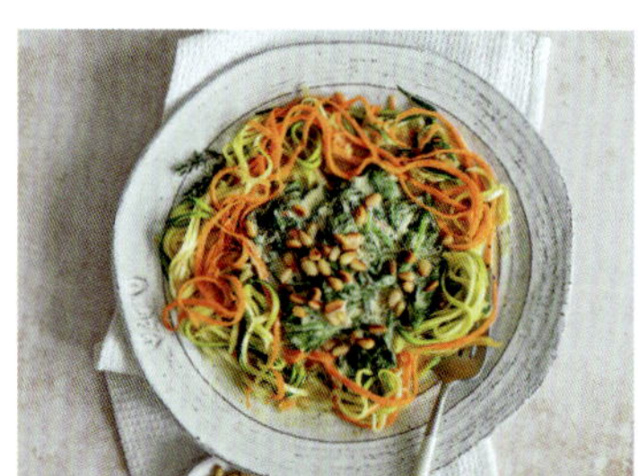

Gemüsespaghetti mit Spinat und Käse (Seite 134), 450 kcal

4.

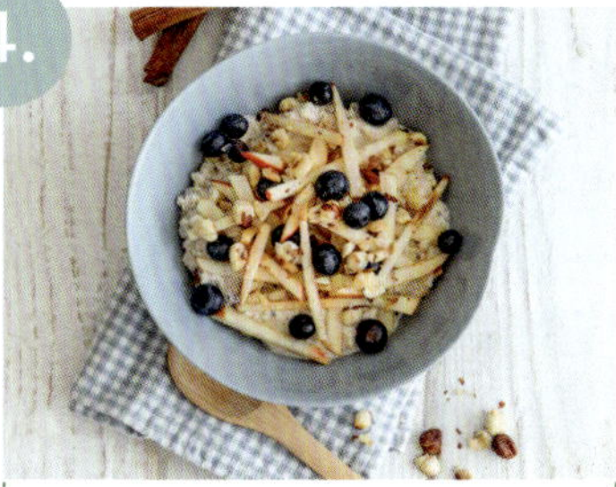

Hirse-Quark-Creme mit Apfel und Hagebutte (Seite 54), 410 kcal

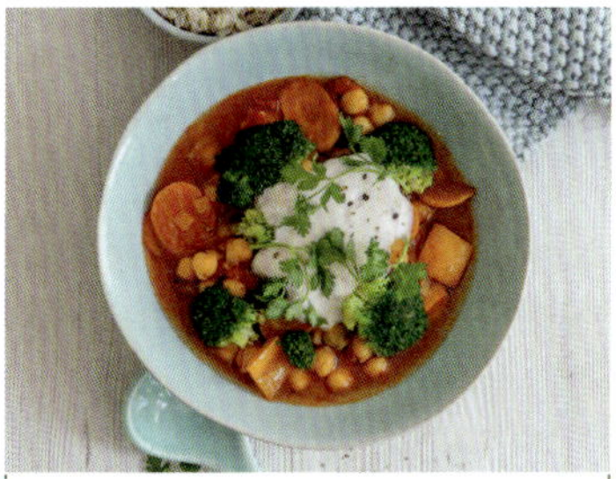

Buntes Gemüsecurry mit Basmatireis (Seite 78), 590 kcal

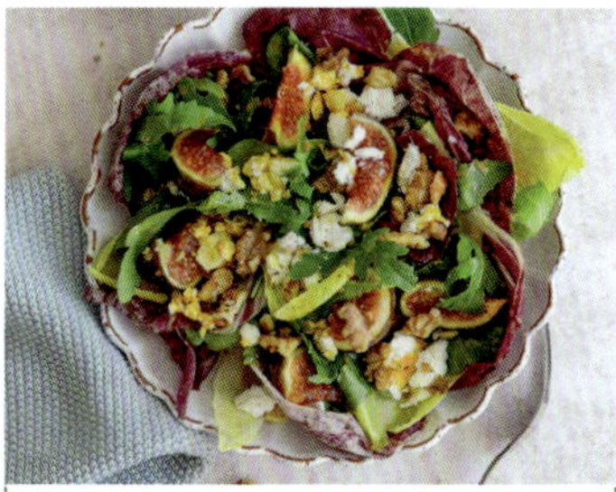

Radicchio-Chicorée-Salat mit Feta und Feigen (Seite 122), 490 kcal

5.

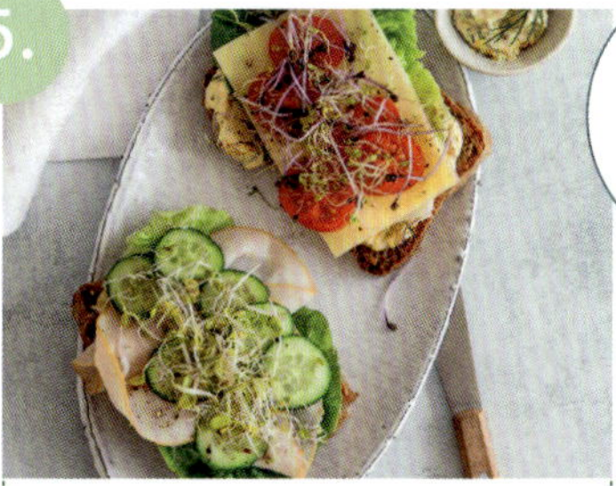

Vollkornschnitten mit Käse und Putenbrust (Seite 68), 445 kcal

plus 1 Scheibe Vollkornbaguette (25 g)

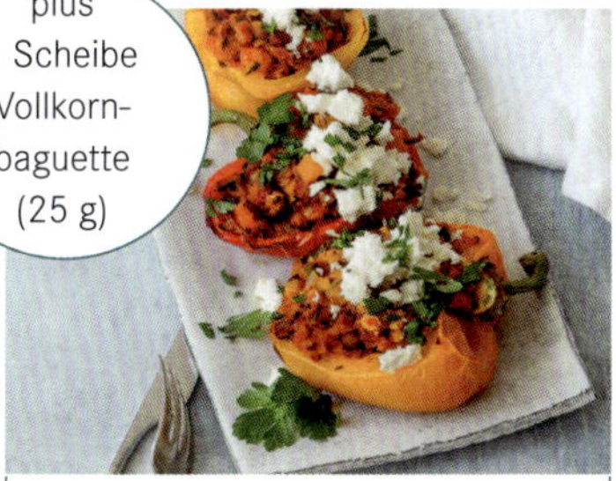

Gefüllte Paprika mit Linsen-Sugo (Seite 100), 540 kcal

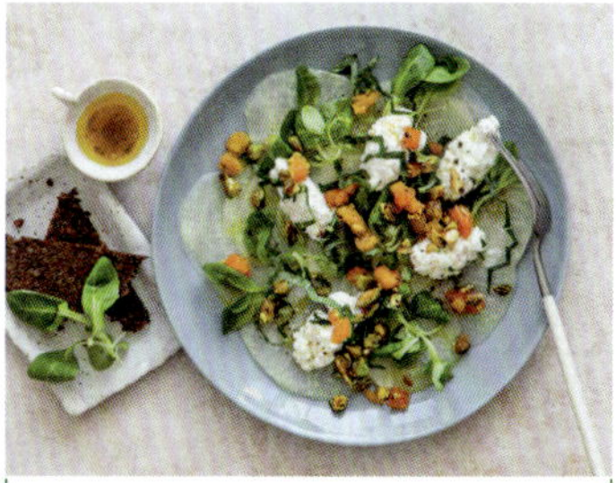

Kohlrabi-Carpaccio mit Hüttenkäse (Seite 138), 465 kcal

6.

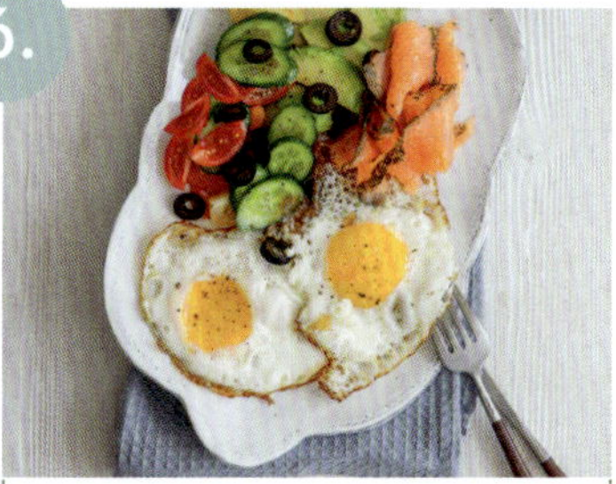

Herzhaftes Frühstück mit Spiegelei und Lachs (Seite 71), 530 kcal

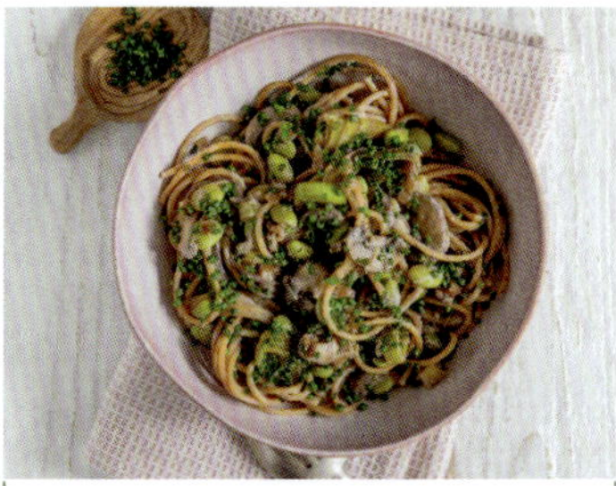

Spaghetti mit Pilzfrischkäsesauce (Seite 86), 530 kcal

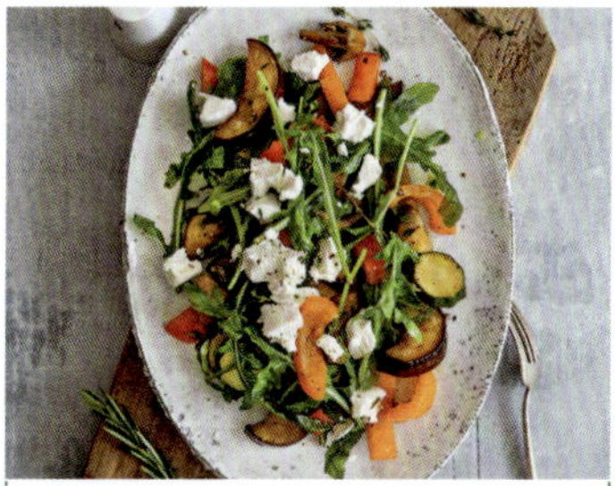

Antipasti-Gemüse mit Ziegenkäse (Seite 136), 420 kcal

7.

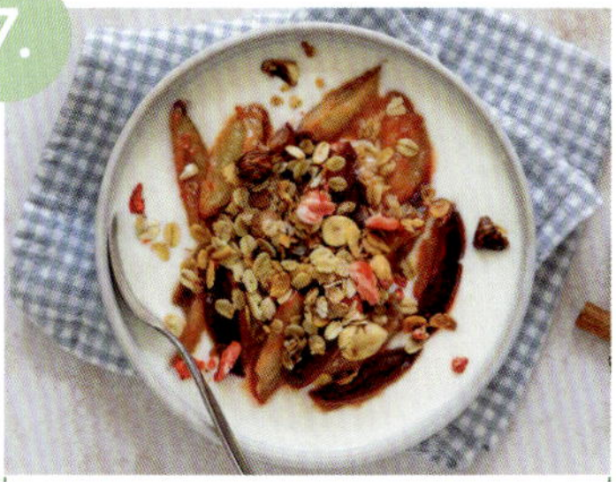

Pflaumenkompott mit Joghurt und Granola (Seite 59), 440 kcal

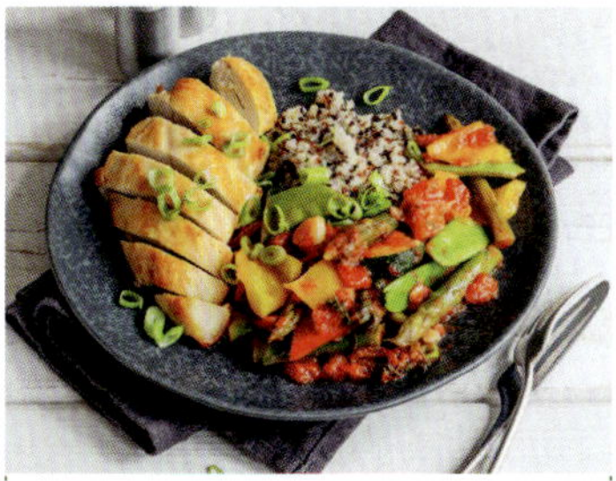

Frühlings-Ratatouille mit Hähnchen und Quinoa (Seite 110), 580 kcal

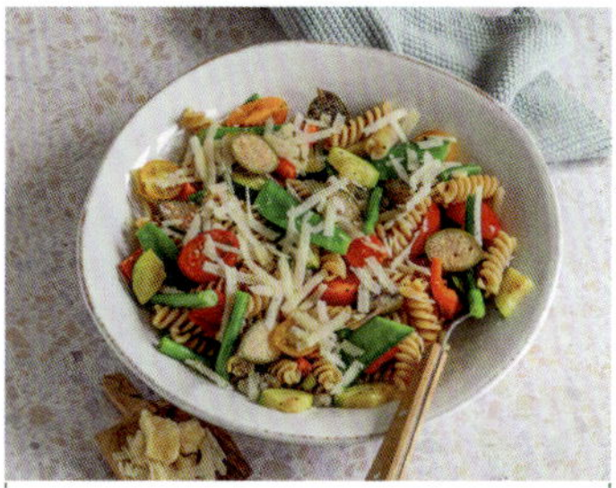

Mediterraner Nudelsalat mit Kapern (Seite 128), 480 kcal

Sachregister

Rezeptregister

L

M/N

O/P

Q/R

S

T/W/Z

HINWEIS

Die Ratschläge in diesem Buch wurden mit größter Sorgfalt von Autoren und Verlag erarbeitet und geprüft. Eine Garantie kann jedoch nicht übernommen werden. Ebenso ist eine Haftung der Autoren bzw. des Verlags und seiner Beauftragten für Personen-, Sach- oder Vermögensschäden ausgeschlossen. Erkrankungen mit ernstem Hintergrund gehören in ärztliche Behandlung! Bei bereits bestehenden Beschwerden kann das Buch daher keinen fachärztlichen Rat ersetzen.

Die Ernährungs-Docs

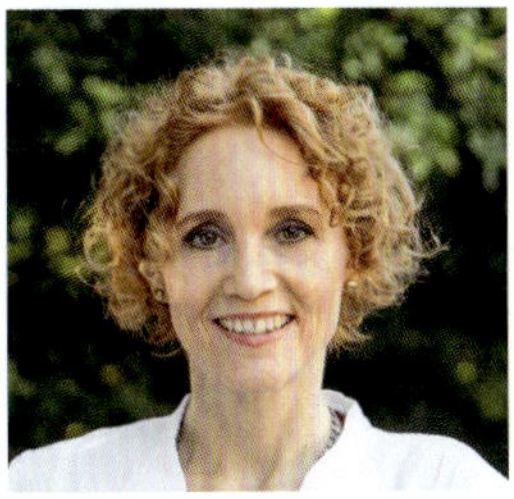

Dr. med. Viola Andresen ist Fachärztin für Innere Medizin und leitet das Bauchzentrum am Medizinicum Hamburg. Sie beschäftigt sich mit chronischen Verdauungsbeschwerden, funktionellen Magen-Darm-Erkrankungen sowie Ernährungs- und Palliativmedizin. Sie hat als Koordinatorin an der Erstellung der Deutschen Experten-Leitlinien für Reizdarmsyndrom und Chronische Obstipation mitgewirkt und engagiert sich in nationalen und internationalen Fachgesellschaften. Das Team der NDR-Ernährungs-Docs verstärkt sie seit Januar 2023.

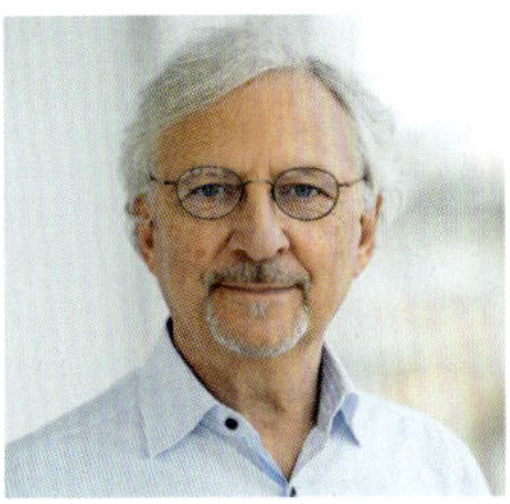

Dr. med. Jörn Klasen ist Facharzt für Innere Medizin mit Schwerpunkt Magen-, Darm- und Lebererkrankungen, Ernährungsmediziner sowie Arzt für Anthroposophische Medizin und Naturheilverfahren. Er kombiniert die konventionelle Medizin mit komplementärmedizinischen Methoden. Über 15 Jahre war er Chefarzt und zehn Jahre stellvertretender ärztlicher Direktor am Asklepios Westklinikum Hamburg. Seit 2015 ist er leitender Arzt des Zentrums für integrative Medizin mit eigener Praxis am Medizinicum Hamburg. Er gilt als Experte für die Kombination von Schulmedizin und Naturheilkunde.

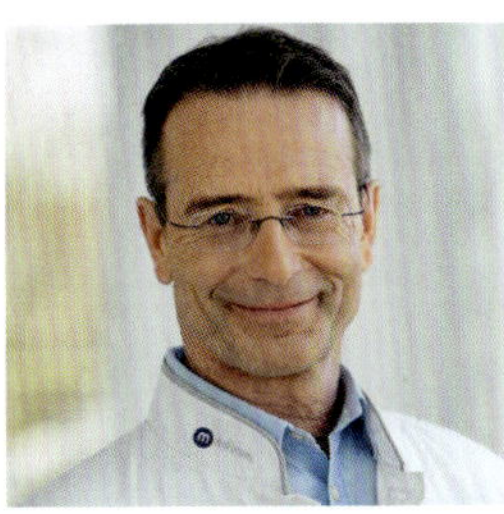

Dr. med. Matthias Riedl ist ärztlicher Direktor der von ihm 2008 gegründeten medicum Hamburg MVZ GmbH, die Diabetologie und Ernährungsmedizin mit neun angrenzenden Facharztrichtungen ganzheitlich verbindet. Der Internist, Diabetologe und Ernährungsmediziner ist außerdem als Publizist für Fachzeitschriften und Verlage, Dozent auf internationalen Kongressen und Lehrbeauftragter zweier Universitäten tätig. Im Vorstand des Bundesverbands Deutscher Ernährungsmediziner (BDEM e. V.) engagiert er sich für die Förderung der Ernährungstherapie. Das Magazin „Focus“ nahm ihn 2013 in seine Empfehlungsliste „Top-Mediziner“ auf.

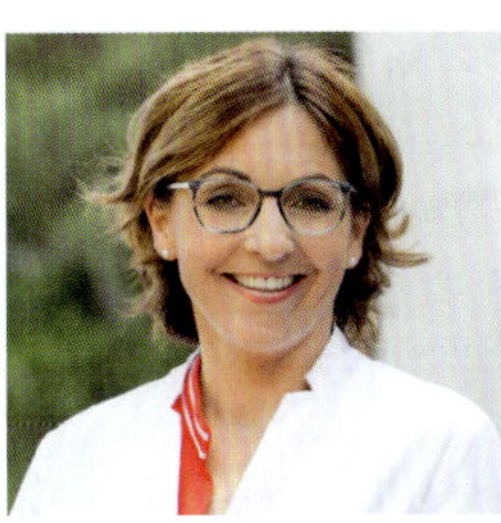

Dr. med. Silja Schäfer ist Ärztin für Allgemeinmedizin und Ernährungsmedizin und führt eine Schwerpunktpraxis für Diabetes und Ernährung in Kiel. Als ehemalige Leistungssportlerin und Trainerin interessierte sie sich schon früh für gesunde Ernährung. Jetzt als Hausärztin liegt es ihr am Herzen, eine gesunde und gesunderhaltende Ernährungsweise für alle zu ermöglichen. Seit Januar 2020 gehört sie zum Team der Ernährungs-Docs im NDR.

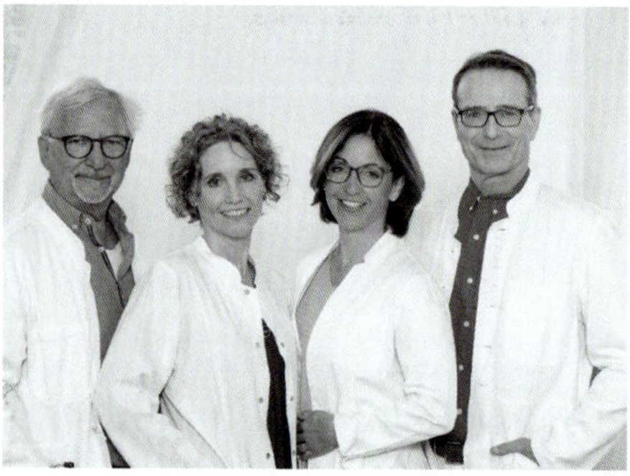

ZU DEN AUTOREN

2015 schlug im NDR die Geburtsstunde einer bisher einzigartigen Fernsehreihe: Seither helfen die „Ernährungs-Docs“ Menschen, die an ihren Gesundheitsproblemen beinahe verzweifeln. Für die erfahrenen Ärzte **Jörn Klasen, Viola Andresen, Silja Schäfer** und **Matthias Riedl** gilt: Essen als Medizin! Sie setzen gezielt auf moderne Ernährungsstrategien, um Symptome deutlich zu verbessern oder Krankheiten sogar zu heilen. Und beweisen in ihrer Hausboot-Praxis, dass durch eine Umstellung der Gewohnheiten oftmals schon innerhalb weniger Monate erstaunliche Erfolge erzielt werden können.

Eine Auswahl weiterer Bücher:

- → Diabetes heilen
- → Starke Gelenke
- → Gute Verdauung
- → Anti-Aging fürs Gehirn
- → Zuckerfrei gesünder leben
- → Unser Anti-Bauchfett-Programm
- → Gesund abnehmen mit der Darm-fit-Formel
- → Unsere Anti-Jo-Jo-Methode
- → Unsere Detox-Formel
- → Unsere große Nährstoffküche

IMPRESSUM

Hinter jedem tollen Buch steckt ein starkes Team

Projektleitung: *Kathrin Ullerich*
Texte: *Franziska Pfeiffer*
Rezepte: *Martina Kittler*
Lektorat: *Kathrin Gritschneder*
Redaktionelle Mitarbeit: *Anne Meßmer*
Covergestaltung: *Ina Zimmermann*
Grafische Gestaltung und Satz: *Ina Zimmermann, Georg Feigl*
Fotografie (Food und Porträts): *Claudia Timmann*
Foodstyling: *Lenja Bahlburg*
Herstellung: *Frank Jansen*
Producing: *Jan Russok*
Druck & Bindung: *optimal media GmbH, Röbel*

In Zusammenarbeit mit und lizenziert durch nonfictionplanet GmbH, Hamburg

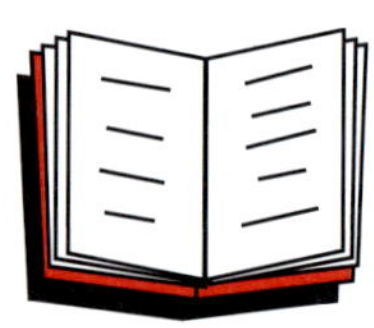

2. Auflage 2026

Neumühlen 17, 22763 Hamburg
ISBN: 978-3-96584-601-2
Redaktionsanschrift:
ZS, Edel Verlagsgruppe GmbH,
Kaiserstraße 14b, 80801 München
www.zsverlag.de/kontakt
www.edelverlagsgruppe.de/kontakt

BILDNACHWEIS

Mathias Neubauer: Cover; Shutterstock: Cover, 6, 11, 17, 19, 23, 27, 30, 31, 32, 33, 34, 35, 38, 40, 41, 42, 43

LIEBE LESERINNEN, LIEBE LESER,

wie schön, dass Sie ein Buch von ZS in den Händen halten. „Jetzt leben!“ ist das Motto unseres Verlages. Es steht für Genuss und Inspiration, Unterstützung und Motivation. Ob Kulinarik oder Fitness, Gesundheit oder Lebenshilfe – seit über 30 Jahren bieten wir kompetente Ratgeber für (fast) alle Lebenslagen. Wir lieben Tradition genauso wieInnovation – sie treiben uns an. Unsere Autorinnen und Autoren sind Menschen, die zu ihrem Thema wirklich etwas zu sagen und zu schreiben haben. Unsere Produkte sind erzählerisch, appetitmachend und als gedruckte Bücher haptisch echte Erlebnisse. Für Sie mit ganz viel Liebe gemacht! Entdecken Sie mehr aus unserer wunderbaren Welt!

UNSER VERLAGSHAUS

Mit Standorten in Hamburg und München zählt die Edel Verlagsgruppe zu den größten unabhängigen Buchanbietern Deutschlands. Zur Gruppe gehören die Verlage Dr. Oetker Verlag, Edel Sports, KARIBU und ZS.

ZS - Ein Verlag der Edel Verlagsgruppe
www.zsverlag.de
www.facebook.com/zsverlag
www.instagram.com/zsverlag